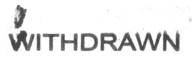

CLEAN 클린

클린 : 씻어내고 새롭게 태어나는 내 몸 혁명

2010년 9월 20일 초판 1쇄 발행 | 2010년 10월 1일 8쇄 발행
지은이 · 알레한드로 융거 | 옮긴이 · 조진경

펴낸이 · 박시형
책임편집 · 최세현 | 디자인 · 서혜정

경영총괄 · 이준혁
디자인 · 김애숙, 서혜정, 박보희 | 출판기획 · 고아라, 김대준
편집 · 최세현, 권정희, 이선희, 김은경, 이혜진
마케팅 · 권금숙, 김석원, 김명래, 백승훈
경영지원 · 김상현, 이연정
펴낸곳 · (주)쌤앤파커스 | 출판신고 · 2006년 9월 25일 제313-2006-000210호
주소 · 서울시 마포구 동교동 203-2 신원빌딩 2층
전화 · 02-3140-4600 | 팩스 · 02-3140-4606 | 이메일 · info@smpk.co.kr

ⓒ 알레한드로 융거 (저작권자와 맺은 특약에 따라 검인을 생략합니다)
ISBN 978-89-92647-41-0 (03510)

• 잘못된 책은 바꿔드립니다.   • 책값은 뒤표지에 있습니다.

쌤앤파커스(Sam&Parkers)는 독자 여러분의 책에 관한 아이디어와 원고 투고를 설레는 마음으로 기다리
고 있습니다. 책으로 엮기를 원하는 아이디어가 있으신 분은 이메일 book@smpk.co.kr로 간단한 개요
와 취지, 연락처 등을 보내주세요. 머뭇거리지 말고 문을 두드리세요. 길이 열립니다.

CLEAN

씻어내고 새롭게 태어나는 내 몸 혁명

알레한드로 융거 지음 | 조진경 옮김

클린

이상철 감수 (서울대학교 의학연구원 보완통합의학연구소 소장)

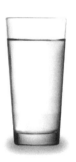

쌤앤파커스

CLEAN

감수의 글

이상철(서울대학교 의학연구원 보완통합의학연구소 소장)

현대의학은 놀라운 속도로 발전하고 있지만, 아이러니하게도 아픈 사람은 점점 더 늘어나고 있는 듯하다. 특정한 질병에 걸린 것이 아니더라도, 요즘 사람들은 대체로 '건강하지 못한' 상태로 하루하루를 견디고 있다.

주위를 한번 둘러보라. 이유 없이 몸이 무겁고, 머리가 아프고, 소화가 안 되고, 사시사철 감기와 알레르기를 주기적으로 반복하며 사는 사람이 너무 많다. 자도 자도 피곤해서 커피를 여러 잔 마셔야 정신이 돌아오고, 그 와중에 지친 위장은 하루 종일 쉴 틈 없이 뭔가를 소화시켜야 하니, 그야말로 악순환의 연속이다.

게다가 정신적인 스트레스는 또 얼마나 극심한가? 늘 피로에 찌든 채 바쁘게 내달리고 있지만 '다들 이렇게 살고 있으니 이게 당연한 거겠지' 하고 생각한다. 하지만 과거에는 분명 이러지 않았다.

훨씬 더 활기차고 맑은 정신으로 살았다. 과연 우리의 몸과 마음이 언제까지 이런 상태로 버텨줄까?

이 책은 악순환을 거듭하고 있는 현대인에게 '건강한 삶이란 무엇인가?'라는 중요한 화두를 던지고 있다. 심장 전문의인 저자는 자신의 병을 치유하기 위해 통합의학을 공부하게 된 사람인데, 그가 말하는 통합적 생명관(신체적, 정신적, 사회적, 영적 복합체로서의 인간)에 대해 같은 의사로서 나 역시 깊이 공감했다.

이 책에는 저자가 창시한 클린 프로그램 외에도 현대를 살아가는 사람이라면 누구나 꼭 알아야만 하는 귀중한 정보들이 많이 들어 있다. 우리가 몰랐던 생활 속의 독소와 오염을 피하는 법, 이제까지 혹사시켜온 소화기관을 쉬게 하고, 자가 치유능력을 가진 우리 몸의 해독시스템의 스위치를 켜는 법 등은 상당히 유용할 것이다.

자기 자신의 건강을 지킬 수 있는 것은 자신뿐이다. 몰라서 실천하지 못했을 뿐, 별로 어려운 게 아니다. 또한 우리 주위에는 조금만 주의해도 현명하게 피할 수 있는 위험이 많다. 그리고 그런 작은 노력을 무시해서는 안 된다. 저자의 말대로 우리 몸은 아주 똑똑하기 때문에 조금만 신경 쓰면 아주 많은 것이 변할 수 있다. 저자의 진지한 성찰과 연구, 그것을 바탕으로 제시한 실천적인 대안은 많은 독자들에게 큰 도움이 될 것이다.

PART 1

나는 뉴욕에서
병들어가고 있었다

REMOVE · RESTORE · REJUVENATE

누구나 보물상자를
가지고 태어난다

당신은 지금 먹고살기 위해 낯익은 상자 위에 앉아서 동전을 구걸하고 있다. 사실 그 상자 안에는 생존에 필요한 재산은 물론이고, 도저히 꿈도 꾸지 못했던 어마어마한 보물이 들어 있다. 하지만 당신은 전혀 그것을 모른다.

당신만이 아니다. 미국을 비롯한 전 세계의 수많은 사람들이 똑같이 그러고 있다. 과체중, 만성피로, 알레르기, 우울증, 소화불량처럼 사소하지만 걱정스러운 건강문제를 해결하기 위해 도움을 청하고 있는 당신은 어쩌면 이런 문제가 심혈관 질환이나 암, 비만, 자가면역 장애 같은 문명병(文明病)으로 악화되지 않게 막아야 할지도 모른다. 아니면 더 젊고 생기 있어 보이고 노화를 늦추고 싶을 수도 있다.

그런데 문제는 당신이 구걸하는 푼돈이 약물처방과 수술이라는 것이다. 당신은 의사나 제약회사, 광고가 약속한 도움을 기다리면서, 손을 내밀어 얻을 수 있는 것들을 받아들인다.

그러나 진실은 이와 다르다. 병을 고치는 힘은 훨씬 가까운 곳에 있고 당신은 이미 그것을 가지고 있다. 때문에 처방전이나 치료법, 비용이 많이 드는 전문가는 필요하지 않다. 사실 그 힘은 당신이 앉아 있는 바로 그 상자 속에 있다. 당신의 생계 수단인 그 익숙한 상자는, 천부적인 지능으로 움직이는 당신의 '몸'이다. 그리고 상자 속의 엄청난 보물은 당신이 태어날 때부터 이미 가지고 있었던 활기 넘치는 '행복'과 '장수(長壽)'다.

무한한 에너지의 보고로 통하는 무료입장권이 있다

지금 우리가 해야 할 일은 상자 속의 보물, 즉 해독시스템으로 관심을 돌리고 그것의 잠재력을 다시 활성화시키는 것이다. 해독기능은 당신이 미처 몰랐던 무한한 에너지의 보고(寶庫)로 통하는 무료입장권인 셈이다. 태어날 때부터 지니고 있던 해독시스템의 스위치를 그냥 '켜기'만 하면, 몸의 모든 부분이 더 잘 움직이고, 불균형상태가 바로잡히고, 짜증나는 증상들이 저절로 사라지는 것을 깨달을 수 있다.

이런 상상을 한번 해보자. 당신은 태어나면서부터 오른팔이 붕대로 옆구리에 친친 감긴 상태였다. 다른 사람들도 모두 그랬기 때문에 당신은 그것을 정상으로 여기면서 왼팔만 사용하고 살아왔다. 어른이 되어 목수가 되었고, 당신의 사업은 매년 2배씩 성장했다. 일이 너무 많아서 쓰러지기 직전인 어느 날, 한 낯선 사람이 찾아와 당신의 몸에서 붕대를 풀어준다. 감당할 수 없을 정도로 주문이 밀려 있던 당신은 새로 생긴 오른팔 덕분에 지금껏 꿈꿔보지 못한 커다란 성공을 얻는다. 이제는 훨씬 더 많은 일을 할 수 있게 된 것이다.

여기서 당신을 찾아온 낯선 이는 이 책에서 소개하는 클린 프로그램이다. 묶여 있던 오른팔을 풀어주는 것은 당신이 이미 가지고 있던 해독시스템을 발견해내고 작동시키는 행동이다. 일단 그 시스템이 돌아가기 시작하면, 활기가 꾸준히 유지되고, 감기와 독감에 잘 걸리지 않고, 알레르기가 낫고, 우아하게 나이 들고, 질병에 걸리지 않는 등, 타고난 신체능력이 제 기능을 발휘하게 된다. 그렇다면 이 클린 프로그램은 누구를 위한 것일까? 현대적인 생활을 하면서, 현대의 음식을 먹고, 현대사회를 살아가는 사람이라면 누구나 할 수 있다.

수천 년 동안 인류는 기능장애, 신체 손상, 질병, 조기노화, 사망을 일으키는 독성의 영향에 대해 인식하고 있었다. 이런 독성은 우리에게 자극과 스트레스를 줌으로써, 여러 가지 방식으로 우리의 몸을 괴롭힌다. 측정할 수 없는 생각과 감정의 영역에서부터 세포가 일상생활에서 배출하는 노폐물에 들어 있는 화학물질에 이르기까지 말이다. 그런데 옛날 사람들은 인체가 이미 훌륭한 해독시스템을 가지고 있으며, 그것은 여러 개의 작은 시스템들이 조화롭게 협력한 결과라는 사실을 이미 알고 있었다.

우리 몸의 해독시스템은 쉬지 않고 일을 한다. 사실 우리가 매일, 매 순간 살아 있을 수 있는 것은 이 시스템 덕분이다. 만약 이 정교한 시스템이 작동하지 않는다면, 노폐물이 쌓여서 병에 걸리고 결국은 죽게 될 것이다. 삶의 매 순간 일어나는 '기본적인' 디톡스 모드(detox mode)는 생명유지를 위한 기본공식이다.

옛날 사람들은 정신적·정서적·신체적 잠재력을 최고조로 끌어올리기 위해 주요한 신체시스템의 일부, 특히 소화계를 쉬게 하는 게 생명유지에 필수적임을 알고 있었다. 그래서 단식과 묵언수행, 명상을 하는 시간이 삶을 평화롭고 건강하고 충만하게 하는 데 중요하다고 생각했다. 이는 매우 타당한 이야기다.

인류는 사냥과 채집을 하는 생활양식의 특성상 어쩔 수 없이 단식을 하면서 유전적으로 신체활동에 가장 적합하게 진화했다. 수천년 동안 인간은 배부르게 포식한 후에 이어지는 굶주림의 시간을 경험했다. 빈속으로 장시간을 견디는 일이 불가피했지만, 그것이 곧 건강의 비결이라는 게 입증되었다.

몸속에 쌓여 있는 독소와 노폐물들을 밖으로 내보내려면 많은 시간과 에너지가 필요하다. 단식을 하면 그러한 대청소 작업을 하는 데 도움이 된다. 해독시스템이 소화기관들과 연료를 놓고 다투지 않아도 되기 때문이다.

과부하에 걸린 우리 몸의
해독시스템을 구출하라

현대인의 삶은 완전히 달라졌다. 우리는 최근에 '진화의 역설(evolutionary paradox)'을 깨닫고 있다. 먹을거리와 생활환경에서 쏟아져 나오는 인공독소들이 점점 더 많아질수록, 해독에 대한 필요성도 증가하고 있다. 그러나 우리의 몸은 그와 같이 빠른 속도로 해독을 해낼 능력이 없다. 그렇다면 어떻게 해야 할까?

세상은 한 세기 만에 급변했지만, 우리 몸은 유전적으로 한 가지가 변하려면 여러 세대를 거쳐야만 한다. 독성으로 인해 생활이 위험해지고, 음식으로 섭취하는 필수 영양분은 줄어들고, 삶이 점점 바쁘게 돌아가면서, 몸의 위대한 해독시스템은 과부하가 걸려버리고 말았다. 이 시스템은 지금 거의 정지 상태다. 우리가 살아갈 수 있도록 여전히 제자리에서 일상의 '기본적인' 역할은 하지만, 21세기에 새로 추가된 형편없는 식사와 환경의 독소, 스트레스라는 부담 때문에 비틀거리고 있다.

그 영향은 사람들에게 서로 다른 정도로 나타난다. 두통, 변비(혹은 설사), 알레르기, 과체중, 우울증, 불안, 통증과 같은 흔한 질환은 주로 해독시스템에 문제가 있기 때문에 나타난다. 실제 나이보다 늙어 보이고, 쉽게 피로를 느끼고, 건강한 외모를 잃어버린 것 역시 과부하에 걸린 해독시스템과 직결되어 있다. 하지만 이 모든 현상은 바꿀 수 있다. 해독기능에 관심을 기울이면 쉽게 치료되는 경우도 자주 있다.

비극적인 사실은, 오늘날 대부분의 조기사망 원인이 무기력해진 해독시스템 때문이라는 것이다. 해독시스템이 제 기능을 발휘하지 못해서 벌어지는 흔한 결과 중 하나가 염증(imflammation)이다. 염증은 우리 몸에 없어서는 안 되는 생존전략이지만, 지금은 위험할 정도로 과도하게 생겨나고 있다. 현대의학은 만성염증이 오늘날 만연하고 있는 암, 심혈관 질환, 당뇨병, 자가면역장애 등에 공통적으로 나타나는 기본적인 질환이라는 사실을 최근에야 깨닫게 되었다. 그러나 현대의학은 문제의 핵심인 현대생활의 독성에 대해, 그리고 우리 몸이 그것을 감당하기에 취약하다는 사실에 대해 여전히 알지 못한다. 문제의 근본원인을 겨냥하고 거기서 치료를 시작하지 않는다면, 과연 질병을 제대로 막아낼 수 있을까?

약과 수술은 최선의 답이 아니다

내가 맨해튼의 일레븐 일레븐 웰니스 센터에서 엘렌을 처음 상담했을 때, 그녀는 좌절감에 빠져 있었다. 엘렌은 정기 건강검진을 받고 주치의로부터 고혈압 약을 복용해야 한다는 말을 들었다. 엘렌은 좀 더 자연스러운 방법으로 혈압을 낮출 수 있을 것이라고 믿었기 때문에 약 먹는 것을 아주 꺼려했다. 하지만 그녀의 주치의는 다른 대안을 알려주지 않았다. 그 대신, 엘렌의 표현에 따르면 '사건종결을 선포하는 판사처럼' 진단을 내리고, 일련의 약물치료를 처방했다. 하지만 엘렌은 값비싼 약에 의존하기보다는 조금 다른 방법으로 건강을 되찾고 싶어 했다. 그리고 그녀는, 정확히 이유를 설명할 수는 없지만, 왠지 매일 화학약품을 복용하면 몸이 힘들어질 것 같다는 느낌이 들었다.

나는 엘렌에게 클린 프로그램을 권유했다. 직장인인 그녀는 업무에 지장을 받을까 봐 잠시 망설였으나, 약을 먹는 것보다는 낫겠다고 생각했는지 어느 정도의 불편함은 감수하겠다고 했다. 엘렌은 프로그램을 철저히 따르면서 평상시와 같이 1주일에 5일 운동하는 것을 계속 이어갔지만 운동 강도는 약간 낮추었다.

클린 프로그램을 마친 후, 엘렌의 성과는 굉장했다. 혈압은 25%가 떨어졌고, 체중은 10kg이 줄었다. 체지방 비율도 7% 감소했고, 콜레스테롤 수치는 무려 40%나 떨어졌다. 그녀는 클린 프로그램을 하는 동안 한 번도 허기진 느낌을 받지 않았고, 활기가 넘쳤으며, 잠도 잘 잤다고 했다. 심지어 그녀에게 혈압약을 권했던 주치의도 그 놀라운 결과에 대해 축하해주었다.

엘렌은 평소의 불규칙한 식습관을 고치고, 식사량을 줄였다. 그렇게 소화기관을 쉬게 해줌으로써, 자신의 몸을 건강한 상태로 되돌린 것이다. 비교적 일찍 행동에 옮겼기 때문에 혈압과 콜레스테롤 수치를 정상으로 낮출 수 있었다.

사실 나는 'disease(질병)'를 'dis-ease(편하지 않은)'로 써야 한다고 생각한다. 질병은 행복하고 편안한 느낌을 잃었다는 것을 의미

하니까 말이다.

독소는 주변의 '바깥' 어딘가에서 떠돌아다니는 눈에 안 보이는 물질로 존재하는 게 아니다. 이 책은 실제로 그것이 어떻게 우리 몸에 들어와서 몸속 깊은 곳에서부터 잠식해나가는지를 보여줄 것이다. 독성이 쌓이면 장을 시작으로 몸의 기관들이 하나하나씩 손상을 입게 된다. 독성의 조기징후와 증상들이 현대인들에게 얼마나 혼란스럽게 받아들여지고 무시되고 있는지 아는가?

신체 부위가 손상된 것을 '정상'으로 여기고 아무런 조치도 취할 수 없다고 단념하는 경우가 종종 있다. 이렇게 조기증상을 파악하지 못한다는 것은 나중에 더 심각한 징후와 증상이 나타난다는 것을 의미한다. 일반적으로 그 증상들은 약과 수술에 의해 감춰져서, 근본적인 주요 원인은 또다시 검사되지 않고 다뤄지지 않은 채 남아 있게 된다. 결국 독성으로 과도한 부담을 떠안게 되면 몸의 계통이 무너지면서, 아주 많이 노력해야 그럭저럭 관리되는 만성질환에 시달리게 된다.

현대의학은 이런 독소와 질병의 연관성을 아직도 깨닫지 못하고 있다. 대신에 의사들은 보통 응급상황으로 '사고'가 일어날 때까지 기다리다가, 그 다음에야 궁지에서 벗어나기 위해 필사적으로 '독한 약'과 '수술'을 해결책으로 제시한다. 그러나 이러한 의학적인 조치는 문제를 근본적으로 고치는 게 아니라 독소의 부담을 가중시키기 때문에, 치료 결과 제거해야 할 독소의 잔류물이 더 늘어나게 된다.

당신이 열어볼 생각도 안 한 채 평생 깔고 앉아 있었던 그 낯익은 상자처럼, 우리 사회와 현대의학계의 다수가 무시해왔던 그 연결관계를 이 책을 통해 밝혀내고자 한다. 먹을거리와 환경의 독성이 일으키는 장의 염증이 얼마나 다양한 증상으로 나타날 수 있는지도 알려줄 것이다. 아마도 당신은 환절기의 알레르기, 피부 발진, 우울증, 단순한 의욕상실과 같은 증상이 독소와 연관되어 있으리라고는 생각하지 못했을 것이다.

클린 프로그램은 시중에 넘쳐나는 수많은 정화-해독 프로그램들 가운데 가장 명확하며, 그것들을 하나로 연결하는 '과학'에 대해 설명해준다. 그리고 이 독소들은 무엇이며, 어디에 존재하고, 어떻게 드러나게 되는지, 그리고 사람들의 생활과 건강에 어떤 영향을 미치는지에 대해 자세히 알려준다. 클린은 독소로 가득한 세상에서 살아남기 위한 첫걸음이다.

무엇보다 중요한 점은 클린이 우리 몸의 해독시스템을 최대한도로 재가동시키는 '도구'를 제공하면서, '딥클리닝 모드(deep cleaning mode)'로 들어가 우리의 몸이 스스로 치유하고, 재생하고, 다시 젊어지는 능력을 회복할 수 있게 해준다는 사실이다. 클린 프로그램은 간단하고 안전할 뿐만 아니라, 이렇게 강력한 옛 지식이 실질적이고 현대적인 방식으로 작용된다는 것을 의학적으로 입증한다.

클린 프로그램은 일상생활을 방해받거나 박탈감을 느끼지 않고 시행할 수 있는 디톡스 프로그램이다. 일상과 병행하여 진행할 수 있고, 몸속의 독소를 점차적으로 제거하는 동안에 필요한 에너지를 지원해준다.

처음으로 클린 프로그램에 들어갈 땐 1주일 프로그램으로 서서히 시작할 수도 있고, 좀 더 길게 2주 프로그램으로 할 수도 있으며, 곧바로 3주 프로그램에 돌입할 수도 있다. 7일이든 14일이든 21일이든 간에, 당신이 프로그램에 임하는 매일의 시간은 '심장병, 암을 비롯한 현대 질병은 피할 수 없다', '나이가 들면 몸이 퇴화하고, 병원 신세를 지고, 누군가에게 의존해야 한다'는 통계자료에 포함되지 않는 데 도움이 될 것이다.

클린이란
무엇인가?

클린은 몸을 회복하고, 균형을 되찾고, 치유하기 위해 누구나 해볼 수 있다. 바쁜 사람들의 형편을 고려해서 만든 간단하고 실질적인 해독계획이라, 일상생활에 거의 지장을 주지 않는다. 클린은 집중적인 주스요법이나 단식, 그보다 강도가 낮은 생식 식이요법과 같이 미용 분야와 대체의학계에서 인기를 얻고 있는 다른 디톡스 플랜과 다르다. 그러한 것들은 너무 많은 시간과 에너지, 노력을 필요로 한다. 환자들의 이야기를 들어보고, 또 내가 직접 이런저런 요법을 경험해보니, 그런 애로점이 있었다.

그렇게 힘들고 고된 프로그램은 심지어 위험한 경우도 있다. 몸에서 노폐물을 제거하는 것과 동시에 필수영양소를 신중하게 다시 공급하지 않으면 독성이 줄어드는 것이 아니라 오히려 증가하는 상황이 벌어진다. 때문에 집중적인 디톡스 프로그램은 자칫 기력을 소진시키거나 건강을 악화시킬 수 있다.

클린은 안전성과 효과를 모두 염두에 두고 고안되었다. 우리 몸의 장기와 호르몬, 효소가 어떻게 기능하는가에 대한 최첨단 과학 지식이 이 프로그램을 뒷받침하고 있다. 하지만 그 핵심에는 다음과 같이 아주 간단하고 이해하기 쉬운 개념이 들어 있다.

1. 독소와 스트레스는 몸이 정상적으로 기능하고 스스로를 치유하는 데 장애가 된다.
2. 현대인의 식습관과 생활습관은 우리 몸을 오염시키며, 몸이 최적의 상태로 기능하는 데 필요한 영양소를 공급하지 못한다.
3. 독소를 없애고 식생활을 개선하면, 우리의 몸은 건강을 회복하고 에너지를 되찾아 최상의 외모와 기분을 갖게 된다.

클린 프로그램에 들어갈 땐 본격적인 프로그램에 앞서 제한식이요법으로 몸을 준비해야 한다. 그렇게 예비 단계를 거친 다음, 1주일 단위로 구성된 계획을 순서대로 시행하면 된다. 결국 당신이 노력을 기울여야 하는 것은 3주간의 프로그램이다. 3주 프로그램을 한 번에 끝까지 완결하든, 아니면 매번 할 때마다 기간을 조금씩 늘려가면서 단계별로 3주 정화를 마치든, 원하는 대로 선택할 수 있다. 나는 대부분의 경우 1년에 한 번씩 클린 프로그램을 하라고 권한다.

여기서 기억해둘 것은, 어떤 방식을 택하든 클린을 통해 긍정적인 결과를 얻게 될 것이며, 오랜 기간 규칙적으로 정화를 하면 누적 효과가 있다는 사실이다.

클린 1단계 : 몸속의 독소 배출하기 깊이 뿌리 박혀 있는 '먹고 마시는 습관'을 바꾸기란 쉽지 않다. 머리로는 독소에 대해 이해하고 그것을 없애려고 노력해도, 프로그램을 시작하고 3~5일 동안은 몸이 거부반응을 보이게 된다.

당신은 적어도 첫 1주일만큼은 프로그램을 제대로 따르고 싶을 것이다. 그리고 그 1주일이 끝날 때쯤에는 활기와 에너지가 솟아오르고 정신이 맑아지는 것을 경험하게 될 것이다. 몸속 조직에 박혀 있던 독소가 배출되어 다시 몸속을 순환하면서 중화되고 배출된 덕분이다.

1주일은 우리의 몸이 새롭게 달라진 상태에 충분히 적응할 수 있는 시간이다. 클린 프로그램은 잠재되어 있는 신비한 재생력, 회복력, 치유력이 완전히 발휘되도록 몸에 필요한 조건을 최대한 적합하게 만들어준다. 이 기간 동안에는 현대인들을 과체중으로 만드는 기능장애 중의 하나인 '배고픔'에 대해 알게 될 것이다. "배고파."라는 말을 흔히 사용하긴 하지만, 우리 대다수는 그게 뭔지 잘 모른다. '허기지다', '배고프다'라고 표현하는 신체감각은 다른 무언가일 수도 있다. 클린을 하는 동안 당신은 결국 배고픈 느낌에 대해 새로운 정의를 내릴 수 있을 것이다.

더욱 중요한 사실은 당신이 첫째 주를 마칠 때쯤이면, 의욕이 높아져서 클린 프로그램을 지속할 가능성이 커진다는 것이다. 내가 경험한 성공사례 중에는 시작할 때는 회의적이었지만 불과 며칠 만에 완전히 달라진 사람들도 있다.

클린 2단계 : 막혀 있던 신체계통 최적화시키기 계속할 수 있다면 중간에 그만두지 마라. 프로그램을 계속 진행하고 둘째 주를 완수하겠다는 목표를 세워라. 클린의 2주째에는 막혀서 느려졌던 신체 계통들이 다시 최적화되기 시작하기 때문에 더 큰 혜택을 얻게 될 것이다. 한편 독소로 가득한 세상의 공격을 이겨내기 위하여 '적색 경보' 상태였던 다른 계통들 역시 가라앉고 진정된다. 피부 트러블, 과체중, 알레르기, 장 문제 등과 같이 오래된 '표면적인' 불균형 증상들이 사라지기 시작한다.

클린 3단계 : 활력과 균형, 정서적인 안정 되찾기 세 번째 주를 마치면, 노화과정을 늦추고 심지어 그것을 되돌리는 것이 어떤 기분인지 맛볼 수 있을 것이다. 당신은 '진짜 신체 나이'를 체험하는 것이 얼마나 활력이 넘치고 즐거운지 느낄 수 있다. 클린 프로그램을 충실히 수행한 사람들에게 나타나는 변화는 종종 놀랄 만하다. 예를 들어 지독하게도 빠지지 않던 살이 마침내 빠진다거나 얼굴 피부가 탄탄하고 팽팽해지며 건강하게 빛나며 눈의 흰자위는 더 하얘지고 맑아진다. 또한 잠도 더 잘 자고 하루 종일 활기차다.

변비부터 축농증, 관절 통증까지 그동안 그렇게 없애려고 노력했던 많은 불편함을 완화시킬 방법을 드디어 찾을 수 있다. 만성이라고, 또는 약으로만 치료할 수 있다고 여겼던 질병의 진행속도가 더뎌지거나 호전되기도 한다. 스스로 회복하는 몸의 능력을 경험하는 동안, 평생 끼고 살아야 하는 줄만 알았던 고혈압부터 높은 콜레스테롤 수치에 이르기까지, 당신을 두렵게 만들었던 질환들을 더 이상 겪지 않아도 될 것이다.

생리적인 균형상태가 좋아지면 심리적·정서적인 측면에도 긍정적인 변화가 시작된다. 기분이 좋아지고, 정신이 또렷한 느낌이 되돌아온다. 클린 프로그램을 끝낸 후에, 많은 이들이 무절제하게 탐하던 것들을 줄이고, 몸에 안 좋은 음식이나 카페인이 들어간 음료에 끌리지 않으며, '식사'와 '회복'과의 관계를 다시 생각하게 되었다고 말했다.

뿐만 아니라 업무와 인간관계에서도 긍정적인 변화를 경험하는 사람들이 많다. 3단계 클린 프로그램을 마치면 신체적인 차원을 넘어서 지저분한 상황들을 깨끗이 청소하고 싶은 기분이 들 수 있다. 그리하여 자기 세계에 대해 새로운 비전을 얻게 된다.

클린은 거의 모든 사람에게 안전하다. 하지만 처방약을 복용하고 있다면, 클린 프로그램에 들어가기 전에 이 책을 계속해서 주의 깊게 읽어보길 바란다. 다음 질문들에 대해 '예/아니오'로 답해보자.

질문	예	아니오
매년 감기나 바이러스성 질환에 쉽게 걸리는 편입니까?	☐	☐
알레르기나 알레르기성 비염이 있습니까?	☐	☐
특정 시기가 되면 눈과 코가 간지럽거나 눈물, 콧물이 납니까?	☐	☐
자주 코가 막히거나 콧물이 나옵니까?	☐	☐
피부가 가렵거나, 여드름이 나거나, 아니면 다른 피부 질환이 있습니까?	☐	☐
두통을 자주 앓습니까?	☐	☐
잠을 잘 못 이루는 편입니까?	☐	☐
눈 밑에 다크서클이 있습니까?	☐	☐
변이 딱딱하고 쉽게 안 나옵니까?	☐	☐
가끔 설사를 합니까?	☐	☐
식후에 속이 더부룩합니까?	☐	☐
속 쓰림 증상이 있습니까?	☐	☐
배에 자주 가스가 찹니까?	☐	☐
구취가 나거나 몸에서 악취가 납니까?	☐	☐
아침에 일어나면 혀 안쪽 깊은 곳에 백태가 낍니까?	☐	☐
특정한 음식, 특히 설탕, 탄수화물이 들어간 음식이나 유제품에 대해 집착이 강합니까?	☐	☐
다이어트와 운동을 해도 살이 빠지지 않습니까?	☐	☐
얼굴이나 몸에 부어 있는 부분이 있습니까?	☐	☐
재발성 부종을 앓고 있습니까?	☐	☐
관절이나 근육이 아프거나 경직됩니까?	☐	☐
근골격 계통이 쑤시고, 섬유근육통증후군을 암시하는 통증이나 증상이 있습니까?	☐	☐
몸 한쪽이 따끔거리거나 마비 증세가 있습니까?	☐	☐

여러 가지 처방약을 복용합니까?	☐	☐
약이나 보조제에 특이한 반응을 보입니까?	☐	☐
마취나 임신 후에 고질적인 증상이 악화된 것 같습니까?	☐	☐
의욕이 없고 피곤합니까?	☐	☐
분노를 느끼거나 갑작스럽게 욕구불만을 터뜨립니까?	☐	☐
기분이 가라앉거나 정신이 흐릿합니까?	☐	☐
뭔가를 잘 잊어버리고 집중하기가 힘들다거나 적당한 단어가 떠오르지 않습니까?	☐	☐
다른 사람들보다 냄새에 많이 민감합니까?	☐	☐
일상생활에서 독소에 점점 예민해지는 것 같습니까? 예를 들어 드라이클리닝을 한 옷의 냄새를 맡거나 자동차에 주유할 때 전보다 더 속이 메스껍다거나, 어떤 식품에 들어간 첨가물의 영향을 강하게 알아차린다거나, 청소용품이나 개인위생용품 등에 반응을 보입니까?	☐	☐
집이나 직장에서 유독한 화학물질이 들어 있는 제품을 자주 사용합니까?	☐	☐

이 모든 것들이 독성에 의한 증상일 수 있다. 이 질문들 중에서 적어도 한두 가지라도 해당되지 않는 사람은 거의 없을 것이다. 어떤 사람들은 그보다 더 많이 '예'라고 대답하기도 한다. 당신이 어떤 대답을 했든, 이 질문들에 대해 '그렇다'고 대답했다는 것은 당신이 클린의 혜택을 많이 보게 될 것을 뜻한다. 클린은 이러한 증상들과 다른 많은 증상들을 개선시키고 없애주는 것으로 확인되었다.

하지만 클린은 마법의 탄환, 즉 특정 질병에 신속한 효과를 보이는 치료법이 아니다. 모든 병을 치료하기 위해 만들어진 것도 아니다. 단지 모든 계통이 더 잘 움직일 수 있게 '재시동'의 역할을 하도록 설계되었다.

클린은 수백만 달러가 들어간 임상실험의 결과물도 아니고, 제약 회사의 후원을 받아 이루어진 성과도 아니다. 해결책을 찾기 위해 누군가가 스스로 고통을 겪으며 여행에 나섰을 때 많은 위대한 발견이 이루어지곤 했던 것처럼 클린 프로그램 역시 그러한 방법으로 탄생하게 되었다. 여기서 그 누군가는 바로 '나'였다.

의사인 내게
이런 일이 벌어지다니

나는 1964년, 우루과이에서 태어났다. 부모님은 2차 세계대전에서 살아남은 유태인이었다. 어머니는 태어나자마자 독일을 떠났고, 아버지는 헝가리에 있는 강제수용소에서 살아남아 전쟁이 끝난 후 누이들을 찾아 우루과이로 왔다. 아버지는 우루과이에서 누이들을 찾았고, 내 어머니를 만났다.

몬테비데오와 푼타델에스테에서 보낸 나의 어린 시절은 느리게 지나갔다. 우리 가족은 마을의 농장 주인들이 여는 시장에서 먹을거리를 샀고, 매일같이 큰 식탁에 둘러앉아 다 함께 밥을 먹었다. 우리가 사는 도시는 안전했기 때문에, 어른이 지켜보지 않아도 아이들끼리 거리에서 뛰놀곤 했다.

나는 어릴 적부터 의사가 되는 게 꿈이었다. 사람들의 고통을 줄여주고, 더 건강하고 오래 살게 해주고 싶었다. 우리 가족의 주치의들은 집으로 찾아와서 긴 시간을 보내며 온갖 재미있는 것들을 가르쳐주었다. 나도 그들처럼 되고 싶었다. 결국 나는 의대에 진학했고, 심장 전문의가 되기로 마음먹었다. 생명을 구하기 위해 촌각을 다투어 판단을 내리고, 그 자리에서 즉시 누군가의 목숨을 구하는 것에 대한 만족감이 컸다. 때문에 의심의 여지없이 심장학을 전공으로 선택했다. 대학을 졸업하고 뉴욕대학교의 다운타운 병원에서 인턴 자리를 구했다. 내과에서 3년의 수련기간을 마쳤을 때 내 나이는 26세였다.

맨해튼에서의 생활은 번개처럼 빠르게 지나갔다. 우루과이의 우리 집에서 살던 것과는 180도 달랐다. 수련과정은 고되고 힘들었다. 내리 사흘을 쉬지 않고 호출을 받을 정도로 정신이 없었기 때문에 직접 음식을 만들어 먹는 건 꿈도 꾸지 못할 일이었다. 주로 음식을 사다 먹거나 자판기를 이용해 끼니를 때웠고, 간호사들이 싸온 음식을 함께 먹거나 병원식당을 이용했다.

그나마 좀 여유가 있을 때는 가까운 슈퍼마켓에 갔다. 나는 그곳에서 온갖 포장, 색깔, 냄새에 취했다. 누구라도 전자레인지만 이용하면 몇 분 만에 저녁식사를 뚝딱 해결할 수 있다는 사실이 그저 놀라울 따름이었다. 내 자신이 마법 같은 현대 도시에 떨어진 원시인처럼 느껴졌다. 나는 종종 이렇게 생각하곤 했다.

"뉴욕 사람들은 '편하게 사는 법'을 제대로 알고 있구나!"

하지만 나는 세계에서 가장 바쁜 도시에서 의사로 사는 대가를 톡톡히 치러야만 했다. 몸무게가 늘고, 환절기만 되면 정신없이 재채기를 하기 시작했다. 몸은 녹초가 되었지만 잠을 잘 수가 없었다. 그래도 심장 분야에서 최고로 인정받는 의사들 밑에서 배우는 건 대체로 즐겁고 만족스러웠다. 예전보다 행복의 질은 떨어졌지만, 나는 이렇게 생각했다.

"이 과정만 마치면 상황이 나아질 거야."

인턴과 레지던트로 3년을 보낸 후, 나는 맨해튼의 어퍼이스트사이드에 있는 레녹스힐 병원으로 옮겨서 심장학을 수련받기 시작했다. 시도 때도 없이 심장집중치료실로 달려가고, 병동에서 응급환자를 맞고, 병원을 이리저리 돌아다니며 사람들을 살리느라 내 어깨는 책임으로 무거워졌고, 내 배는 베이글로 묵직해졌다.

그렇게 전임의(fellow) 2년차에 접어들었을 때, 나는 알레르기가 너무 심해져서 몇 번이고 항히스타민제를 먹고 스테로이드 흡입기를 사용해야 했다. 소화기능도 떨어져서 종종 헛배가 불렀고, 변비와 설사 증상이 번갈아가며 나타났다. 악몽을 꾸는 것처럼 힘들었지만 나는 이것이 몸이 보내는 경고신호인 줄도 몰랐다.

나는 내가 다니는 병원의 위장 전문의에게 도움을 청했다. 그 의사는 내 이야기를 듣고는 즉시 위내시경과 복부초음파, 피검사를 지시했다. 검사결과는 모두 정상으로 나왔고, 결국 '과민성대장증후군'이라는 진단이 내려졌다. 그는 위안정제와 가스억제제, 진통제를 먹고, 지사제와 변비약을 번갈아 복용하는 것 외에 딱히 할 수 있는 일이 없다고 했다. 내가 무엇을 먹고 있는지에 대해서는 아무것도 묻지 않았다. 나 역시도 영양학에 대해서 한 번도 들어본 적이 없었기 때문에 이는 별로 놀라운 일이 아니었다.

전임의 과정을 마치기 몇 달 전부터, 나는 가슴통증 때문에 밤잠을 설치기 시작했다. 내가 심장병에 대해 잘 몰랐더라면 바로 심장전문의를 찾아갔을 테지만, 나는 내 심장근육과 동맥에 이상이 없다는 걸 알고 있었다. 문제는 심장이 아니었다. 내가 수련하는 동안 한 번도 배운 적 없고 논해보지 않았던 부분에 문제가 생긴 것이었다.

나는 정말 슬펐다. 솔직히 우울하기까지 했다. 의사인 내게 이런 일이 일어나다니, 믿을 수가 없었다. 우리 가족 중에 우울증을 앓은 사람은 없었다. 바쁘긴 했지만, 난 열심히 일하는 것이 좋았고, 내 일도 잘해냈다. 뭔가가 아주 잘못된 게 분명했다. 아무리 생각해도 내가 곧 죽을 것만 같은 기분을 느껴야 할 이유가 없었기 때문이다.

내 머릿속에서 대체 무슨 일이?

얼마 지나지 않아 나는 더욱 심각한 '경고'를 경험하게 되었다. 아침에 눈떠서 잠자리에 드는 순간까지, 머릿속에서 생각이 끊이질 않았다. 언제나 오만 가지 생각이 이랬다저

랬다 어지럽게 흘러갔다. 내 의지대로 생각을 하는 게 아니었다. 사실 내 의지대로 생각을 선택할 수 있다면, 우연히 떠오르는 잡념의 90%는 생각하지 않았을 것이다. 때로는 내 안에서 대화가 이루어지기도 했다. 당시 나는 지하철에서 혼잣말을 하는 미친 사람들과 별반 다를 게 없었다. 차이점이 있다면 그들은 소리 내어 생각을 드러낸다는 것이었다.

　밤에는 머릿속의 생각들이 더욱 시끄러워졌고, 도저히 잠을 잘 수가 없었다. 생각이 꼬리에 꼬리를 물었다. 내가 그런 생각들을 선택한 것이 아니라면, 과연 누가 그런 걸까? 그 생각들은 어디에서 왔을까? 나는 미쳐가고 있는 걸까?

　상태가 더 나빠진 나는 뉴욕 최고의 정신과 전문의에게 도움을 받기로 했다. 의사는 내게 한 차례 질문을 한 다음에 진지하게 말했다.

　"우울증입니다. 화학적으로 불균형한 상태예요."

　그는 내 뇌가 세로토닌을 충분히 생성하지 못하고 있다고 말하며 우울증 치료제인 프로작을 처방해주었다. 진료실을 나온 나는 처방전을 바라보며 의아해했다.

　'내 몸의 세포들이 어떻게 화학작용하는 걸 잊어버렸지? 어쩌다 불균형상태가 된 거야?'

　나는 앞으로 계속 약을 먹으며 살아야 한다는 게 끔찍하게 느껴졌다. 그래서 다른 의사에게도 찾아가보기로 했다. 하지만 그 역시 마찬가지였다. 다른 정신과 전문의는 나를 두 번 진찰하고서 이렇게 말했다.

"뇌의 화학작용이 불균형한 상태군요."

그러고는 프로작과 비슷한 계열의 졸로프트를 처방전에 적었다. 이번 의사는 약간 더 길게 설명을 해줬다. 세로토닌이라는 신경전달물질이 우리에게 행복한 기분을 느끼게 해주는데, 나는 세로토닌 수치가 낮다고 했다. 졸로프트를 복용해서 뇌의 세로토닌 수치를 높이면 증상들이 나아질 것이라고 얘기했다.

"그럼 무엇 때문에 세로토닌 분비가 줄어든 거죠?"

그 의사는 정확한 이유는 잘 모르겠다면서 내 질문에 대답하지 못했다. 어쨌든 나만 그런 게 아니라는 얘기를 위로랍시고 덧붙일 뿐이었다. 그는 우울증을 흔한 전염병처럼 여기는 것 같았다. 나는 다른 치료사나 사회복지사, 교사, 친구들에게도 같은 질문을 했다. 하지만 그들 역시 답을 알지 못했다.

'내 머릿속에서 도대체 무슨 일이 일어나고 있는 거지?'

나는 이 궁금증을 속 시원히 해결하고 싶었다. 그래서 서점에 다니기 시작했다. 뉴욕에는 정말 놀랄 만한 서점들이 많았는데, 슈퍼마켓보다 훨씬 더 인상적이었다. 책을 사지 않고도 몇 시간 동안 앉아서 공부를 할 수 있었다. 나는 정신의학과 심리학 코너에서 나름대로 연구에 돌입했다.

'내 생각은 어디에서 오는 걸까?'

'어떻게 그 생각들은 나를 절망에 빠뜨릴 정도로 감정에 영향을 미치는 거지?'

'어떻게 하면 내가 이 미친 짓을 그만둘 수 있을까?'

내 안에서 쏟아져 나오는 질문의 답을 찾기 위해 '생각하기', '사고', '정신' 등에 관한 책들을 손에 잡히는 대로 모두 읽었다. 공감하는 내용을 읽을 때마다 참고문헌을 바로바로 찾아보았다. 이런 식으로 나는 정신의학 코너에서 자기계발서(self-help) 코너로, 그 다음에는 뉴에이지(new age) 코너로 옮겨갔다.

그러던 어느 날, 서점에서 참고문헌을 뒤지다 동양철학 코너를 찾게 되었다. 책꽂이를 훑어보고 있는데 갑자기 책 한 권이 말 그대로 내 손에 '떨어졌다.' 책장을 들춰보니 '명상 : 마음 침묵시키기'라는 제목이 눈에 들어왔다. 처음 몇 단락을 읽어보았는데, 한순간 시야가 탁 트이는 느낌이 들었다. 거기에는 누구나 명상을 연습하면 끊임없이 이어지는 습관적인 생각을 느긋하게 늦출 수 있고, 더 나아가 멈출 수도 있다고 나와 있었다. 그리고 생각이 항상 왔다갔다 움직이는 상태를 '마음속의 원숭이'라고 설명해놓았다. '라디오 채널 돌리기'라고 표현하는 경우도 있었다. 이는 바로 내가 찾고 있던 내용이었다.

'약물치료(medication)'와 '명상(meditation)', 나는 이 두 단어가 비슷한 걸 알고는 웃음이 나왔다. 너무나 가까우면서도 너무나 거리가 먼 두 가지 방법. 나는 당장 '마음속에서 날뛰는 사나운 원숭이들'로부터 벗어나기로 했다. 그러기 위해선 명상을 해야 했다.

명상선생님을 찾는 일은 쉽지 않았다. 두 번 정도 어색하고 불편한 경험을 했다. 그러다 마침 페르난도라는 친구가 전문가를 안다고 해서 한 명상학교를 찾아갔다. 그곳은 구도자들이 공부하고 가르침을 받을 수 있는 수도원 같은 곳이었다. 그 명상학교의 지도자는 명상의 대가인 한 인도여성이었다.

나는 그 분을 만나자마자 내 의문에 어느 정도 답을 얻을 수 있으리라는 확신이 들었다. 그 선생님은 주변의 모든 사람들이 느낄 수 있을 정도로 도의 경지가 높은 분으로, 아주 고요한 인상을 풍겼다. 나는 그 분의 존재만으로도 아주 강렬한 느낌을 받았다. 생각으로 가득한 두뇌가 잠시 동안 완전한 침묵에 빠질 수 있었다. 이내 또다시 내 정신이 쉴 새 없이 라디오를 틀기 시작했지만, 전과는 달랐다. 나는 침묵의 체험을 기억할 수 있었다. 판단기준이 생겼고, 무엇이 가능한지를 살짝 맛보았다는 얘기다. 나는 내 정신을 침묵시키기 위해 '지금 이 순간'에 집중하는 능력을 익히기로 결심했다. 바로 그때, 내 인생의 방향이 완전히 바뀌었다.

나는 명상선생님이 저술한 책과 그 분의 선생님이 쓴 책들을 모두 읽기 시작했다. 그리고 주말마다 명상학교를 찾았다. 그러던 어느 날, 인도에 있는 명상학교의 의료원에서 자원봉사를 할 의사를 구한다는 공고를 보게 되었다. 고심 끝에 나는 인도에 가기로 마음먹었다. 동료들과 가족들은 이런 내 결정에 충격을 받았지만 나는 전도유망한 심장 전문의 자리를 마다하고 인도로 떠났다.

인도에 가서 나는 전 세계에서 자원해온 건강 전문가들로 구성된 팀을 관리했다. 한의사, 척추 지압사, 간호사, 마사지 치료사, 아유르베다(Ayurveda) 의사, 맨손요법가, 명상 지도사 등 많은 이들이 있었다. 그들은 모두 서로 다른 철학과 시술 기술을 가지고 있었다. 우리는 명상학교의 학생들을 치료하고 병원들을 순회하는 임무를 맡았다. 스쿨버스를 개조한 차를 타고 지구상에서 가장 가난한 마을들을 돌아다녔다. 우리는 한 팀이 되어 환자들을 돌봤고 함께 견해를 나누면서 각 환자의 상태를 토론했다. 정말로 통합적인 방법이었다. '통합의학(integrative medicine)'이라는 말을 한번도 들어보지 못한 내가 자연스럽게 그 방법을 따르고 있었다.

나는 환자와 질병에 대한 다른 의사들의 견해를 귀 기울여 들었다. 그것들이 얼마나 이치에 맞고 타당하던지 혀를 내두를 정도였다. 더욱더 인상적인 것은 약초와 침술, 식이요법, 마사지, 지압치료, 맨손치료의 효과를 목격한 일이었다. 이 방법들은 단순히 증상을 완화시키기만 하는 게 아니었다. 심신의 불균형을 일으킨 근본적인 원인을 찾아내기 위해 서양의학보다 훨씬 절묘한 방식으로 사용되고 있었다.

당시 나는 우리가 시술하는 방법들이 '대체요법'이나 '전통요법'으로 분류될 수 없다는 생각이 들었다. 그것은 그냥 '상식'이었다. 물론 어떤 때는 약이나 수술을 이용하는 서양의학이 절대적으로 필요했고, 선진적인 의료기술이 생명을 구하기도 했다. 그러나 그런 경우는 극히 드물었다. 적절한 도움을 받는 상태라면, 우리 몸의 자연치유능력은 약 없이도 저절로 회복되었다. 기존의 전형적인 서양의학을 철저하게 교육받은 나의 생각은 크게 흔들렸다. 한편 나의 정신건강과 신체건강은 최상의 상태는 아니어도, 점점 좋아지고 있었다.

"세상에,
10년은 젊어 보여요!"

명상학교에서 자원봉사 기간이 끝날 때까지, 나는 많은 의학적인 분류를 머리에서 지워버렸다. '대체요법', '전통요법', '서양의학', '대증요법(對症療法, 병의 원인이 아니라, 겉으로 나타난 증세에 대해서만 처치하는 치료법)', '동양의학', '아유르베다', '한의학' 등의 구분이 모두 사라졌다. 그리고 이런 모든 의학적 전통과 시술은 내가 '열린 의학(open-minded medicine)'이라고 칭하는 통합된 범주로 한데 어우러졌다. 열린 의학이란 모든 환자들을 유일무이한 존재로 바라보고, 각 개인에게 알맞은 최선의 치료를 위해 동양의학과 서양의학의 가장 훌륭한 의술을 적용하는 과정을 일컫는다.

미국으로 돌아갈 무렵 나는 새로운 방식의 의학을 병원시스템에 도입하기로 결심했다. 그 안에서 변화를 일으키기 위해서였다. 나는 미국 캘리포니아의 팜스프링스에서 심장 전문의로 자리 잡으면서, 4곳의 지역병원에서 일하는 기회를 갖게 되었다. 바쁜 도시생활에 또다시 뛰어들었고, 개인적으로나 직업적으로나 쳇바퀴 같은 경쟁사회에 어느새 편입되어 있었다. 명상학교에 있을 때와 달리 평온함과 행복감을 느끼기 어려웠다. 매일 자동차로 출퇴근하고, 호출기에 답하고, 심장박동기를 시술하고, 링거를 놓는 일이 현실이 되었다. 효율을 높이기 위해 병동과 집중치료실을 가능한 한 빨리 돌면서 회진해야 했다. 표면적으로는 나는 꽤 선망받는 직업을 가지고 있었다. 3년 정도만 버텨낸다면 아주 잘나가는 의사가 될 수 있었다.

그러나 그런 식으로 환자를 치료하는 건 내 정신을 갉아먹는 일이었다. 환자의 증상을 귀담아 듣기는커녕 그가 기본적으로 어떤 사람인지를 알아볼 시간조차 없었다. 환자 한 명을 진료하는 데 드는 시간은 평균 7분. 환자들을 마치 상품처럼 취급한다고 볼 수 있다. 검사를 더 많이 하고 처방전을 더 많이 써서, 돈을 더 많이 버는 시스템인 것이다.

나를 찾아온 환자들은 종종 5가지 이상의 약을 복용하고 있었다. 그 모든 화학약품들이 환자의 몸에서 어떻게 작용을 하는지는 나나 그들이나 정확히 이해하고 있지 못했다. 당시 내게 주어진 역할은 이미 약을 한 주먹씩 먹고 있는 누군가에게 새로운 약을 더 추가하게 만드는 일이었다. 내가 오래도록 꿈꿔온 일은 이런 게 아니었다.

스트레스와 대충 때우는 가공식품들, 불규칙한 식습관으로 인해 몸이 상하는 건 놀라운 일이 아니었다. 예전에 나를 괴롭혔던 과민성대장증후군과 흐릿한 정신상태가 다시 나타났다. 혼자 있을 때면 과연 내 건강상태가 환자들보다 좋은지 아닌지를 스스로에게 물어봐야 했다.

그러던 어느 날, 뜻밖의 경험을 했다. 영화제작자로 일하는 에릭이라는 친구가 집에 찾아왔는데, 나는 그를 본 순간 깜짝 놀라서 입을 다물지 못했다. 불과 10일 전만 해도 그는 비만한 체구에 배가 볼록 나온 데다 안색이 좋지 않았다. 그런데 이게 무슨 일인가! 그날 내 앞에 서 있는 남자는 완전히 딴사람이었다. 7kg을 감량했다는데, 피부에 윤기가 흘렀다. 눈의 흰자위는 지금껏 봐온 것과는 달리 아주 깨끗했다. 뿐만 아니라 그는 평소답지 않게 침착하고 내내 즐거운 모습이었다.

내가 너무나 놀라워하자 에릭은 건강센터에서 디톡스 프로그램으로 관리를 받았다고 했다.

"'위케어 스파'라는 곳인데, 여기 팜스프링스에서 가까워. 디톡스 프로그램을 시작하면서 매일 외식하고 술 마시던 생활을 포기했지. 밤새워 영화 찍는 일도 자제하고 말이야. 녹즙도 마시고, 장세척도 하고, 마사지와 햇빛요법, 요가, 명상을 했어. 한마디로 찌든 생활에서 벗어나 살았지."

그 결과 그는 이렇게 생기 있는 모습으로 거듭나게 된 것이었다.

'그래, 이거야! 내가 환자들에게 권하고 싶었던 게 바로 이런 거였어!'

나는 즉시 그 건강센터의 주소를 받아서 프로그램에 등록했다. 병원 일이 너무 바빴기 때문에 점심시간을 이용하여 센터에 다녔다. 그곳에서 신선한 주스와 천연 보조제를 섭취했다. 매일 하이드로 테라피(hydrotherapy)를 받으며 장을 통해 몸속의 독소를 배출시켰다. 그런 다음에는 병원으로 돌아와 진료실에서 늦게까지 일했다. 2주간 집중적인 주스단식 프로그램에 전념하면서 정신이 활짝 열리는 걸 느끼고 싶었다. 예전에 운동도 열심히 하고, 인도에서 몇 달 동안 건강에 좋은 소박한 음식을 먹기도 했지만, 이번엔 그 어느 때와도 달랐기 때문이다.

디톡스 프로그램을 시작한 지 3일째 되었을 때 피로와 배고픔, 두통이 사라졌다. 7일째에는 신기하게도 과민성대장증후군 증상이 싹 가셨다. 지금까지도 내가 어쩌다 다시 건강에 안 좋은 음식을 먹을 때만 재발 기미가 보일 정도로 호전되었다. 위케어 센터의 정화 프로그램을 따른 지 2주 뒤, 우울증과 그 잔재증상들이 말끔히 사라졌다. 내 친구 에릭처럼 몸무게도 7kg이나 빠졌다. 10대 때 이후로 이렇게 기분이 좋았던 적이 없었다.

나는 해냈다. 몸을 건강한 상태로 되돌려놓았다. 그리고 내 몸의 서로 다른 부위에서 경험했던 자극들이 모두 연결되어 있다는 사실을 깨달았다. 그동안 기분이 처지고 활력이 없고, 알레르기와 소화장애에 시달린 건 각각 따로 떨어진 별개의 문제가 아니었다. 독성이 쌓여 균형이 깨진 상태가 여러 가지 다른 자극의 형태로 나타났던 것이다.

나는 디톡스를 통해 몸의 균형을 찾았고 손상된 곳을 치유했다. 그 결과 내 몸의 세포들은 화학작용하는 법을 기억해냈다. 약을 먹지 않고도 소화기관은 정상적인 기능을 되찾았고, 세로토닌 수치도 올라갔다. 내가 조언을 구했던 현대의학계의 어느 누구도 그 증상들이 서로 연결되어 있다고 알려주지 않았다. 스스로 그것을 고칠 수 있다고 말해준 사람도 없었다. 어떤 의과대학도, 어떤 전문가도 그에 대한 지식을 가지고 있는 것 같지 않았다.

하루에도 몇 번씩 병원 동료들은 나를 불러 세워 물었다.

"알렉스, 몰라보게 달라졌네요! 10년은 젊어 보여요!"

나 스스로도 '내가 노화과정을 거슬렀나?' 하는 의문이 들었다. 그게 가능했던 걸까? 만약 그렇다면, 이것이야말로 '영양학'과 마찬가지로 의대 교과과정에서 빠뜨린 중요한 주제라고 할 수 있다.

디톡스 체험은 내게 터닝포인트가 되었다. 마침내 내가 가야 할 길이 명확히 보였다. 나는 병원을 그만두고 로스앤젤레스로 이사했다. 로스앤젤레스는 세계에서 가장 오염이 심한 도시지만, 다행히 가장 진보적인 사상가와 건강 전문가들의 본고장이기도 하다. 그리고 편견 없는 환자들이 많다. 나는 고대인들의 전통부터 해독기능을 생화학적으로 자세히 설명하는 현대의 과학적인 연구에 이르기까지, 디톡스에 관한 모든 것을 공부하기 시작했다. 특히 '기능의학(functional medicine)'이라는 새로운 분야를 파고들었다. 기능의학은 동양의 건강이론을 서양의 전문용어와 도구에 맞춰 해석하여 대단히 큰 성과를 거두었다.

나는 매주 이틀을 위케어 스파에서 메디컬 컨설턴트로 일했다. 센터 설립자인 수잔나 벨렌과 함께 많은 사람들을 지도하면서 주스단식 체험을 하게 했다. 다양한 이들에게 그 과정을 이해시키면서 우리가 알아낸 것들을 공유했다.

그리고 나는 심장 전문의로서, 한층 다양한 '도구들'을 가지고 환자를 치료하기 시작했다. 물론 그 도구에는 여전히 실험실 실험과 약물치료, 경우에 따라 외과수술이 포함되어 있다. 하지만 몸속에서부터 건강을 살피는 디톡스와 한의학의 특징을 아우르고 있을 뿐만 아니라, 식단의 변화도 중요하게 강조하고 있다. 이런 것이 내가 꿈꾸던 열린 의학이었고, 먼 길을 돌아 제자리로 오게 된 것이다. 나는 사람들을 진료하면서 내 경험을 이야기해주었다.

그 시절 나는 로스앤젤레스의 다양한 환자들에게 위케어 스파를 소개했다. 많은 이들이 그곳에서 디톡스 프로그램을 통해 변화하는 모습을 지켜보았다. 그런데 때로는 오랫동안 치료해서 고친 증세가 나중에 재발하는 경우도 있었다. 현실적으로 어딘가를 찾아가서 건강관리를 받는다는 게 누구에게나 쉬운 일은 아니었다. 그런 이유로 나는 멀리 가지 않고도 똑같은 성과를 얻을 수 있는 방법에 대해 연구하기 시작했다. 모두가 쉽게 할 수 있는 디톡스 실천법을 개발한 끝에, 환자들과 독자 여러분에게 클린 프로그램을 소개하게 되었다.

PART **2**

지구 전체를 뒤덮은
독소의 충격적 실체

REMOVE · RESTORE · REJUVENATE

왜 아픈 사람들이
점점 늘어나고 있는가?

뉴욕에서 정신과의사와 첫 상담을 하고서, 나는 계속 이 문제로 고민했다. '아니 어떻게, 무엇 때문에 뇌세포들이 화학작용하는 걸 잊을 수가 있지?'

정신과의사가 내 문제에 대해 설명한 내용, 즉 '뇌의 세로토닌 수치가 낮다'라는 말은, 간단히 말해 뉴런이 화학작용하는 것을 잊었을 때 벌어지는 일이다. 나는 '어떻게', 그리고 '왜' 그렇게 된 것인지에 대해 알고 싶었다.

옛날에는 의사들이 관찰과 추론으로 문제를 진단하는 것에서 긍지를 가졌다. 그들은 환자의 병력을 충분히 입수하여 귀담아 듣고 관찰했을 것이다. 그런데 오늘날의 의사들은 시간에 쫓기고, 소송에 휘말리는 것에 대한 두려움으로 혈액검사나 X-레이, 초음파, 내시경 등의 실험실 평가방법에 크게 의존하고 있다.

내가 인도에서 스쿨버스를 개조한 이동병원에서 환자를 봤을 땐 청진기 외에 별다른 의료장비를 사용하지 않았다. 그것 말고는 장비가 없었으니까 말이다. 나와 동료들은 자신의 눈과 귀, 코로만 일을 하면서 간단한 관찰방법으로 돌아갔다.

동양의학에서는 환자를 주변 환경, 즉 가족을 비롯해 사는 곳, 정신적인 배경과 동떨어진 존재로 보지 않는다. 또한 환자의 생각이나 환경의 변화를 체온의 변화와 똑같이 중요하게 생각한다. 환자의 모든 생활이 서로 영향을 미치며 행복을 유지하는 데 중요한 역할을 한다는 것이다. 질병의 원인 역시 큰 그림과 작은 그림을 함께 고찰하는 방식으로 밝혀낸다. 신체와 정신, 감정, 사회, 환경의 증상을 모두 고려하여 그것들의 공통점을 알아내면, 질병의 근본적인 원인은 불균형상태에서 비롯된다는 게 드러난다.

다시 서양의학의 경우로 돌아가보자. 현대에 들어오면서 만성질환이 증가했다. 길고 어려운 병명으로 겁먹게 만드는 만성질환은, 환자와 의사가 '어떻게'와 '왜'를 짚고 넘어가지 않을 때가 많다. 병명 자체가 그냥 질병이 되어버렸다.

'진단(diagnosis)'이라는 단어의 의미도 바뀌었다. 진단은 이제 경위와 이유를 이해한다는 뜻이 아니다. 그것은 환자가 보이는 증상과, 그에 대한 검사결과를 늘어놓은 목록의 제목이 되었다. 그리고 진단은 하나의 '코드'가 되어서 컴퓨터에 입력될 수 있고, 보험회사가 부담하는 약의 목록이 될 수도 있다. 의사가 무엇을 생각하는지는 이제 별로 중요하지 않게 되었다.

병원의 풍경은 내가 미국에 처음 왔을 때 강렬한 인상을 받은 슈퍼마켓과 비슷해져버렸다. 세상의 모든 질병이 바코드가 붙은 채 진열되어 있고, 환자들은 그것을 장바구니에 하나씩 주워 담는다. 뇌세포가 화학작용을 잊어버린 건 나쁜만이 아니었다. 주위에 우울증에 걸린 사람들이 늘어나고 있었다. 점점 더 많은 환자들이 우울증과 싸우고 있었다.

뉴스를 보면 다이어트 관련 질병과 생활습관병들이 유행처럼 번지고 있었다. 제약회사, 특히 항우울제의 특허권을 가진 회사들의 주가급등에 관한 기사들도 많았다. 여러 가지 건강문제들 중에서 현대인에게 가장 치명적인 것은 내 전공인 심장질환이 첫째로 꼽혔고, 그 다음은 암이 차지했다. 세계보건기구는 이런 질환들의 발생률이 개발도상국보다 선진국이 더 높다고 발표했다.

이것은 이해가 안 가는 일이었다. 한편에서는 과학기술이 급속도로 발전하고 있지 않은가? 유전자 코드를 해독하고, 나노기술을 발명하고, 완벽한 수술로봇도 만들어냈다. 일각에서는 조만간 만병치료제가 개발될 것이라며 잘못된 희망에 부풀어 있을 정도다.

하지만 여러 모로 봤을 때, 내 눈에는 아프지 않은 사람이 없었다. 약을 먹지 않는 사람도 없었다. 결론적으로 판단하자면 의료체계는 제대로 돌아가지 않고 있다. 기술이 더욱 발달할수록, 아픈 사람은 더 많아지니까 말이다. 우리는 지구에 사는 생물의 건강도, 그리고 지구의 건강도 향상시키지 못했다. 향상은커녕 상황은 더욱 나빠졌다.

병에 걸리는 환자들의 나이가 점점 더 어려지는 것 같다. 과거에는 비만, 제2형 당뇨병, 고혈압을 비롯한 만성질환이 주로 나이 든 성인들에게 나타났다. 그러나 현재 미국의 경우를 보면, 어린이 3명 중 1명이 과체중이거나 비만이며 그 추세가 나날이 증가하고 있다.

진료실에서 의사들은 더 이상 환자의 전체적인 상황에 대한 질문을 하지 않는다. 어떤 음식을 먹고 있는지 등의 필수적인 세부 사항에 관해서도 물어보지 않는다. 그런 질문을 할 시간이 없기 때문에 그런 것 같다.

공장의 생산라인이 돌아가듯이 환자를 보고 있을 때면, 명상선생님이 하셨던 말씀이 귓가에 울리곤 했다.

"걱정하지 마라. 서두르지 마라."

이 말이 떠오를 때마다 나는 이 환자에게서 저 환자에게로 급하게 뛰어가던 것을 멈추고 정신을 가다듬었다. 그러다 문득 인도에서 했던 진료방법을 응용해보자는 생각이 들었고, 환자를 볼 때 좀 더 적극적으로 그들을 관찰하기 시작했다.

그러자 또 다른 상황이 보이기 시작했다. 겉으로 잘 드러나지는 않지만 더 큰 문제가 있다는 걸 발견하게 된 것이다. 건강에 큰 이상은 없어도 육체적으로나 정신적·감정적으로 '정상이 아닌' 사람들이 바로 그 문제였다. 내 환자와 주위 사람들 대부분은 약간의 이상 증세를 가지고 있었다. 그들은 몸이 붓고 피곤하며, 이유 없이 침울해지고 정신이 몽롱하다고 했다. 자꾸 가렵고, 재채기가 멈추지 않고, 변비와 부종 등의 증세에 시달리는 경우도 부지기수였다. 그런데도 이런 문제는 지금껏 '레이더 밖'에 있었다. 언론에 보도된 적도 없고, 임상실험을 하거나 연구된 바도 없었다. 도대체 왜 그런 걸까?

이상하게도 일상적으로 하는 혈액검사나 다른 검사결과는 항상 '정상'으로 나오기 때문이다. 검사결과가 정상이니 의사는 환자에게 아무 설명도 하지 않은 채 특별한 문제가 없다고 안심시킨다. 그러면 그 환자는 자신의 병을 그냥 현대생활의 일부로 여긴다. '그래, 신체기관도 낡고 닳아지기 마련이니까.' 하면서 당연시하는 것이다.

그러나 치료하지 않고 방치한 질환들은 더욱 심각한 병으로 이어지곤 한다. 환자들의 전체적인 상황을 들여다보면, 언제나 유사한 사회적·경제적인 고통이나 정서적인 괴로움이 발견되었다.

암세포와 인간세포는 공통점이 있다

나는 계속해서 옛날 방식의 진단과 해답을 찾았다. 우리 인간을 이토록 불편하게 만들고, 불행하고 아프게 하는 것은 무엇인가? 더 '큰 상황'이란 과연 무엇인가?

'위에서 그러하듯 아래서도 그러하다.' 즉, '천인감응(天人感應, 하늘에서 일어나는 현상과 인간에게 일어나는 현상을 하나의 질서로 포괄하여 설명할 수 있다는 사유 방식)'은 전통적인 동양의학의 중심 개념이다. 세포를 완전히 이해하려면 그 세포가 구성하는 기관과, 그것이 다른 세포들과 어떻게 연관되는지를 알아야 한다.

나는 인도의 명상학교에서 지구를 살아 있는 유기체로 보는 법을 배웠다. 비유를 들어보자면 강은 지구의 동맥이고, 숲은 폐다. 산맥은 갈비뼈이고, 수십억의 사람들은 지구라는 유기체에서 사는 많은 종류의 세포들이라고 할 수 있다.

사람들은 병들어가고 있다. 그렇다면 그런 사람들이 구성하는 유기체인 지구는 어떠한가? 잘 알다시피, 그리 건강한 상태는 아니다. '불편한 진실(An Inconvenient Truth, 미국의 전前 부통령 앨 고어가 만든 다큐멘터리 영화로, 기상이변으로 인한 심각한 환경위기를 경고했다)'이라는 제목의 다큐멘터리가 큰 화제가 된 적이 있다. 지구는 지금 열이 나고 있다.

열이 난다는 건 어딘가에 문제가 있음을 의미한다. 그러나 그것은 특정한 신호는 아니다. 열이 증상으로 나타나는 병은 다양하므로, 열이 나는 원인이 무엇인지 정확히 알아내는 것이 중요하다. 그래야 단순히 열을 내리기만 하는 것이 아니라, 열이 나는 진짜 원인을 치료할 수 있다.

그래서 의사는 질문을 하고, 관찰하고, 혈액검사를 지시한다. 순환성 세포를 확인하고, 체내 환경을 알려주는 화학물질을 조사하기 위해서다. 수집한 정보가 모두 있어야 진단을 내릴 수 있다. 현대의 서양의학에서는 열이 지속되면 먼저 '암'을 의심한다. 암은 모든 사람의 마음속에 두려운 존재로 자리 잡고 있다. 심지어 일상적인 정기검진을 받을 때도 그렇다. 검사결과를 검토하고 있으면, 내가 뭐라고 말을 꺼내기도 전에 환자가 먼저 이렇게 물을 때가 많다.

"선생님, 말해주세요. 제가 암인가요?"

이처럼 암진단은 사람들이 가장 두려워하는 것이다.

암세포 역시 화학작용하는 법을 잊은 세포다. 그런데 암세포는 그뿐만이 아니라, 수학, 지리, 문법, 심지어 공동체 생활까지 모두 잊어버렸다고 할 수 있다. 현미경으로 암세포를 들여다보면, 옆에 있는 다른 세포들은 물론 자기들끼리도 서로 죽이는 걸 확인할 수 있다. 암세포는 비정상적으로 빠르게 늘어나면서 공간이니 밀도니, 얻을 수 있는 식량이니 하는 자연법칙을 모두 무시한다.

또한 암세포는 멀리 떨어진 장소로 이동하여 새로운 영역을 정복하는 경향이 있다. 이를 '전이(metastasis)'라고 하는데, 암이 퍼졌다는 뜻이다. 암세포는 건강한 세포와는 다른 것을 먹는다. 암세포가 순환계에 배설하는 노폐물 역시 다르다. 숙주인 유기체에게 나쁜 영향을 주는 유독한 화학물질을 배설한다. 암세포는 대부분의 세포와 마찬가지로 현미경으로 봐야 할 만큼 아주 작지만, 크기는 중요하지 않다. 몸속에서 그렇게 작디작은 유기체가 반란을 일으키면, 아무리 건강한 사람이라도 죽음에 이를 수 있다.

어떤 질문에 대해 고민할 때, 전혀 예상치 못한 순간에 해답이 튀어나오는 경우가 있다. 아무 관계없어 보이는 일을 하다가, 갑작스럽게 '아하!' 하는 깨달음을 얻게 된다. 그것은 마치 온몸에 파동을 일으키는 내부폭발과 같다. 나는 위케어 스파에서 해독 프로그램을 시작한 직후에 그런 순간을 경험했다. 독소와 탁한 점액을 몸에서 제거했더니, 앞을 가로막고 있던 뿌연 어둠이 말끔히 걷히는 것 같은 효과가 나타났다.

지구는 열이 나고 있다. 지구에 흐르고 있는 액체와 기체의 화학적인 분석에 대한 검사결과는 자못 심각하다. 도처에 유독한 화학물질이 널려 있고, 화학물질은 지구라는 유기체의 모든 세포에 나쁜 영향을 주고 있다. 변화하지 않는다면, 금세 치명적인 예후가 나타날 것이다.

지구를 구성하는 세포의 한 종류인 우리 인간들은 무법자같이 행동하고 있다. 암세포처럼 같은 세포와 다른 종류의 세포들을 모두 죽이고 있다. '인간세포'의 식습관은 다른 세포들과는 완전히 딴판이다. 인간세포는 독성 화학물질을 만들어서 식품 속에 섞는다. 독소를 순환계에 풀어놓아 멀리 떨어진 곳에 있는 다른 세포를 죽일 뿐만 아니라, 다른 여러 가지 기능을 하는 데도 그것을 사용한다.

인간세포는 번식이 매우 빠르고, 인구밀도나 공간, 식량공급의 자연법칙을 무시한다. 인간들은 나무를 마구잡이로 베어서 지구의 폐를 괴롭힌다. 그 결과 균형이 깨지고 말았다. 독소, 그중에서도 온실가스는 지구가 그것을 중화시키고 없애는 속도보다 훨씬 더 빠르게 쌓여가고 있다.

독성이 인간과 지구를 죽이고 있다. 지구는 암에 걸렸고, 우리 또한 마찬가지다. 나는 이것이 또 다른 '불편한 진실'이라고 생각한다.

내 의문에 대한 답은 결국 세포의 관점에 있었다. 내 몸의 세포는 화학작용하는 법을 잊은 게 아니었다. 사실 세포들은 화학작용을 하려고 필사적으로 노력하고 있었다. 하지만 내가 음식을 통해 화학물질을 섭취하고, 뉴욕 같은 대도시에 살면서 유독물질에 노출된 결과 체내환경이 바뀌었다. 이 독소들은 내 몸의 정상적인 세포기능을 막고, 자극과 염증을 일으켰다. 세포와 조직이 손상되면서, 많은 계통들이 제 기능을 수행하지 못하기 시작했다. 자연치유 능력도 크게 약화되었다. 세포가 화학작용을 하는 데 필요한 물질, 즉 음식물의 영양소가 충분하지 않았기 때문이다.

뱃속의 장에서부터 뇌에 이르는 모든 경로에서, 이러한 변화는 두 가지의 증상으로 진단이 내려졌다. 우울증과 과민성대장증후군이었다. 이것을 고치기 위해 많은 화학물질을 처방받았지만, 나는 이를 거부했다. 그 대신 세포가 다시 화학작용을 하도록 만드는 방법을 찾아냈다.

내가 느끼고 지켜본 바에 따르면, 내 세포들의 화학과제 점수는 모두 'A'였다. 하지만 세포 중 일부가 그것을 넘어서는 바람에 더 이상 제 기능을 하지 않고 있다는 것을 알게 되었다. 그것은 일종의 연금술이었다.

독성에 무지한 현대의학

증상의 원인을 잘 찾아내는 의사를 가리켜 '위대한 진단전문가'라고 한다. 내가 아는 어느 위대한 전문가가 언젠가 이런 말을 했다.

"우리는 보통 결국 찾으려는 것을 찾아낸다. 그러나 이미 알고 있는 것을 찾을 뿐이다."

나는 아직도 이해할 수가 없다. 어떻게 서양의학이 독성의 존재와, 그것이 질병의 한 원인이 된다는 사실을 모를 수가 있을까?

내가 독성에 대해 좀 더 일찍 알지 못한 건 당연한 일이다. 현대의학은 지금까지도 그것에 대해 거의 기록하지 않고 있다. 보통 병원에서는 어떨 때 독성이라는 용어를 사용하는가? 어린이가 위험한 화학물질을 먹었거나 누군가가 처방약을 너무 많이 먹었을 때와 같이 급성중독인 경우, 아니면 알코올 중독이나 약물 중독에 관한 경우에 한하여 사용될 뿐이다.

그리고 내과의사에게 '클린'의 관점에서 디톡스에 대해 물어보면, 많은 이들이 엉터리 치료라고 무시한다. 클린 같은 해독 프로그램의 가치를 의심하는 의사들은 그것을 뒷받침할 '문헌'이 아무것도 없다고 주장할 것이다. 디톡스 프로그램에 대한 의학적인 데이터베이스, 즉 과학적인 연구결과나 발표자료를 찾을 수 없다는 얘기다.

그런데 데이터베이스라는 것은 결국 서양식 실험기록, 서양의학 연구에 편중된 것들만을 포함하는 게 아닌가. 그러므로 이러한 폐쇄적인 관점은 계속 이어지고 강화된다. 때문에 킬레이션(chelation, 혈관을 해독하는 주사요법) 같은 귀중한 치료방법도 엉터리라고 무시될 때가 많다.

더욱이, 디톡스에 대한 연구는 시작도 하기 전에 어려움에 부딪힌다. 대규모의 이중 맹검 위약-대조 연구(double-blind placebo-controlled studies, 약제의 효용 실험을 위해 대조약을 투여하는 연구)를 하려면 엄청난 비용이 든다. 그것을 감당할 수 있는 곳은 제약회사밖에 없다. 그런데 문제의 특효약에 수익성이 없다면, 연구에 그런 막대한 자금을 들이겠는가. 기업 입장에서는 채소와 과일이 가장 효과가 좋은 약이 될 수 있음을 입증하려고 돈을 쓸 리 없다.

하지만 기능의학이 등장하여 새로운 데이터베이스의 타당성을 입증하면서 서양의학의 빈틈을 빠르게 채워나가고 있다. 건강에 대한 다차원적인 영향을 고려하는 기능의학은, 동양의 사고와 서양의 기술을 완벽하게 결합시켜 대단한 성과를 보이고 있다.

독성은 질병이나 특정한 증상이 아니라, 바로 지금 존재하는 상황이다. 지구와 모든 생명체를 위협하고 있는 것, 우리가 책임져야 하는 것이다. 오늘날의 공기를 호흡하고, 오늘날의 음식을 먹고, 오늘날의 도시나 교외, 시골에 사는 모든 사람들이 내부에서 경험하고 있는 일반적인 상황, 좋지 않은 상태를 설명할 때, 나는 '독성'이라는 단어를 쓴다.

독성의 증상은 아주 다양하게 나타난다. 아예 아무 증상이 나타나지 않을 수도 있다. 우리가 증상을 알아채든 못하든, 독성은 피할 길이 없다. 그리고 정도는 달라도, 누구나 그 대가를 치르고 있다.

시기적절하게 제거되지 못한 독소는 순환계에 남아서 자극과 손상을 일으킨다. 세포와 조직은 자극을 완화시키기 위해 이런 독소를 끌어 모아서 점액으로 덮는다. 염증과 같은 생존 메커니즘에 의해 한동안은 생명을 지킬 수 있지만, 이 상태가 오랫동안 계속되면 치명적일 수 있다.

동양의 전통의학에서 의사는 무엇보다도 먼저 환자의 몸이 독소를 제거할 수 있는지를 살핀다. 인도의 아유르베다 의사나 한의사는 일단 환자의 몸에 독성 배설물이 정체되거나 쌓여 있는지 알아보려고 한다. 피부가 칙칙한지, 혀에 백태가 꼈는지, 눈의 흰자위에 회색이나 황색, 붉은 기가 있는지 등을 확인한다. 또한 규칙적으로 변을 보는지, 소변의 양이 많은지 적은지, 땀을 언제 얼마나 흘리는

지 등을 알고 싶어 한다.

수천 년간 이어져온 이들의 전통은, 환자의 신체 및 정신건강의 '근원'으로 해독능력, 즉 유독한 배설물, 해로운 생각과 감정을 없애는 능력을 중시한다. 이 해독능력의 상실은 당신이 수많은 질병들 가운데 왜 알레르기, 두통, 변비, 악몽, 불임, 그밖에 정체가 불분명한 통증으로 고통 받는지 그 이유를 설명해준다.

독성은 새로운 문제가 아니다. 인공화학물질이 우리 몸을 괴롭히기 오래전부터 몸속에는 독소가 축적됐을 것이다. 과식을 하거나, 소화시키기 어려운 음식을 먹거나, 스트레스를 받으며 음식을 먹을 때도 독이 발생하기 때문이다. 일찍이 유럽과 미국에서는, 과식을 하고 정제된 음식을 섭취하는 것이 장 기관에 손상을 준다며 '정화요법'을 지지한 사람들이 있었다.

차가 많이 다니는 고속도로의 가로수는 스모그와 더러운 물, 소음에 시달리며 스트레스를 받는다. 만약 우리가 지금과 같은 환경에 둘러싸여 살면서 적절한 해독기능에 대해 신경 쓰지 않는다면, 비쩍 마른 채 누런 이파리들로 버티다가 결국 고사해버리는 나무와 똑같은 신세가 될 것이다.

독소가 무엇이고, 그것이 어디에서 비롯되는지, 건강에 어떤 영향을 미치는지, 어떻게 안전한 방식으로 처리해야 하는지를 이해한다면, 당신은 목숨을 구할지도 모른다. 상황이 금세 크게 달라지지 않는 한, 이런 지식이 있어야만 지구상의 생물과 지구의 생명을 구할수 있다.

독소는
어디에 있는가?

독소란 무엇일까? 한마디로 정상적인 생리기능을 방해하고 신체 기능에 부정적인 영향을 주는 물질이다. 독소의 종류는 다양하다. 성질이 완전히 다르고 발생의 근원이 수없이 많은 것처럼, 독소가 일으키는 자극과 손상도 여러 가지다.

독소 가운데 '균체내 독소(endotoxin)'는 정상적인 세포활동으로 배출된 노폐물이다. 요산, 암모니아, 젖산, 호모시스테인(homo-cysteine, 단백질이 소화되는 과정에서 생기는 부산물)이 여기에 속한다. 이런 독소들이 체내에 늘어나면 병이 생긴다. 특정한 질병을 일으키는 경우도 있는데, 예를 들어 혈중 요산 농도가 증가하면 통풍에 걸린다.

'균체외 독소(exotoxin)'나 '외인성 화합물(xenobiotic)'은 의도적으로 또는 무심코 노출되는 인공독소다. 해마다 수많은 화학물질들이 만들어지고 있는데, 이런 화학물질은 단독으로 아니면 서로 결합하여 정상 세포의 기능을 방해한다.

뒤에 이어지는 장들에서는 우리가 알아야 할 독소를 계속해서 다루면서 그것들이 어디에 있는지, 얼마나 쌓여 있는지 설명하고자 한다. 아울러 독소가 건강에 끼치는 영향과 독소에 의한 질병 예방법, 치료방법에 대해 알아볼 것이다.

연구결과에 따르면 현대인들은 누구나 몸속에 측정이 가능한 정도의 합성화학물질을 수백 가지씩 가지고 있다고 한다. 이런 오염물질은 20세기 전에는 존재하지 않았다. 당연히 우리 몸의 화학작용에 영향을 끼치지도 않았다. 하지만 지금은 상황이 완전히 달라졌다. 우리 모두가 몸에 독성물질을 지니고 있다고 해도 무방하다. 농약, 프탈레이트, 수은, 트랜스지방산, 벤젠, 트리할로메탄(trihalo-methane) 등의 합성물질에 노출되어 있다. 균체외 독소들은 그 이름부터가 무시무시하다. 일반적으로 현대인들은 몸에 해로운 수천 가지의 화학물질을 매일 접촉하고 있는 것으로 추정된다.

그렇다면 독소는 어디에 있는가? 우리가 독소에 어떻게 노출되는지 경로를 이해하려면, 몸 안에서 화학작용이 일어나는 곳과 외부세계 사이에 4개의 층이 존재한다고 생각하면 편리하다. 즉 우리의 피부가 4개의 층으로 이루어져 있다고 보는 것이다.

우리 몸의 표면을
형성하는 제1피부

제1피부는 피와 조직, 장기를 외부 세계로부터 분리시킨다. 세포들의 두께로 한 층을 이루며, 신체에서 가장 바깥쪽에 있다. 육안으로는 마치 장벽(障壁)처럼 보일 수 있다. 우리는 이것이 있음으로 해서 분리감과 보호받는 느낌을 갖는다. 하지만 현미경으로 들여다보면, 제1피부는 그렇게 고정된 형태로 가만히 있지 않는다. 주변 환경으로부터 무엇을 거부하고, 무엇을 적극적으로 흡수할 것인지 선택하면서 끊임없이 움직이기 때문이다. 또한 체내에서 더 이상 필요하지 않은 것을 바깥으로 버리기도 한다.

제1피부는 부위에 따라 상피세포와 점막세포, 이 두 종류의 세포로 우리 몸의 표면을 형성하고 있다. 그중에서 상피세포는 건조하고 거칠다. 보통 '피부'라고 말하는 것이 이 상피세포들로 이루어져 있고, 이 부분에 문제가 생기면 우리는 피부과를 찾는다.

제1피부에 침입하는 독소의 주요 원인은 화장품과 세안제품이다. 피부에 어떤 것들을 바르고 뿌리는지 한번 생각해보라. 당신은 제품에 붙어 있는 라벨을 읽어보는가? 화장품은 식품이나 다름없다. 즉, 먹어도 안전하다고 생각되는 화장품만 사용하는 것이 좋다. 음식과 마찬가지로 화장품도 결국은 피를 타고 온몸을 돌기 때문에 제품을 선택할 때는 기대효과보다도 성분을 더 중요시해야 한다. 이런 얘기는 새삼스러운 비밀도 아니다. 의사들은 피부를 통해 혈액에 전달되는 처방약으로 크림과 젤, 연고를 사용한다.

화장품을 제조할 땐 흔히 염료, 향기, 기포제, 안정제와 텍스처라이저(texturizer) 같은 중금속, 태닝제, 잉크, 알코올 등 수백 가지의 잠재적인 독물이 들어간다. 욕실 수납장과 화장대에 있는 손톱 케어제품, 헤어제품, 데오도런트(땀 냄새 제거제), 그리고 미용실과 네일숍에 있는 모든 제품들에는 자연에 존재하지 않는 화학 합성물이 들어 있다. 이것들은 음식과 똑같이 염증, 알레르기, 과민반응을 일으킬 수 있다. 내분비계의 혼란은 피부와 헤어제품에서 발견되는 파라벤(paraben) 성분과 연관이 있다. 많은 데오도런트 제품에는 땀흘리는 것을 막기 위해 알루미늄이 들어 있다. 데오도런트는 하나 이상의 화학물질을 순환계에 주입하고, 독소를 배출하게 돼 있는 모공을 막아버린다. 때문에 피부는 두 배로 강한 타격을 입는다.

우리가 샤워할 때 쓰는 물 역시 피부를 통해 흡수되어, 마시는 물과 마찬가지로 순환계로 들어간다. 대부분의 수돗물에는 얼마간의 염소가 함유돼 있다. 세균의 증식을 막기 위한 처리다. 그런데 문제는 그로 인해 우리의 장에 사는 유익한 균까지도 죽게 된다는 점이다. 최근의 연구 보고서들에 따르면, 항우울제와 항생제, 호르몬제, 면역억제제와 같은 일반적인 많은 처방약들이 샤워하는 수돗물에서 검출되며, 이는 갈수록 더 증가할 수 있다고 한다.

제1피부는 공기에도 직접 닿는다. 공기를 통해 전달되는 많은 독소는 제1피부를 이루고 있는 점막세포에도 영향을 끼친다. 점막세포는 상피세포와 달리 축축하고 부드럽다.

우리가 숨을 들이마시면, 공기가 기관과 기관지로 흘러들어가서

폐포 벽에 닿는다. 그러면 점막세포는 귀한 산소를 재빨리 흡수한다. 아마도 당신은 자동차와 공장매연, 담배연기 같은 공기 중의 독소를 금방 알아차릴 수 있을 것이다. 하지만 헤어스프레이를 들이마시는 것이 간접흡연보다 더 해로울 수 있다는 생각을 한 번이라도 해본 적이 있는가? 요도와 질, 자궁 역시 점막으로 둘러싸여 있다. 이런 부위에 사용하는 제품에도 독소가 있다.

제1피부 중에서 소화관 안쪽에 덮인 부분이 가장 넓고, 가장 바쁘게 일을 한다. 현대생활의 독소에 노출되는 부위 중에서 제일 중요하다고 할 수 있다.

현대생활의 화학물질이 사람의 순환계로 들어가는 출발지는 입이다. 과거에는 치과 치료에 사용하는 은색 아말감에 흔히 수은이 들어 있었다. 수은이 혈액으로 침투하는 데는 여러 해가 걸린다. 치약, 구강 세정제, 구강 스프레이를 비롯한 여러 가지 치과제품에도 역시 독성 화학물질이 들어 있다.

위(胃)에서부터 항문에 이르기까지 길이가 7m가 훨씬 넘는 창자는 소장과 대장, 두 부분으로 나뉜다. 소장은 길이가 약 6m이고, 지름이 약 3.8cm다. 대장은 1.5m 정도로 소장보다 더 넓고 짧다. 음식이 소화관에 들어가면 작게 분쇄되어 장벽(腸壁)을 구성하는 세포들에 의해 순환계로 흡수된다. 이 장벽은 종이 표면처럼 매끄럽지 않다. 영양소를 최대한 많이 흡수하려면 표면적이 넓어야 하기 때문에, 장벽에는 주름(융모)이 있고, 그 주름 속에 또 주름(미세융모)이 있다. 만약 배에서 장을 꺼내 쭉 펼쳐본다면, 테니스 코트 면적 정도 될 것이다.

　사람의 수명을 80세라고 본다면, 평생 25t 정도의 음식을 소화시
킨다고 한다. 그런 만큼 음식은 제1피부를 통해 들어오는 독성의 출
처이기도 하다. 때문에 앞으로 이에 대해 자세히 다룰 것이다.

　음식 외에도 처방약이나 일반약품처럼 장으로 들어오는 모든 것
은 흡수가 된다. 약은 원래 몸의 어떤 문제를 해결하려고 먹는 것이
다. 그런데 오늘날엔 약이 그 '문제'보다 더 심각한 악영향을 줄 수
있다. 많은 약들이 그 자체로 독성 화학물질일 뿐만 아니라 영양결
핍이라는 부작용의 원인이 되기도 한다.

　나는 일반적인 약이 환자에게 어떤 영향을 미치는지를 매일 본다.
심장 부정맥과 고혈압 약으로 쓰이는 베타차단제(beta blocker)는 코
엔자임 Q10(coenzyme Q10, 심장기능과 정상혈압, 에너지 유지에 필요
함)을 크게 감소시킨다. 콜레스테롤 저하제인 스타틴(statin)은 코엔
자임 Q10과 칼슘(골강도, 혈액응고, 세포의 강도를 조절하는 데 필요함)
과, 베타카로틴(시력과 면역력을 높여줌)을 고갈시킨다. 한편 경구피
임약은 비타민B2(눈, 신경, 피부를 건강하게 해줌), 비타민B6(우울증,
심혈관 질환, 수면장애를 막아줌), 비타민B12(빈혈과 허약체질 예방에 필
요함), 아연(면역계와 미각, 후각을 좋게 해줌)을 감소시킨다.

　당신이 요즘의 보통 노인들처럼 많게는 10가지에 달하는 약을 매
일 먹는다면, 영양상태가 어떻게 될지 상상해보라. 건강을 위해 두
세 가지만 복용한다 해도, 그 약들은 간(肝)에 의해 처리될 때까지

필수영양소의 흡수를 계속 방해한다.

처방약은 용도가 중요하며, 적절한 시간에 적절한 곳에서 흡수되어야 한다. 나는 약을 처방할 때 그것이 '연결고리'로 작용하도록 신경을 쓴다. 내가 환자와 협력하여 몸의 치유능력을 높이려고 하는 동안 환자를 변화시키는 데 도움이 되도록 말이다.

피부를 덮고 있는 위험한 독성물질들

'제2피부'란 표피 바로 위에 있는 층을 말한다. 옷은 물론이고 비누, 샴푸, 염색약, 향수 등 피부를 닦고, 색을 입히고, 향기가 나게 하기 위해 사용하는 모든 것이 여기에 포함된다. 현재 우리가 몸에 대고 가까이 접촉하는 물질의 대부분에는 먹는 음식보다 훨씬 더 많은 농약이 뿌려져 있다.

전 세계 농약의 25%와 살충제의 10%가 어디에 쓰이는지 아는가? 면화를 키우는 데 사용된다. 이 약품들은 땅과 물, 공기로 스며든다. 엄청난 양의 화학비료는 말할 것도 없다. 면화에서 나온 다량의 화학물질은 젖소의 사료로 쓰이는 면실과 우리가 먹는 정크푸드를 통해 체내로 들어온다.

여기에 더해 우리는 아크릴, 나일론, 폴리에스테르 등의 합성섬유로 만든 옷을 입는다. 석유를 원료로 하는 이런 옷감은 환경을 해치고, 우리의 몸에 독소를 침투시킬 수 있다. 일반적으로 합성섬유로 만든 옷을 입으면, 피부가 발산하는 체액의 증발이 억제되고 그 체액은 우리 몸에 다시 흡수된다.

많은 직물의 경우 구김방지와 방수, 수축방지를 위해 마무리 공정에서 포름알데히드 합성수지가 사용된다. 특히 폴리에스테르와 면 혼방의 이불보와 침대보가 그렇다. 그런 직물을 덮고 잠을 자면 불면증, 두통, 천식, 피부발진이 생길 수 있다. 몇몇 국가에서는 어린이 잠옷을 불에 잘 타지 않는 난연재로 처리하도록 법률로 정해 놓고 있는데, 난연재로 이용하는 물질에도 독소가 함유돼 있다.

그럼 이제 신발 얘기를 해볼까? 엄지발가락과 검지발가락 사이에 끈을 끼워 신는 슬리퍼 플립플롭(flip-flop, 일명 '조리 샌들')과 플라스틱 샌들인 크록스가 유행하면서 많은 사람들이 여름 내내 맨발로 이런 신발을 즐겨 신는다. 플라스틱 물병이 햇빛에 가열되면 독소가 녹아 나온다는 사실을 아는가? 그렇다면 플라스틱 신발은 땀에 젖은 발에 과연 어떤 영향을 끼치겠는가?

한편 세탁세제는 제2피부를 다루는 데 사용된다. 세탁물을 헹굴 때 넣는 티슈형 섬유유연제에는 독소가 아주 많이 들어 있다. 드라이클리닝 용액은 그보다 훨씬 더 심하다. 대용량의 표백세제 용기를 살펴보거나, 세탁소 비닐에 싸인 양복의 냄새만 맡아봐도 우리는 눈에 안 보이는 독소를 쉽게 알 수 있다. 드라이클리닝에 널리 이용되는 화학물질인 퍼클로로에틸렌(perchloroethylene)의 경우 장시간은 말할 것도 없고, 잠깐만 노출되어도 간과 신장, 신경계를 손상시키는 것으로 알려져 있다.

항균제품과 청소용품이
생활공간을 위협한다

다음으로 제3피부는 이보다 더 바깥쪽에 있는 생활공간, 즉 우리가 생활하는 집과 직장이다. 건축자재를 만들 때 쓰는 화학물질과 그 과정에서 나오는 탄소가스의 양은 실로 어마어마하다. 지구 오염의 약 3분의 1이 그로 인해 발생하는 것으로 추정될 정도다. 여기에는 집에 가구를 들여놓고, 실내장식을 하고, 청소하고, 유지보수하는 데 사용되는 모든 것이 포함된다.

미국 환경보호국(EPA)에 따르면, 바깥공기보다 실내공기의 오염이 더 심각하다고 한다. 주로 가구, 페인트, 발포 고무, 단열재, 방화재, 베니어판, 바닥재 등에서 나오는 배출물과 먼지, 담배연기 때문이다. 바닥을 덮는 합성카펫은 화학물질 덩어리라고 할 수 있다.

석면과 납은 가정에서 반드시 확인해서 없애야 하는 독소다. 그러나 이것들은 겉보기에는 샤워커튼처럼 별로 위험해 보이지 않는다. 새 샤워커튼은 마치 '새 차 냄새' 같은 냄새를 풍긴다. 사람들이 좋아하는 이 냄새는 보통 비닐이라고 하는 PVC(폴리염화비닐) 플라스틱에서 나는 냄새다. PVC는 지금까지 만들어진 소비재 중에서 가장 해로운 것 중의 하나다. 최근 연구자료를 보면, 샤워커튼에서 나오는 위험한 기체독소가 1개월 이상 지속될 수 있다고 한다. 이 정도라면 유기농 면직물 제품을 사야 하는 이유는 충분하다.

우리가 일하고 생활하는 환경, 심지어 운전하는 공간을 깨끗이 하기 위해 사용하는 모든 것들을 생각해보자. 집에서 청소할 때 쓰는 화학성분의 제품이 좋지 않다는 것과, 거기에 들어 있는 독소가 암, 면역계 장애, 간 손상 등의 여러 가지 건강문제와 어떤 관련이 있는지에 대해서는 이미 많은 연구결과가 나와 있다. 표백제가 남자의 생식, 어린이의 학습·행동 문제와 연관이 있다거나, 카펫 청소제품의 독한 냄새가 암과 간 손상을 일으킨다거나, 공기 '청정제'가 거실에 독을 내뿜는다는 것은 굳이 찾아서 공부할 필요도 없다. 그냥 상식적으로 생각하기만 하면 된다. 머리를 아프게 하는 냄새가 난다면, 그것은 세포에 장애를 일으킨다. 따라서 반드시 피해야 한다.

그런데 이런 제품들을 동시에 여러 가지로 사용한다면 어떻게 될까? 그것들을 들이마시면, 서로 함께 반응을 일으켜서 더욱 심각한 손상을 입을 것이다. 무언가를 먹는 대신 흡입했다고 해서 해가 없는 것은 아니다. 폐로 흡입된 분자는 혈류로 들어가 온몸을 돈다. 그 때문에 방금 페인트를 칠한 방이나 사진 현상실에서 오랜 시간을 보내거나, 접착제와 염료를 가지고 일을 해서 몸에 독소가 더해졌다면, 반드시 그것을 몸 밖으로 배출해야 한다.

우리가 쉽게 시작할 수 있는 일은 독소가 있는 청소제품을 다른 것으로 교체하는 것이다. 이는 그리 어려운 일이 아니다. 이미 새로운 친환경 회사들이 친환경 청소제품을 적당한 가격으로 판매하고 있기 때문이다. 여기서 잠깐, 우리가 쉽게 생각지 못하는 사실을 하나 짚고 넘어가자. 살균력 99.9%의 강력한 청소력을 자랑하거나, 자칭 '항균제품'이라고 광고하는 청소제품들이 장(腸) 속에 살고 있는 유익한 균들까지 모두 죽이고 있다는 사실을 혹시 알고 있는가? 이에 대해서는 나중에 다시 소개하겠다.

제4피부는 우리가 사는 지구의 대기권이다. 따라서 그 층의 크기가 엄청나다. 여기에는 셀 수 없이 많은 종류의 독소가 있는데, 그 중 다수는 농사를 짓고, 공장을 돌리고, 운송수단을 이용할 때 나오는 부산물이다. 자동차와 트럭, 비행기의 배기가스는 공기 중으로 계속 쏟아져 나온다. 물론 당신 차가 배출하는 배기가스도 오염을 더 악화시킬 수 있다.

고속도로 옆이나 공장 근처에 사는 사람들은 유해한 환경에 더 심하게 노출된다. 심한 대기오염에 몇 시간만 노출되어도 심장마비의 발생비율이 높아진다는 연구결과가 최근에 발표되기도 했다.

카드뮴, 수은, 비소, 크롬, 납 화합물 같은 중금속이 생활환경과 소비재에 들어가서 고농도로 오랜 시간 존재하면 우리 몸의 지방 조직에 축적될 수 있다. 이렇게 쌓인 중금속은 지방과 친화력이 있는데, 우리 뇌는 90%가 지방이기 때문에 뇌에 나쁜 영향을 주고, 뇌 기능을 중단시킨다. 또한 수은 같은 중금속은 토양이나 수면에 축적되는데 식물이 그것을 흡수하고, 그 식물은 동물의 먹이가 된다. 먹이사슬의 윗부분으로 올라갈수록 축적된 수은의 농도는 많아진다.

먹이사슬의 꼭대기에 있는 사람과 동물이 수은에 오염된 어류나 육류를 먹으면, 물이나 대기, 토양에 있는 수은농도보다 훨씬 더 높은 농도의 수은에 노출되는 셈이다.

그리고 제4피부에는 전자장(Electromagnetic Fields, EMFs)의 형태로 독소가 존재한다. 과학계와 의료계의 일부 사람들은 송전선, 휴대전화기, 헤드폰, 컴퓨터 등 주변의 모든 전기제품에서 나오는 전자파가 화학적 독소와 똑같은 감도와 증상을 일으킨다고 믿는다. 약한 전자파일지라도 항시적으로 노출될 경우, 뇌종양이나 유산과 관련이 있다는 연구결과들도 나와 있다. 최근에는 휴대전화의 위험성을 두고 많은 논의가 벌어지고 있다. 아직까지는 그 위험성에 대해 합의에 이르지 못했으므로, 될 수 있으면 일반전화를 쓸 수 없는 경우에 한해서 휴대전화를 사용하는 것이 좋겠다.

PART 3

죽음을 부르는
식탁 위의 복마전

REMOVE · RESTORE · REJUVENATE

당신의 식탁이
위험하다

우리가 접하는 것 중에서 화학물질에 가장 빈번하게 노출되는 것은 바로 음식이다. 음식은 살아 있는 유기체에게 가장 중요한 생존 조건이지만, 인간은 다른 생물들과는 완전히 다른 차원에서 음식을 먹는다. 우리의 생활은 음식을 중심으로 돌아간다. 축하할 때도 음식이 있고, 슬퍼할 때도 음식과 함께한다. 많은 사람들이 가족, 친구들과 식탁에 둘러앉아 먹고 마시면서 의미 있는 시간들을 보낸다.

음식은 생활의 많은 부분을 결정하면서, 시간과 함께 변화했다. 인류는 초창기에 식량과 물이 풍부한 곳에 모여 살았을 것이다. 이런 지역들은 마을이 되고, 도시가 되었다.

과거에는 식량을 나무와 땅, 바다에서 얻었고, 그밖에는 사냥을 하거나 물고기를 잡았다. 냉장고가 없던 시절, 인류는 음식을 먹을 수 있을 때마다 먹었다. 금방 상하고 말기 때문이다. 오늘날과 같은 식품 체계가 자리 잡게 된 것은 불과 수십 년밖에 안 되었지만, 우리가 영양소를 얻는 방식은 완전히 바뀌었다.

이제 사람들은 현대적인 슈퍼마켓에서 음식을 구입한다. 그 음식에는 단독으로 또는 다른 것과 결합하여 질병을 유발할 수 있는 화학물질이 가득하다. 슈퍼마켓에서 파는 제품의 90%는 용기에 담겨 있다. 이런 음식제품들에는 냉장고 밖에서의 유통기한을 늘리기 위해 박테리아를 죽이는 방부제가 사용된다. 또한 대부분의 제품에는 소비자의 시선을 끌기 위해 색깔이나 냄새, 맛, 질감을 좋게 만들어주는 첨가물이 들어간다.

슈퍼마켓에서 파는 식품 중 나머지 10%는 농산물, 어류, 육류, 유제품 종류로, 역시 인공적인 단계들을 많이 거친다. 식품을 통해 전 지구적인 독성화의 문제를 들여다보면 한층 더 어둡다. 식품을 대량생산하는 집약적인 방식 때문에 육류와 채소를 전국적으로 리콜하는 사태가 벌어지고, 잠재적으로 치명적인 박테리아 때문에 소동이 일어나기도 한다. 이로 인해 저장성을 높이기 위한 방사능 처리를 더 많은 식품에 실시하게 되었다. 그 결과 당신이 구입한 시금치는 흐물흐물 시든 잎만 붙어 있을 뿐, 생명력을 잃어버린 상태다.

최근에 미국의 한 양식장은 리콜된 개사료를 물고기의 먹이로 사용했다는 사실이 밝혀지면서, 벌금과 함께 물고기를 리콜하라는 명령을 받았다. 개에게 먹이기에도 좋지 않은 것이 결국 물고기를 통해 우리의 몸을 만드는 재료가 될 뻔했다고 생각해보라. 그리고 그런 것을 개사료보다도 훨씬 비싼 가격에 사야 한다면? 그런 미친 짓을 멈추지 않는다면, 결국은 모두 병원으로 가게 될지도 모른다.

이러한 이유로, 독소에 노출되는 일을 줄이고 음식의 영양소 함량을 높일 수 있는 가장 확실한 방법은, 오랜 기간 안전성을 인정받은 식품을 더 많이 소비하는 것이다. 가능하면 가까운 지역에서 재배된 신선한 식품을 구입해야 한다.

외국에서 수입한 식품은 긴 운송기간을 거친다. 머나먼 곳의 들판이나 농장, 또는 강과 바다에서 수확한 식품은 우리 식탁까지 오는 과정에서 비료와 농약, 살충제에 함유된 화학물질과 호르몬, 항생제에 노출될 수밖에 없다. 알다시피 농산물을 갉아먹는 벌레를 죽이기 위해 살충제를 뿌리고, 동물을 더 빨리 살찌우고 우유를 더 많이 얻어내기 위해 호르몬을 투여하며, 면역력이 약한 동물들이 병에 걸리는 것을 막기 위해 항생제를 쓴다.

이뿐만 아니다. 우리가 먹는 식품들은 눈에 보이지 않는 다양한 처리과정을 거친다. 영양소를 파괴하는 박테리아를 없앤다고 X-레이 검사, 즉 '식품 방사선 조사'를 하는가 하면, 병원균을 죽이려고 과도한 열로 '저온살균'을 해서 인체에 유익한 효소까지 모조리 죽인다. 액상의 식물성 지방은 유통과 보관이 용이한 고체로 만들기 위해 수소를 첨가하는 '경화공정'을 거치는데, 그렇게 고체상태로 먹는 것은 몸에 해롭다. 또한 과일은 더 먹음직스럽게 보이기 위해 왁스처리가 되기도 한다. 이렇듯 안전성과 생산성, 편리성 등의 이유로 상품가치를 높이기 위한 기술적인 절차들은 많은 먹을거리를 독으로 변화시킨다.

'아기에게 좋은 것이면, 분명 우리에게도 좋겠지.' 이런 생각으로 사람들은 우유를 마시고, 우유로 100여 가지의 식품들을 만들기 시작했다. 그리하여 우리는 엄마의 젖을 끊고 난 후에도 여전히 우유를 먹는 유일한 포유류가 되었다. 여기서 더 나아가, 우리 인간은 다른 동물의 우유까지 빼앗는다. 이는 마치 오토바이에 비행기 연료를 넣는 것과 같다. 그러면 무슨 일이 벌어지겠는가? 당연히 오토바이 엔진이 손상된다. 그것과 관련해서는 수많은 논쟁들이 있지만, 결정적으로 한 가지만 집고 넘어가자면, 문제는 우유에 호르몬과 항생제가 듬뿍 들어 있다는 사실이다. 이로써 이 모든 미심쩍은 논쟁은 결론을 내릴 수 있다. 우유는 인간에게 그리 유익하지 못하다.

• 식품 속 호르몬이 성호르몬 흉내를 낸다?

불행히도 독소의 가장 큰 희생자는 어린이다. 어린이들은 체구가 작기 때문에 일상적인 독소에 노출되어도 더 많은 영향을 받는다.

나는 유기농 식품을 먹지 않는 부모들에게 내 친구인 티나의 이야기를 해준다. 티나는 팜스프링스에서 함께 일했던 동료다. 예쁜 두 딸을 가진 그녀는 전국 보디빌딩 대회에서 우승을 했을 정도로 활력이 넘치는 엄마다.

수년 전, 티나는 내게 전화를 걸어 첫째 딸인 애니에 대한 걱정을 털어놓았다. 당시 일곱 살이었던 애니는 생리를 시작했으며, 가슴이 발달하고 음모가 나고 있었다. 나는 당장 티나 모녀를 내가 아는 최고의 소아내분비 전문의에게 보냈다. 성호르몬이 분비되는 뇌하수체에 종양이 생겼는지 확인하기 위해서였다. 검사 결과 다행히 종양은 발견되지 않았다. 소아내분비 의사는 애니에게 너무 일찍 나타난 성(性)조숙증에 당황했다. 그는 성호르몬을 억제하는 약으로 화학치료를 하자고 권했다.

하지만 우리는 다른 방법을 찾아보기로 했다. 그리고 애니에게만 이런 문제가 있는 게 아니라는 사실을 곧 알게 되었다. 성조숙증은 현대인의 건강을 위협하는 또 다른 '소리 없는 위기'였다. 음식에 들어있는 화학물질, 특히 육류 속의 호르몬이 아직 덜 자란 애니의 몸속에서 마치 성호르몬처럼 '흉내를 내고' 있었다. 다시 말해 인위적인 신체발달을 유도하고 있었던 것이다. 그것은 심리적으로 해로울 뿐만아니라 전체적인 건강의 균형을 망가뜨리기에 충분했다.

티나는 그 즉시 미국 농무부(USDA)의 인증을 받은 100% 유기농 식품만 샀다. 식료품 구입비가 세 배나 늘어났지만, 그만한 가치는 있었다. 애니의 상태가 호전된 것이다. 생리가 멈추었고, 가슴과 음모는 10대가 될 때까지 더 이상 발달하지 않았다.

이 이야기는 아주 어린 소녀에게 일어난 일이므로 극단적인 사례에 속한다. 하지만 각 성장 단계에서 음식의 독소에 노출되었을 때 우리몸이 어떻게 변화하는지, 그리고 식생활을 완전히 바꾼 후에 우리 몸이 어떻게 스스로 개선되는지를 잘 보여준다. 또한 애니가 근본적인 문제를 바로잡지 않은 채 화학치료를 받았을 경우, 몸에 치명적일 수 있는 또 다른 독소에 어떻게 노출될 뻔했는지를 가르쳐준다.

슈퍼마켓에 홀딱 반한 도시생활자의 딜레마

나처럼 미국의 슈퍼마켓 문화를 탐닉하면서 건강을 망친 이야기는 드문 일이 아니다. 사실 인류학자들은 전 세계에서 그런 일이 어떤 식으로 여러 번 반복되어 일어났는지 설명해준다. 연구결과를 보면, 이민 1세대에서 비만과 당뇨병, 심장마비가 급격히 증가한 것을 확인할 수 있다. 그 원인은 음식에 있었다. 이민을 오기 전에 이들은 가까운 곳에서 수확한 채소와 집에서 기른 동물성 단백질이 풍부한 전통음식을 먹고 살았다. 하지만 이민을 온 후 설탕이 듬뿍 들어간 미국식 가공음식과 화학음료를 가까이하게 된 것이다.

"가장 흔히 접하는 독소는 우리가 매일 먹는 음식에 들어 있지요."

내가 환자들에게 이렇게 말하면, 대부분 깜짝 놀라는 반응을 보인다. 하지만 옥수수, 콩뿐만이 아니라 밀가루, 유제품, 달걀에도 알레르기를 일으키는 사람들이 많이 있다. 그 원인은 우선 오늘날 이런 식품에 화학물질과 항생제, 그리고 다량의 농약을 사용하는 생산방식에서 찾을 수 있다. 그리고 또 다른 원인은 우리의 몸에 있다. 인체의 장(腸)은 애초부터 다량의 독소를 처리할 수 없게 만들어져 있다.

오늘날에는 물 또한 독소의 근원이다. 수돗물은 미세 유기물을 즉각적으로 죽이기 위해 염소 처리된다. 이 말은 사람처럼 덩치가 큰 유기물의 경우, 손상을 주는 시간이 조금 더 걸린다는 것을 의미한다. 또한 치아를 튼튼하게 해준다는 목적으로 물에 불소를 첨가하는 경우가 많다(우리나라의 경우, 수돗물 불소투입에 대해 찬반양론이 대립하는 가운데 지자체마다 입장이 엇갈리고 있다. 서울시는 현재 수돗물 불소화 사업을 유보한 상태다). 그러나 불소는 IQ 저하는 말할 것도 없고, 암을 비롯하여 갑상샘, 신장, 중추신경계, 골격계의 문제와 관련이 있는 것으로 알려져 있다.

그런데 보통 물에는 불소 말고도 훨씬 더 많은 독소가 들어 있다. 대기 중에 있는 공업용 독소와 생활 쓰레기에서 흘러나오는 발암물질(암을 일으키는 화합물)은 상수처리 시설을 거치더라도 소량이 수돗물에 남게 된다. 또한 마시는 물에 들어 있는 소독 부생물(DBP)은 새롭게 확인된 위험물로서 이것은 마시는 물을 소독할 때 사용한 화학물이 원래의 물 속에 살아 있는 유기물과 반응하여 발생된다.

또한 물은 우리에게 더 많은 약을 '투여'하기도 한다. 최근 발표된 한 연구결과에 따르면 4,100만 명의 미국인이 상수처리 과정에서 항우울제, 호르몬제, 심장병 약 등의 처방약과 일반약에 오염된 물을 마시는 것으로 밝혀졌다.

문제는 마시는 물로 그치지 않는다. 샤워하고 목욕할 때 쓰는 물도 우리 몸에 유독한 물질을 증가시킬 가능성은 똑같다. 사실 마시는 물보다 목욕하고 샤워하면서 피부에 흡수되는 물이 더 많기 때문이다.

식품을 포장하는 방법 역시 자연스럽고 단순한 방식에서 벗어나 있다. 채소가게나 정육점에서 가공하지 않은 식재료를 구입해 종이에 싸거나 바구니에 담아가는 건 옛날 얘기가 되었다. 요즘엔 다들 플라스틱으로 포장된 식품을 산다. 이 포장재에서 화학물질이 식품으로 녹아들 수 있지만, 우리는 그 식품을 먹는다.

가공된 인스턴트식품에는 프탈레이트(phthalate)라고 알려진 화합물이 들어가 있다. 이것은 플라스틱을 부드럽게 하기 위해 사용하는 화학첨가제로, 오늘날 가장 많이 생산되는 화학물질 중 하나다. 사람들은 하루 종일 여러 가지 방식으로 프탈레이트에 노출되는데, 특히 물병과 음료수병을 통해서 자주 접한다. 식품과 음료수에 들어가는 양이 미세하긴 하지만, 오랫동안 노출되면 몸에 축적될 수 있다. 프탈레이트의 화학적 성질은 몸의 메시지를 전달하는 호르몬의 성질과 흡사하다. 시간이 흐르면서 몸에 프탈레이트가 많이 쌓이면, 호르몬 기능이 깨질지도 모른다. 이는 공항에서 항공 관제탑이 갑자기 업무를 중단하는 상황과 비슷하다. 신호가 뒤죽박죽 섞이면, 정상적인 신체기능이 고장 나게 된다. 확실한 원인도 없이 말이다.

호르몬과 관련된 암으로 유방암과 전립선암이 있다. 현대인들에게 이 두 가지의 암이 빠르게 증가하고 있고, 갑상샘 질환도 급증하고 있다는 것은 공공연한 사실이다. 전문가들은 그 원인으로 기타 독소 요인들 중에서 우선 프탈레이트를 지목하고 있다.

또 다른 화학물질인 스타이렌(styrene)은 식품용기에서 기체를 없앨 때 음식으로 들어간다. 한 연구에서 사람들의 체지방을 분석한 결과, 조사대상 전원의 체지방에서 스타이렌이 발견되었다. 이 화학물질이 어떻게 인체에 쌓이게 되는지 한번 생각해보자. 슈퍼마켓에서 파는 스테이크 고기는 폴리스티렌(polystyrene) 용기에 담겨 비닐랩으로 포장되어 있다. 그것을 사다가 그릴에 구우면 겉이 검게 탄다. 그리고 그 위에 몇 가지 첨가물이 들어간 소스를 뿌려서 먹게 된다. 물론 맛은 있다.

비스페놀A(bisphenol A, BPA)는 음료수병 같은 플라스틱 용기를 단단하게 만들거나 통조림 뚜껑 내부를 코팅하는 데 사용되는 화학물질이다. 이것도 몸에 어느 정도 쌓이면 암을 촉진하는 것으로 알려져 있다.

• 독성의 조화

독성에 대하여 두 가지의 사실을 주지해야 한다. 첫째, 독소는 우리 몸 안에 축적되는 경향이 있다. 이 말은 독성이 우리 몸의 조직과 세포에 쌓이는 속도가 배출되는 속도보다 더 빠르다는 뜻이다.

두 번째, 한 가지 독소는 독자적으로도 작용하기도 하고, 다른 독소와 만나 서로 상승효과를 내기도 한다. 우리는 아직 수많은 화학물질이 우리 몸의 조직과 세포 내부에서 서로 어떻게 작용하는지 알지 못한다. 하지만 자세한 과정은 몰라도 우리는 시너지 작용이 일어나고 있다는 사실은 안다. 즉, 두 가지 이상의 물질이 만나면 더하기가 아니라 곱하기 효과가 일어나는 것이다. 이는 곧 음식과 공기, 물에 화학물질이 널리 퍼진 환경 속에서는 한두 가지 성분의 출처가 확실히 안전하다고 하더라도 안심할 수 없다는 뜻이다. 우리가 한 가지 화학물질에만 노출되는 순간은 결코 없다. 말하자면 독성에 대한 노출은 악기 하나가 아니라 오케스트라와 같은 것이다.

여러 가지 독소들이 이미 우리 몸에서 결합하여 체내 환경을 바꿔놓고 있지만, 우리는 이제야 그 방식을 겨우 파악하기 시작했을 뿐이다. 가령 우리는 치약과 수돗물에 들어 있는 불소가 사실은 필수영양소인 요오드를 우리 몸에서 빼앗는다는 것을 아는 정도다.

한편 과학자들은 여러 가지 농약들이 서로 뒤섞이면 한 종류의 농약에 노출되었을 때보다 훨씬 치명적일 수 있다고 주장한다. 이는 개구리와 물고기에게 실험해본 결과로 입증되고 있다. 그 외에도 우리 몸 전체에서 해로운 화학물질들이 동시에 수없이 많은 반응을 하고 있다는 증거들이 매일같이 나오고 있다.

'무엇을 위해' 먹는지
잊어버린 사람들

음식에서 비롯되는 독성은 우리를 계속 곤경에 빠뜨리고 병들게 만든다. 그런데 여기에는 또 다른 측면이 있다. 우리가 먹는 정제된 곡식과 설탕이 다량 들어간 가공식품은 '갈망과 에너지의 변동'이라는 롤러코스터 현상을 만들어냈다.

'당신이 먹는 것이 당신이다.'라는 말을 자주 들어보았을 것이다.

'먹는 음식의 질이 몸의 질을 바꾼다'는 얘기다. 좀 더 구체적으로 말하자면, 당신이 먹으려고 선택한 음식은 곧 당신의 몸을 구성하는 기초적인 요소가 된다. 음식을 섭취하여 만들어낸 화합물은 뼈와 근육, 조직은 물론이고 화학적 특징에 투입되는 분자와 효소를 만드는 데도 사용된다. 안드레라는 친한 환자가 있었는데, 그가 이런 대답을 해서 깜짝 놀란 적이 있다.

"선생님, 그 반대도 맞는 거 같아요. 우리는 지금 우리의 모습을 먹고 있는 거지요. 저는 예전에 몸에 있는 독소 때문에 육체적으로나 정서적으로 늘어지고 둔해질 때면, 먹자마자 정신이 번쩍 들고 활력을 주는 음식들이 몹시 먹고 싶었어요. 하지만 그런 걸 먹고 나서 기분이 막 좋아진 후에는 다시 예전 상태로 돌아가곤 했지요. 그런데 참 신기하게도요, 클린 프로그램을 경험하고 나서는 정말로 몸에 좋은 음식이 당기더라고요."

독성이 있는 음식에 자꾸만 끌리는 것은, 몸이 독성에 찌든 상태라는 것을 알려주는 전형적인 신호다. 우리 몸에서 독소가 바로 처리되지 못하고 순환계에 계속 남아 있으면 금세 조직에 갇혀서 점액으로 뒤덮인다. 이것은 세포가 스스로를 방어하는 방법이다. 점액은 조밀하고 끈끈한 성질이 있기 때문에 복잡하고 해로운 생각과 감정을 불러일으키고, 그것을 끌어들인다. 그 반대 현상도 일어난다. 복잡한 생각과 감정은 조직에서 점액이 생성되도록 촉진한다.

하지만 점액을 제거하면, 독소를 계속 남아 있게 하는 음식을 먹고 싶다는 생각이 들지 않을 것이다. 세포가 간절하게 기다리고 있는 영양소를 공급할 때, 재생하고 치유할 수 있는 타고난 능력이 되살아나고, 부신(아드레날린과 다른 호르몬들을 분비함)의 힘이 회복된다. 가공된 음식과 '죽은 음식' 대신, 생명 에너지를 전해주는 '살아 있는' 음식의 맛을 알게 될 것이다. 안드레는 클린 프로그램의 셋째 주가 끝날 때쯤 바로 이런 음식을 먹고 싶어 했다.

식단공식에 집착하는 사람들,
위기에 처하다

어디를 가든 사람들은 내가
의사라는 것을 알면 항상 이렇게 묻곤 한다.

"선생님, 무엇을 먹어야 하나요? 뭘 먹어야 건강해지죠?"

현대인들은 '올바른 식단공식'에 집착한다. 내가 뉴욕으로 건너
갔던 1990년 이래로 나는 식생활에 관한 많은 이론과 유행이 미국
전역을 휩쓸고, 산업구조를 바꿔놓고, 결국은 미국이 참전했던 모
든 전쟁을 합친 것보다도 더 큰 재앙을 남기는 현상을 목격했다.

가장 먼저 '지방(fat)과의 전쟁'이 있었다. 지방에 대한 전면적인
공격은 사람들의 라이프스타일을 재정의했다. 의사들과 언론은 일
제히 일어났다. 지방은 보이지 않는 대량학살 무기이므로, 모든 제
품에서 없애야 한다고 사람들을 설득했다. 식품업계는 잔치를 벌이
고 있었다. 슈퍼마켓에는 '무지방(fat-free)'이라고 이름을 붙인 제품
들이 쏟아져 나왔다. 심장 전문의들은 이 무지방 버터를 홍보했다.
무지방으로 인한 칼로리의 공백은 탄수화물 식품이 채웠다. '날씬
하다(lean)'는 말이 유행어가 되었지만, 결과는 그렇지 못했다. 오히
려 미국인들은 세계에서 가장 뚱뚱한 사람들이 되었다.

내가 레녹스힐 병원에서 일했을 때, 이 전쟁에 희생된 사람들 때
문에 심혈관조영실은 잠시도 쉴 틈이 없었다. 심장발작을 막기 위
한 관상동맥 풍선확장술이 계속해서 시행되었다.

그리고 그때 나는 아무리 FDA의 승인을 받고 심장 전문의들이 권하는 제품이라고 해도, 그것을 곧이곧대로 믿는 것이 얼마나 위험한 일인지에 대해 깨달았다.

심장발작의 물결이 가라앉기도 전에, 미국은 새로운 적을 만났다. 바로 탄수화물이었다. 또다시 전쟁이 시작되었다. 탄수화물도 마찬가지로 사악한 적이었고, 대부분의 권위자들은 이 전쟁을 지지했다. 사람들은 "기름기를 적게 먹는다고 날씬해지는 게 아니었어. 이제는 '무가당' 식품을 먹어야 해."라고 말했다. 탄수화물을 줄이면서 부족한 칼로리는 단백질로 보충했다.

그렇게 해서 고단백-저탄수화물 식단이 미국에서 한동안 유행했고 이것이 우연히 일어난 일만은 아니었다. 보디빌딩을 하는 사람들은 단백질을 주로 섭취하면 근육이 더 빨리 발달한다는 것을 일찌감치 알아냈다. 보디빌더들은 몸에 체지방 비율이 가장 낮은 사람들인데, 태어날 때부터 그런 것은 아니었다. 그들의 몸은 단백질을 많이 섭취하여 힘겹게 얻어낸 성과였다. 많은 이들이 그들을 따라 했고, 그러면서 미국은 생선, 닭고기, 스테이크, 달걀, 저지방 코티지치즈를 미친 듯이 소비했다.

빨리 멋진 몸을 만들 것인가, 건강하게 오래 살 것인가

예전에 우울증에 걸렸을 때

나는 혼자서 이런저런 치료방법을 알아보았다. 당시 내가 확실하게 깨달은 것 하나는 '몸매를 가꾸면 도움이 된다'는 사실이었다. 뉴욕으로 가기 전에는 태권도를 잘했기 때문에 체형이 아주 좋았다. 분명히 기억하는데, 그 시절엔 모든 것이 지금보다 나았다.

그래서 달리기를 하기로 마음먹었다. 한 달 후, 나는 매일 1시간씩 달리고 있었다. 후식과 사탕을 끊고, 그 어느 때보다 물을 많이 마셨다. 그랬더니 살은 금세 빠졌다. 그런데 달리기를 한 덕분에 다리는 단단해졌지만, 근육이 사라지고 피부가 처지는 게 문제였다. 나는 울퉁불퉁한 근육을 갖고 싶었다.

멋진 식스팩 복근을 원했기 때문에 그런 복근을 가진 개인 트레이너를 구했다. 그는 보디빌딩을 잘 아는 전문가였다. 나는 트레이너에게 많은 책과 잡지, 그리고 근육을 만들고 지방을 태우는 데 도움이 되는 제품들을 소개받았다. 우리는 1주일에 4일은 근력강화를 위한 웨이트 트레이닝을 하고, 2일은 유산소운동을 하고, 하루는 쉬었다. 또한 보름에 하루는 피자와 아이스크림을 마음껏 먹어도 된다는 허락을 받았다.

트레이너는 적어도 여러 달 이상 운동을 해야 내가 그와 같은 몸을 갖게 될 것이라고 생각했지만, 나는 아주 충실한 학생이었기 때문에 운동효과는 그의 예상을 깨뜨렸다. 몸만들기 프로젝트를 성공시키며 일종의 수료식을 하던 날, 그는 나에게 《언더그라운드 보디 오퍼스*Underground Bodyopus*》라는 비밀병기를 선물해주었다.

죽음을 무릅쓴
다이어트 열풍

이 책의 저자인 다니엘 듀케인(Daniel Duchaine)은 보디빌더다. 그는 고단백-저탄수화물 식이요법만으로는 한계가 있다는 것을 알았다. 도저히 없애지 못할 것 같은 지방이 남아 있었기 때문이다. 그러나 그는 결국 지방과 싸워서 이겼다. 아주 적은 양이지만 끈질기게 몸 안에 남아 있는 지방 말이다. 듀케인은 그것을 어떻게 태워 없앨 수 있는지 알아내기 위해 생리학과 내분비학, 신진대사를 열심히 공부하여 그 분야의 권위자가 되었다.

그는 아픈 사람들을 관찰하면서 중요한 사실을 발견해냈다. 당 조절이 안 될 때 일어나는 '케톤산증(ketoacidosis)'이라는 병에 주목했다. 인슐린이 부족하면 연료로 쓰이는 혈액 속의 글루코스가 세포로 들어가지 못해서 기운이 떨어진다. 그러면 우리 몸은 시간을 벌기 위해 임시 생존수단을 가동한다. 지방을 케톤체로 전환시키는 것이다. 케톤체는 세포에서 연료로 사용될 수 있다는 점에서는 글루코스와 비슷하지만, 분자조성은 알코올과 비슷하다. 그런데 케톤체는 혈액을 산성으로 만들기 때문에 케톤산증은 생명을 위협하는 위급하고 치명적인 병이다.

그런데 이 케톤산증이 반복적으로 일어나면 몸이 심하게 마른다. 듀케인은 그런 상태를 재현하고 싶었다. 그래서 그는 단백질과 지방만 섭취하고 탄수화물은 일절 먹지 않는 마법의 공식을 만들었다. 그는 가능한 한 오래도록 탄수화물을 먹지 않고 버티면서 지방을 케톤체로 만들었다. 그러고 나서 위독한 상태가 되지 않도록 탄수화물을 약간만 섭취하여 혈액의 산도를 안정시켰다. 그렇게 안정화되면 그 과정을 다시 반복했다. 그러면 효과가 있었다.

물론 듀케인은 이런 식이요법을 계속하면 생명이 위태로울 수 있다는 것을 알고 있었다. 그는 자신이 무엇을 하고 있는지 잘 알았기 때문에 그 결과를 기꺼이 받아들였고 49세에 유명을 달리했다.

하지만 '앳킨스 다이어트(Atkins diet, 고지방·고단백질 식품만 먹고, 탄수화물 섭취를 피하는 식이요법. 로버트 앳킨스 박사가 주창했고, 우리나라에서는 일명 '황제 다이어트'라고 불렸다)가 전 세계적으로 폭발적인 인기를 끌었을 때, 그것을 따라 하는 대부분의 사람들은 자신이 하려고 하는 일이 무엇인지 제대로 알았을까? 알지 못했을 것이다. 지금까지도 모르고 있는 사람들이 많다.

앳킨스 다이어트가 효과가 있는 것은 분명하다. 휴가철에 자신 있게 수영복을 입을 수 있도록 멋진 몸매를 만들어줄 것이다. 다만 당신이 그것을 즐기면서 계속 살아 있을 것인가 하는 문제는 보장할 수 없다. 케톤산증이건 아니건, 동물성 단백질을 많이 먹는 식단은 몸을 산성화시키기 때문에 일반적으로 체내에 다양한 염증을 일으키며 특히 심혈관질환과 암, 신부전증, 통풍, 골다공증의 원인이 된다.

이런저런 다이어트에 지친 사람들이 내게 무엇을 먹어야 하느냐고 물을 때마다 나는 먼저 이렇게 묻는다.

"당신은 무엇을 위해 먹습니까?"

빨리 날씬해지기 위해서 먹는 것이라면, 앳킨스 다이어트는 최선의 선택이다. 하지만 밝고 건강하게 오래 사는 것을 원한다면 앳킨스 다이어트는 최악의 선택이다.

결국 탄수화물, 단백질, 지방의 3대 기본 식품군 중 어느 하나를 제한하는 방법은 효과가 없다는 사실이 밝혀졌다. 그리고 나서 '존 다이어트(Zone Diet)', '사우스비치 다이어트(South Beach Diet)', '바디 포 라이프(Body for Life)' 같은 좀 더 타당하고 안전한 식이요법이 등장했다 사라졌다.

이렇게 다이어트 유행이 뜨고 지는 동안, 겉으로는 잘 드러나지 않았지만 그 배경에는 항상 미국 정부의 식품 피라미드가 자리하고 있었다. 식품 피라미드는 건강에 좋다고 여겨지는 것들의 일일 섭취량과 여러 식품군들을 나타낸다. 이에 대해 내가 꼭 이야기하고 싶은 것은, 그것이 처음부터 다 거짓이라는 사실이다. 그들이 권장하는 식품 피라미드는 피라미드 모양이 정말로 삼각형이라는 것만을 보여줄 뿐이다.

거칠고 난폭한 방식에서 벗어난 생식과 채식주의 운동

대부분의 유행 다이어트 방법들은 한동안 광풍이 휘몰아치다가 사라져버린다. 처음에는 효과가 있는 듯해도 그 방법을 5년이고, 10년이고 지속할 수가 없기 때문에, 오래가는 경우가 별로 없다. 하지만 몇몇 식이요법 트렌드는 건전한 방법을 꾸준히 실천할 수 있기 때문에 하나의 운동으로 발전하기도 한다. 대표적인 사례로 '생식운동'이 있다. 생식운동에서는 음식을 익히는 것이 건강에 좋지 않다고 말한다. 식품을 익히는 과정에서 소화에 반드시 필요한 효소가 파괴되기 때문이다. 나는 한 유명한 실험 이야기를 듣고 그러한 이론을 완전히 존중하게 되었다.

1900년대 초, 캘리포니아에서 프랜시스 포티지(Francis Pottage) 박사가 다음과 같은 실험을 했다. 그는 고양이를 두 그룹으로 나누어 키우면서 관찰했다. 환경조건을 동일하게 하고, 음식만 다르게 주었다. 한 그룹의 고양이들에게는 날고기와 우유를 먹이고, 다른 그룹에는 똑같은 양의 고기와 우유를 주되 익힌 것을 먹였다. 어느 정도 시간이 흐른 후, 생식을 한 고양이들은 건강하게 잘 자랐다. 그러나 익힌 음식을 먹은 고양이들에게는 암, 관절염, 당뇨병 등 사람들이 흔히 앓는 여러 가지 병이 생겼다.

일정 기간 동안 생식만 하는 것은 주스단식, 물단식보다 어렵지 않으면서도 훌륭한 디톡스 방법이다. 하지만 내 경우엔 어느 정도 기간이 지나자 그것을 계속 견뎌낼 수가 없었다. 익힌 음식을 먹고 싶은 욕구가 강하게 들었고, 익힌 것을 먹으면 항상 기분이 좋아졌다. 그래서 나는 환자들에게 매일 먹는 식사에서 생식의 비율을 높이는 방법을 권한다. 생식의 비율을 조금만 높여도 혈압과 콜레스테롤 수치가 자연스럽게 낮아진다는 사실이 입증된 바 있다.

생식운동의 개념을 한 차원 끌어올린 것이 '살아 있는 음식 운동'이다. 이 관점에서는 단순히 생식을 하는 것으로는 충분하지 않으며, 음식은 '생명의 기운'을 담고 있어야 한다. 수확하고 시간이 너무 오래 경과한 먹을거리는 더 이상 생명의 기운이 없으므로, 먹지 말라고 이야기한다. 씨앗류와 견과류는 활력이 둔해지기 전에 물에 충분히 불려서 생명 에너지를 되살린 상태로 먹어야 한다.

'채식주의'는 식생활 운동 중에서 드문 경우다. 음식과는 별로 관계가 없는 종교라든지 정치적인 이유에서 사람들이 동참하기 때문이다. 그 동기가 무엇이든 간에 채식주의자들은 매우 돈독한 유대 관계를 맺고 있어서, 여전히 그 수가 증가하고 있다. 채식주의자들은 생식과 익힌 음식을 모두 먹는다. 그런데 내 생각에는 어느 정도 시간이 흐른 뒤에는 채식을 중단해야 한다. 무작정 채식을 하다가 오히려 건강에 문제가 생기는 사람들이 많기 때문이다.

가브리엘 쿠센스(Gabriel Cousens) 박사는 자신의 저서인 《의식적인 먹기Conscious Eating》에서 건강한 채식주의자가 되는 것은 점심과 저녁으로 샐러드를 먹는 것처럼 간단한 일이 아니라고 설명한다. 비타민B와 같은 몇몇 영양소들은 식물에서 얻기가 어렵기 때문에 채식을 하면서 필요한 모든 영양소를 얻으려면 좀 더 조심스럽게 접근해야 한다. 예를 들어 발효음식을 함께 먹는 것과 같은 나름의 방법이 있다.

그런가 하면 딘 오니시(Dean Ornish) 박사는 채식으로 식단을 바꾸고 명상을 한 뒤로 관상동맥을 막고 있던 혈전이 사라진 것을 입증한 최초의 심장 전문의다. 오니시 박사는 현대의학이 음식의 중요성에 관심을 기울이게 만든 장본인이다.

식이요법에 관하여 미국은 여전히 거칠고 난폭한 서구적인 방식에서 벗어나지 못하고 있다. 일시적인 유행이나 사회적인 운동이라고도 할 수 없는 이론들이 난무해서, '무엇을 먹어야 하나?'라는 기본적인 문제에 대해 혼란스럽기만 하다.

미국인의 식생활은 수준 이하다. 토양의 양분 고갈과 자연법칙에 어긋나는 재배 환경, 지구의 독성화로 인해 필수영양소가 결핍되어 있기 때문이다. 그런 데다 공장에서 만든 화학물질, 단순 탄수화물, 지방으로 가득한 가공식품을 너무 많이 먹고 있다.

결국 자연의 방식을
따르는 게 답이다

엔터테인먼트 회사의 중역인 마크는 원인을 알 수 없는 건강문제로 나를 찾아왔다. 30대 후반의 그는 멋진 외모의 소유자였다. 대학 때 1부 리그 풋볼팀 선수로 활약했고, 아직까지도 최소한 1주일에 3번은 체육관에 간다고 했다. 하지만 그는 하루에도 몇 번씩 몸 상태와 감정의 기복이 심한 증세에 대해 호소했다.

"밤새 잠을 뒤척이기 일쑤예요. 한차례씩 온몸의 기운이 쭉 빠져서 처지는가 하면, 이유 없이 불안하고 초조해지곤 해요. 소화도 안 되고, 종종 속 쓰림으로 고생합니다. 게다가 최근에 내과 검진을 받았는데, 콜레스테롤 수치와 혈압이 높게 나오고, 체내에 축적된 수은농도도 높다고 하더라고요. 체력은 정말 좋은데 제 몸 상태가 도

대체 왜 이런 걸까요? 행복하다는 생각이 안 들어요."

그는 무척 혼란스러워했다. 나는 우선 이것부터 물었다.

"평소에 무슨 음식을 드시죠?"

"음, 아침에는 설탕을 반 스푼 넣은 더블 에스프레소를 마셔요."

"좋은 아침식사는 아니군요."

그도 그것을 인정했다. 그의 점심과 저녁식사는 아직도 대학생 수준을 벗어나지 못했다. 피자, 아이스크림, 탄산음료, 스테이크와 감자튀김, 쿠키, 사탕, 햄버거를 즐긴다고 했다. 그 외에 스트레스를 많이 받는 업무환경도 그의 증세를 악화시키는 요인이었다.

마크는 변화가 필요하다고 말하면서도, 독소에 찌든 몸을 정화시키는 것에 대해서는 회의적이었다. 예전에 비타민 판매점에서 보았던 지독한 장세척제와 비슷한 것이라고 생각하는 듯했다.

"몸을 정화하는 일을 벤처사업이라고 생각해보시죠. 성과가 어떨지는 확신하기 어렵지만, 그래도 분명히 한번 해볼 만한 가치는 있거든요. 몸 상태와 기분이 자꾸 오르락내리락 하는 이유는, 카페인과 탄수화물을 너무 많이 섭취해서 그런 겁니다."

유제품, 고기, 설탕이 듬뿍 들어간 음식은 몸을 산성화시키고, 소화불량과 속 쓰림을 유발한다. 그런 음식에는 스트레스를 이겨내는 데 도움이 되는 마그네슘과 같은 필수영양소라든지 우리 몸에 여러모로 유익한 효소 성분이 부족하다.

클린 프로그램을 진행하는 동안 마크는 예전에 즐기던 모든 음식들을 끊고 지내야 했다. 나는 설탕과 탄수화물 음식을 끊었을 때 과연 그에게 어떤 변화가 일어나는가에 대해 집중했다. 3주간의 프로그램을 마친 마크는 아주 좋아 보였다. 여전히 운동선수처럼 다부진 몸매였는데, 허리둘레가 1인치 줄고 체중은 3kg이 줄었다고 했다. 그런데 그보다 더 중요한 것은 그가 마침내 탄수화물로 인한 심신의 기복 증상에서 벗어났다는 점이다.

"활력이 생겼고요, 잠도 잘 잡니다. 이젠 몸에 안 좋은 음식은 먹고 싶다는 생각이 별로 안 들어요. 기분이 좋아졌다 나빠졌다 하지도 않고요."

게다가 그는 더 이상 카페인에 연연하지 않는다고 덧붙였다. 놀랍게도 혀의 미뢰가 완전히 바뀌었다.

"그 어느 때보다도 머리가 잘 돌아가는 것 같아요. 이렇게 좋아진 걸 느끼니까, 더 좋은 음식을 먹고 싶다는 생각이 들어요."

처음에 회의적이던 마크의 태도는 바뀌었고, 결국 그는 정크푸드와 스타벅스 커피로부터 자유로운 존재가 되었다.

무엇을 먹어야 하는지 몰라서 문제가 생기자, 그것을 바로잡기 위해 지금까지 많은 이론들이 나왔다. 이것은 우리 인간이 음식에 대해 생각을 하면서부터 시작되었다. 야생동물은 점심으로 무엇을 먹을지 생각하지 않는다. 그냥 먹는다. 하지만 사람은 본능에 따르는 방식을 잃어버려서, 이제는 두꺼운 책으로 공부한 후에야 안전하게 음식을 준비할 수 있다. 내가 아주 중요한 결정을 내릴 때 유일하게 안심하고 믿을 수 있는 책이 있다. 그것은 바로 '자연'이라는 책이다. 동물은 자연환경에서 자연이 설계해놓은 방식대로 살아갈 때 병에 걸리지 않는다.

물론 자연을 관찰한다고 해서 원래 자연이 설계한 인간의 먹을거리가 무엇인지 정확하게 알 수 있는 건 아니다. 하지만 현재 우리의 라이프스타일이 거기에 맞지 않는다는 것은 분명히 알 수 있다. 동물은 식물을 먹고, 씨앗류와 견과류를 먹고, 서로를 잡아먹는다. 항상 날것으로 먹는다. 하루에 세 끼를 항상 챙겨 먹는 동물은 없다. 그리고 그 어떤 야생동물도 우울하거나 심심해서, 또는 재미를 위해 먹지 않는다. 다른 포유류 가운데 엄마 젖을 뗀 후에도 계속해서 우유를 마시는 포유류는 인간 외에는 없다. 야생동물 중에 살찐 동물은 없으며, 질병에 걸리는 동물도 드물다. 동물이 병에 걸리는 경우는 대부분 우리 인간이 만든 유독한 화학물질 때문이다.

나 자신과 가족에게 음식을 줄 때, 다음에 제시하는 질문들에 대해 곰곰이 생각해보자. 현재 우리가 빠진 딜레마를 완전하게 이해할 수 있을 것이다.

얼마나 많이, 그리고 얼마나 자주 먹어야 하는가? '좋은 게 있으면 그것을 항상 얻을 수 있어야 더 행복해질 것이다.' 이런 생각 때문에, 우리는 주위에 늘 음식을 두고서 무언가로 배를 채우는 데 하루의 대부분을 보내기 시작했다. 인간은 곡식을 대량으로 값싸게 재배하는 방법을 알아냈다. 하루에 세 번 먹는 것을 당연하게 여기지만, 그것은 사회적인 통념에 불과하다. 우리가 자연적으로 해독하는 능력이 부족해진 것은, 소화기관에 휴식을 주지 않고 끊임없이 먹는 습관에서 비롯되는 것인지도 모른다.

어디에서 먹을거리를 사야 하는가? 현실성 있는 가장 좋은 식품 구입처는 현지의 농장주들이 여는 지역 재래시장이다. 현지의 농장주인들은 계절에 맞는 식품을 판매한다. 이는 야생에서 동물들이 먹는 방식과 같다. 그 다음으로는 슈퍼마켓에서 유기농 식품을 사는 것을 추천한다. 그런데 '유기농'이라는 단어가 여러 가지 의미로 쓰이고 있고, 교묘한 라벨 표기 탓에 약간의 혼동이 있을 수 있다. 하지만 진짜 유기농 식품을 구입한다면, 앞에서 설명한 많은 유독성 화학물질을 피할 수 있다.

내가 뉴욕에 있을 때 잘 가던 식료품점이 있었는데, 그곳에는 2월에도 멕시코산 수박, 칠레산 블루베리, 콜롬비아산 사과, 베네수엘라산 바나나, 캘리포니아산 오렌지가 있었다. 수천km 떨어진 곳에서 여러 날에 걸쳐 건너온 것들이다. 과일은 잘 익었을 때 영양소가 최고로 많지만, 그런 과일들은 운송 중에 상하는 것을 방지하기 위해 익기 전에 수확된다. 바로 이 때문에 우리가 먹는 음식에 영양소가 부족한 것이다.

우리가 먹는 식품은 무엇을 먹었을까? 영양소 결핍의 발단은 먹이 사슬의 초기단계에 있다. 식물을 재배하는 땅에 무기질이 고갈된 경우가 바로 그것이다. 식량의 대량생산은 토지의 남용으로 이어져서,

비료를 뿌려도 효과가 별로 없다. 채소와 과일 같은 필수식품은 영양이 떨어지게 되었다. 예전의 비옥하고 좋은 토양에 풍부했던 무기질이 이제는 부족하기 때문이다. 척박해진 토양은 지구가 소리 없이 겪고 있는 위기 중 하나다. 지금은 초기단계에 불과하지만, 서서히 전 지구의 식량재배능력은 현저히 떨어질 것이다.

지난 60년 동안 토마토의 비타민A 함유량은 43%가 줄었고, 감자에 들어 있는 비타민C는 57%나 줄어들었다. 채소와 과일은 현지 농장에 가서 산 것이 아니라면, 미처 익기도 전에 수확되었을 가능성이 크다. 그리고 별도로 확인하지 못하는 한, 당신이 구입한 농산물은 틀림없이 영양이 부족한 토양에서 재배되었을 것이다.

뒤에서 읽게 되겠지만, 화학반응에 필요한 영양소를 얻을 수 없으면 해독기능이 크게 약해진다. 가장 널리 사용되는 비료인 NPK는 식물이 건강하게 자라는 데 필요한 50가지가 넘는 무기질 중에서 나트륨과 인, 칼륨 세 가지만 공급한다. 그러므로 NPK만 뿌린 토양에서 자란 식물은 면역계가 약하게 자랄 것이다. 그런 식물에 살충제 같은 화학물질이 닿거나 벌레가 생기게 되면, 염증과 비슷한 반응을 보여서 염증을 유발하는 오메가-6 지방산이 증가하고, 강력한 항염증성 영양소인 오메가-3 지방산의 생산이 줄어든다.

자연에 어긋나는 방식으로 동물에게 먹이를 주면, 동물은 병에 걸리기 쉽다. 양식장에서 키운 물고기에는 어유(오메가-3 지방산)가 적다. 옥수수를 먹고 자란 소는 위염, 염증, 전염병에 걸리기 때문에 항생제가 필요하다. 사람이 이런 식물과 생선, 쇠고기를 섭취하면 어떻게 될까? 염증, 관상동맥질환, 암, 기타 만성병에 걸리기 쉽게 만드는 염증을 먹는 것과 마찬가지라고 할 수 있다.

지구에서 건강하게 오래 사는 사람들은 누구인가? 장수하는 사람이 많기로 유명한 곳이 전 세계적으로 몇 군데 있다. 그곳의 사람들은 보통 사람들보다 더 오래 살 뿐만 아니라 생활도 더 활동적이고 생산적이어서, 결과적으로 훨씬 활기차고 충만한 생활을 누린다. 그런 곳을 '블루존(blue zones)'이라고 부르는데, 이탈리아 의학통계학자인 지아니 페스(Gianni Pes) 박사에 의해 고안된 말로, 최대 장수지수(ELI)가 높은 지역에 파란색으로 동그라미를 쳐놓은 것에서 유래한다. 에콰도르 남부지방과 이탈리아 남부의 섬, 캘리포니아 남부의 사막에 그러한 장수 마을이 하나씩 있다.

이 지역들과 다른 블루존 몇 곳을 찾아가 관찰해보았더니, 그곳 사람들에게는 공통적인 습관이 있었다. 그들은 화학물질을 쓰지 않고 퇴비와 물, 태양의 빛만 이용해서 먹을거리를 모두 직접 길렀다. 먹을거리는 대부분 제철에 나는 식물이었고, 그것을 주로 날것으로 먹었다. 그들이 먹는 육류 역시 자연의 방식 그대로 먹여서 기른 것이었다.

그들은 음식을 준비하고 조리하는 데 걸리는 시간이 길었는데, 그 과정은 집안일이라기보다 하나의 의식 같았다. 음식을 씹는 시간도 우리 도시인들보다 평균 10배 이상 길었다. 그리고 그들은 햇볕을 쬐며 시간을 보내고, 몸을 많이 움직였다. 가끔씩 파티를 하며 음식과 와인을 풍성하게 즐겼다. 그들은 모두 가족 간의 유대가 끈끈하고, 우정을 소중히 여겼다. 가족, 친구들과 함께 모여 앉아 식사를 하고, 생활의 목적의식과 공동체에 대한 소속감도 강했다.

한 가지만 가지고 모든 문제의 해답이라고 주장할 수는 없다. 건강하게 오래 살려면 무엇을 먹어야 하느냐는 질문에 대답을 해주면, 내 충고를 따르는 환자들은 블루존 사람들처럼 먹기 시작한다.

내가 내리는 처방은 소화계에 휴식을 주는 것이다. 그러면 휴면상태에 있던 해독시스템이 다시 깨어날 수 있다. 또한 정화과정과 연관된 여러 장기와 기관들이 제 기능을 다하기 위해 필요한 모든 조건을 갖출 수 있다. 이것이 바로 클린 프로그램이다.

PART **4**

몸속까지 침투한 독소,
은밀히 공격을 개시하다

REMOVE · RESTORE · REJUVENATE

독소의 폭풍우,
어떻게 나타날까?

독성이 있는 각 분자는 잔잔한 호수 수면에 떨어진 물방울과 같다. 물방울이 떨어져 동심원을 그리며 잔물결이 퍼져나가는 것처럼 단계적인 반응을 일으킨다. 그 물결을 눈으로 따라가면 저 멀리까지 나아가는 것을 볼 수 있다. 독소도 그러하다. 그 잔물결이 오랜 뒤에 어떻게 되는지, 화학적 발자국을 따라갈 수 있다. 하지만 같은 호수에 열대성 폭풍우가 몰아친다면 어떨까? 상황은 완전히 달라진다. 셀 수도 없는 물방울들이 호수 위에 마구 떨어지고 각각의 물결은 다른 물결과 부딪치면서, 이 물결과 저 물결을 서로 구분할 수 없게 된다. 그냥 새로운 종류의 수면이 되는 것이다.

독소는 아주 구체적이고 독특한 방식으로 생물의 정상적인 생리기능을 방해한다. 예컨대 비소는 포도당의 신진대사에 필요한 산소를 이용하지 못하게 하여 질식을 일으키는 치명적인 독이다. 이처럼 독소는 어떤 중요한 기능에 필요한 효소의 활동을 방해할 수도 있고, 특정한 신체기능을 계속 자극해서 손상을 줄 수도 있다.

하루에도 여러 차례 섭취하는 카페인은 부신(副腎)을 자극하여 투쟁-도피 반응(fight-or-flight response, 긴장상황이 발생했을 때 맞서 싸우든, 도망가든 둘 중 하나를 택하게 되는데, 그 긴장된 자극에 반응하기 위해 몸의 근육 활동력을 높이는 것)을 일으킨다. 즉, 심장박동을 늘리고, 혈압을 높이고, 경계태세를 갖춰 체온을 올림으로써 몸이 강한 활동에 대비하는 것이다. 카페인을 오랫동안 계속 섭취하면 부신계가 지칠 수 있다. 그러나 본인은 그것이 카페인 때문이라는 것을 깨닫지 못한다. 실제로 클린 프로그램을 시작한 환자들에게 카페인을 완전히 끊으라고 말하면, 대다수가 불평을 한다. 커피를 마셔야만 몸이 제대로 움직인다고 생각하기 때문이다.

또 어떤 독소는 장에 있는 유익한 균을 죽이거나, 산소가 적혈구와 결합하는 것을 막는다. 유전자 스위치를 껐다 켰다 하면서 DNA 합성을 방해하거나, 다양한 비타민의 흡수를 방해하는 독소도 있다.

전하(電荷)를 띄는 독소분자는 산화를 촉진시켜 염증과 손상을 일으킨다. 산화과정은 금속이 녹스는 것과 비슷하다. 이런 독소를 중화시키는 것이 생과일과 채소에 풍부한 항산화 성분(anti-oxidants)이다. 한편 필수영양소의 흡수를 방해하는 독소들도 있다.

금속성 독소인 수은은 '대단한 흉내쟁이'로 알려져 있다. 수은중독은 증상이 다른 질병과 거의 흡사하게 나타나기도 한다. 수은의 독성은 연쇄반응을 일으키는데, 몇 가지만 예를 들자면 정신질환, 암, 자가면역장애, 빈혈을 초래할 수 있다.

지금까지 이 책에서 다룬 많은 독소들에 대해 개별적인 메커니즘을 설명할 수는 있다. 언젠가는 그 각각의 독소들이 인체의 화학작용을 어떻게 바꾸어놓는지도 과학자들이 밝혀낼 것이다. 하지만 여러 가지 독소들이 함께 있을 때, 그것들이 어떻게 상호 작용하는지 자세히 이해하는 것은 절대로 불가능한 일이다.

• 중금속의 습격

38세의 사라는 지난 8년 동안 관절통을 앓아왔다. 특히 허리 아래쪽과 엉덩이의 통증이 심했다. 의사와 전문가들은 사라의 세포핵에 안티로(anti-Ro)라고 하는 자가항체가 있다고 했다. 의사는 그녀에게 어째서 그런 것인지 그 이유를 설명하지 못했지만, 자가면역 관절염의 일종인 강직성 척추염이라는 진단을 내렸다.

사라는 통증을 다스리기 위해 진통제와 소염제, 스테로이드 주사를 맞는 것이 일상이 되었다. 결국 의사는 화학요법을 써보자고 했지만 그녀는 왠지 본능적으로 그 제안이 탐탁지 않아 거절했다. 그러고는 친구의 추천으로 나를 찾아와 도움을 청했다.

사라에겐 풀리지 않는 문제가 하나 있었다. 나는 그녀에게 아말감으로 이를 때웠느냐고 물었다. 그녀는 그렇다고 했다. 계속해서 여러 가지 질문을 한 결과, 그녀가 평소에 중금속 함유량이 높다고 알려진 생선초밥을 많이 먹어온 사실을 알아냈다. 나는 그녀에게 중금속 치료제인 DMSA(Dimercaptosuccinic Acid)로 24시간 소변검사를 해보자고 했고, 체내에 있는 수은과 비소의 함량을 알아냈다.

왜 어떤 사람들은 유난히 다른 사람들보다 독소에 더 민감한 것인지 그 이유는 모른다. 하지만 사라는 이 문제를 바로잡아야만 했다.

사라는 3주 동안의 클린 프로그램을 마친 다음, 구강 킬레이션(oral chelation) 요법에 들어갔다. 구강 킬레이션 요법이란 DMSA라는 화학약품을 써서 이것을 중금속과 결합시켜 밖으로 빼내는 치료법이다. 장기간 치료를 요하며, 반드시 전문가에 의해 계획에 맞춰 시술되어야 한다. 시술 중에 몸에 이로운 무기질이 빠져나오면 다시 주입해야 한다.

치료를 받으면서 사라는 희끄무레하던 피부색이 분홍빛으로 변했고, 관절통도 줄어들기 시작했다. 또한 낙천적인 성격을 되찾았다. 그녀 스스로도 좋아진 걸 느꼈고, 다른 사람들이 보기에도 훨씬 더 건강해진 것 같았다. 이 글을 쓰고 있는 지금도, 사라가 중금속 해독 과정을 마친 후에 항체 생산이 바뀔 것인지, 결과가 나오기를 기다리고 있다.

1차 진료의사가 풀지 못하는 만성질환을 앓고 있다면, 혹은 치료효과가 너무 오랫동안 나타나지 않는다거나 차도가 있는 대신 곧바로 다른 증상들이 생겼다면, 기능의학을 전문적으로 배운 의사를 찾아가 제대로 된 검사를 받아보도록 하라. 당신 자신도 모르는 사이에 매일 수은이나 다른 독성 금속에 노출되었는지도 모른다.

독소의 폭풍우는 어떻게 나타날까? 환자들을 진료하다 보니 독성

효과가 어떠한 것인지 알아내는 일이 시급했다. 하지만 각각의 모든 독소를 자세히 살피고, 서로 다른 화학적 물결들을 따로 분리해 내는 일은 너무나 혼란스러웠다. '관점을 바꿔보면 어떨까? 각 분자들을 자세히 파고드는 방식에서 한 발짝 물러나면 뭐가 보이지 않을까?' 나는 좀 더 큰 시각에서 사람 전체를 바라보려고 했다. 그랬더니 상황이 훨씬 또렷하게 보이기 시작했다. 인체라는 호수에 몰려온 독소의 폭풍우는 내가 잘 알고 있는 증상, 질병들과 비슷한 양상을 띠기 시작했다.

이유 없이 붓는 증상은 왜 나타나는 걸까?

"결혼하고 아이들을 키우면서 지난 8년 동안 나쁜 식생활에 길들여졌어요."

내게 상담을 청한 제리는 집에 있는 냉장고가 점점 안 좋은 식품들로 가득 차게 되었다고 고백했다. 냉장고 속에 있는 다이어트콜라, 컵케이크, 초콜릿은 항상 그를 유혹했다. 이것저것 몇 입씩 먹다 보니 어느덧 그의 배는 불룩하게 튀어나오고 말았다. 그는 멋쩍게 웃으면서 말했다.

"피곤에 지친 노인이 되어버린 것 같아요. 이런 착잡한 기분은 처음이에요. 예전에는 몸매도 그럭저럭 봐줄 만했는데, 이제는 해변에 가도 아무도 저를 쳐다보지 않더라고요."

나는 그에게 하루 두 끼를 유동식으로 바꿔볼 것을 제안했다. 처음엔 난색을 표했지만, 그는 결국 클린 프로그램을 성공적으로 마쳤다. 처음 2주 동안에는 체중이 약간 줄었다. 그런데 3주가 지났을 때, 그는 아주 놀라운 소식을 전해주었다. 몇 년 동안 꿈쩍도 않던 몸무게가 5kg이나 줄어든 것이다. 피부도 훨씬 탱탱해 보였다.

"요즘 면도를 하다가 거울에 비친 얼굴을 보면 옛날과 정말 달라 보여요. 기분도 외모도 10년은 젊어진 것 같다니까요."

동양의학에서는 우리 몸의 점액을 독성 노폐물로 본다. 여기 미국에서 배운 것과는 완전히 다르다. 이곳에서는 점액이라고 하면 대부분 콧물이 흐르는 정도만 알고 있을 뿐이다. 나는 점액이라는 것이 온몸에서 생긴다는 얘기를 한국인 한의사로부터 처음으로 들었다. 당시에는 그 말이 터무니없게 들렸다. 그래서 '저 사람이 지금 무슨 말을 하는 거지?' 싶어서 물어보았다.

"그 '점액'이 어디에 있다는 거죠?"

"몸의 모든 곳에 있지요. 세포에도, 세포 주변에도, 혈액과 소화 기관에도 있어요. 심지어 당신의 생각에도 점액이 있습니다."

윌리엄 소 박사는 내 질문에 차분히 대답해주었다. 그는 집안 대대로 침술을 배운 한의사였는데, 나에게 한의학에 대해 많은 것을 가르쳐주었다.

인도의 아유르베다 전통에서는 몸속에 쌓여 있는 무겁고 독성이 있는 물질을 '암마(amma)'라고 부른다. 그것이 육체에 있든 정신에 있든 구별하지 않는다. 아유르베다에서는 독소가 들어 있는 음식에서부터 독소가 있는 나쁜 생각까지, 전신에 가해지는 모든 스트레스 요인들 때문에 몸에서 점액질이 나온다고 본다. 그리고 이것을 질병의 첫 번째 단계로 여긴다.

점액을 알아보는 방법을 배우면, 그것의 존재를 즉시 발견할 수 있다. 임상적으로 점액이 있음을 알려주는 신호는 '부기(浮氣)'다. 서양의학에는 이 증상에 대해 이름조차 없으며 대개 무시된다. 눈앞에 빤히 보이는데도 말이다. 하지만 현대를 살아가는 대부분의 사람들이 어느 정도 '부어 있는' 상태인 것은 분명하다.

주위를 한번 둘러보자. 다음과 같은 증상에 해당하는 이들이 수두룩하지 않은가? 건강을 자부하는 사람이라 할지라도 이와 같은 상태가 그리 낯설지 않을 것이다. 어떻게 먹고 마셨느냐에 따라 증상이 이보다 더 심할 수도 있다.

• 피부에 탄력이 없고 약간 처져 있다. 자고 일어나면 눈 밑에 다크서클이 있다.

• 몸이 부어 있다. 아무리 칼로리를 계산해서 식사량을 조절하고 운동을 해도, 절대 빠지지 않는 살이 있다. 옷이 꽉 조이는 느낌이 들거나, 마른 체형인데도 배가 불룩 나왔다. 특히 장(腸)이 부어 있는 상태여서 장운동이 둔해지고 변비가 생긴다.

• 아침에 혀 안쪽에 백태가 끼어 있다. 백태가 심하다면 지난밤에 너무 늦은 시간까지 먹고 마셨다는 신호이자 소화계가 쉬지 못했다는 신호다.

• 몸이 무겁고 무기력하다. 어떤 때는 멍해져서 기쁘고 즐거운 것도 잘 못 느낀다.

점액은 염증에 대한 자연스러운 방어반응이다. 요리를 하다가 코에 고춧가루가 들어가면, 자극물을 내보내기 위해 콧물이 나온다. 민감한 코 안쪽을 화끈거리지 않게 하면서 자극물이 미끄러져 나올 수 있도록 가장 먼저 고춧가루 입자를 감싸는 젤(gel)이 점액이다.

안 좋은 음식을 너무 많이 먹거나 환경에서 나오는 독소들에 노출되어도 자극을 받는다. 그런데 이때는 우리 눈에 안 보이고 느껴지지도 않는 몸 안쪽에 아픔이 가해지게 된다. 독소는 민감한 장벽을 자극한다. 장벽의 세포들이 자극을 받으면 코에서 그런 것과 마찬가지로, 독소입자를 따로 떨어뜨리기 위해 끈적거리는 점액질의 보호막을 만들어서 방어한다. 그러면 변비증상이 시작될 수 있는데, 이는 보통 장 속에 사는 유익한 균이 제 기능을 못해서 악화된 상태라고 할 수 있다.

문제는 여기서 끝나지 않는다. 자극물은 장 내벽을 빠져나가서 다른 쪽에 있는 혈관으로 들어가 계속 자극을 일으킨다. 독소는 혈류를 타고 이동하면서 가는 곳마다 자극을 가하고, 근육과 조직의 세포 안과 그 주변에 점액을 생성해놓는다. 점액은 산성이기 때문에 이미 산성 상태인 몸을 더욱 산성화시킨다. 그리고 스펀지처럼 물을 빨아들이는 성질이 있어서, 세포를 부풀리고 몸을 붓게 만든다. 결과적으로 몸이 퉁퉁 부어서 둔하게 보이게 되고, 본인 스스로 그렇게 느끼게 된다.

코에 생긴 점액은 코를 풀면 밖으로 쉽게 나온다. 하지만 몸속 깊은 곳에서 만들어진 점액은 그런 식으로 빠져나올 수가 없다. 물론 밖으로 나오는 경로는 있다. 세포를 빠져나와 다시 혈류를 통해 장벽으로 운반된 후 내강(內腔, lumen, 관 또는 관상 장기 내의 공동이나 경로)으로 가면 배출될 수 있다. 하지만 이 과정이 이루어지려면 에너지가 필요하다. 체내로 들어오는 독소의 양이 많으면 우리의 몸은 그 공격을 억제하는 쪽으로 에너지를 쓰게 된다. 즉, 자극물을 둘러싸느라 바빠서 그것을 밖으로 내보내는 데는 힘을 쏟지 못한다. 이는 도시의 모든 환경미화원들이 쓰레기를 계속 주워 담기만 하고 쓰레기 폐기장에 가져가지 못하는 것과 같다.

뿐만 아니라 우리가 음식을 먹으면 소화시키고 신진대사를 하는 데도 에너지가 필요하기 때문에 제대로 해독할 수 있는 에너지가 남지 않게 된다. 많이 먹으면 먹을수록 노폐물을 빼낼 수 있는 여력이 줄어든다는 말이다. 그에 따라 점액이 체내에 쌓이기만 하고, 없어지지를 않는다. 결과적으로 아무리 노력을 기울여도 체중이 줄지 않고, 다이어트를 해도 얼굴의 부기는 가라앉지 않는다. 집중적인 해독에 들어가지 않는 한 이런 상황은 달라지지 않는다.

그래도 다행인 것은, 점액을 없애는 게 불가능하지만은 않다는 사실이다. 적게 먹고, 해독기능을 촉진하는 영양소를 섭취하고, 운동을 시작하면 부기가 빠진다. 며칠 동안만이라도 몸에 안 좋은 음식을 끊는다면 그런 경험을 할 수 있을 것이다. 거기에 효과적인 해독 프로그램을 거치고 나면 효과가 더욱 커진다. 온몸의 점액이 배출되면서 독소가 다시 혈류로 들어가서 결국 중화되고 배설된다.

이처럼 일종의 자연적인 '발산'을 거치면 물과 점액 때문에 늘어났던 체중이 줄어들기 시작한다. 보통 제리의 경우처럼 몸무게가 많이 줄어든다. 몸이 스스로를 교정하는 것이다. 눈의 흰자위가 더욱 하얗고 선명해지고 피부도 훨씬 탱탱해진다.

역사적으로 서양의학은 몸과 마음을 구분했지만, 동양의학에서는 결코 이 둘을 별개로 나누지 않았다. 몸과 마음의 두 가지 측면이 사람 전체를 구성한다. 그러므로 앞에서 얘기한 '암마'는 독소 때문에 생긴 점액은 물론이고, 부정적인 정신상태에서 빠져나오지 못하게 만드는 무겁고 답답한 생각과 감정까지 뜻한다. 둘 다 끈적끈적한 성질을 가지고 있어서, 서로를 '끌어당긴다.' 생생하고 신선한 음식과 의욕적이고 희망적인 생각 역시 서로를 끌어당기고 함께 어울린다.

마찬가지로 부정적인 감정이나 생각이 많아지면 음식을 탐하게 된다. 그러면 결국 점액이 만들어지고, 운동을 하지 않는 게으른 생활 패턴에 빠져, 갈수록 점액이 늘어날 것이다. 반대의 경우도 똑같다. 다시 말해, 질 나쁜 음식과 자극, 신체 부진으로 인해 몸에 점액이 넘쳐나면, 자기도 모르게 부정적인 감정과 생각을 더 많이 하게 되고 부정적인 성격이 되는 것이다.

• 우리 몸의 첫 번째 신호, '얼굴'

사람의 신체부위 중에서 독소의 신호가 가장 뚜렷하게 나타나는 곳은 얼굴이다. 건강한 피부는 잡아당겼을 때 바로 원상회복되는 팽팽한 피부다. 탄력이 떨어질수록 점액이 많은 피부라고 할 수 있다. 우리가 '정상적'이고 '자연스러운' 노화의 신호라고 여기는 피부 처짐은 어쩔 수 없는 필연적인 현상이 아니다. 깨끗하고 전통적인 식습관을 갖고 있는 장수마을의 노인들 다수는 수명이 다할 때까지 팽팽한 피부를 유지하고 있다.

여드름과 눈 밑에 있는 다크서클 역시 독소가 쌓여 있다는 신호다. 돋보기로 자신의 피부를 한번 들여다보라. 오렌지 껍질처럼 표면에 작게 파인 모공들이 보이는가? 그렇다면 그 피부에는 모공 주위를 부풀리거나 부어오르게 하고, 모공을 두드러지게 만드는 점액과 물이 쌓여 있는 것이다.

변비가 위험한 것은
독소의 재흡수 때문이다

키가 크고 날씬한 26세의 애너벨은 건강한 생활습관을 가지고 있었다. 그녀는 가공식품을 거의 먹지 않고, 대부분 집에서 유기농 재료들로 음식을 만들어 먹었다. 운동도 열심히 하고, 술과 담배는 입에 대지도 않았다. 그녀는 친구들 사이에서 건강 전도사로 통하곤 했다. 하지만 그녀에겐 아무도 모르는 심각한 고민이 하나 있었다. 바로 '변비'였다.

그녀는 규칙적으로 변을 보지 못해서 벌써 수년째 대장과 전쟁을 치르고 있었다. 애너벨은 장운동을 자극하기 위해 카페인도 써보고, 허브로 만든 변비 치료제도 써봤다. 약국에서 파는 변비약도 가끔씩 이용했다. 그녀는 이런 상황이 몹시 속상했다. 몸이 부어 있는 느낌이 들 때가 많고, 심리적으로도 에너지 소모가 컸다.

그녀는 처음으로 클린 프로그램에 들어가면서, 일차적으로 자극적인 음식을 식단에서 없앴다. 그리고 저녁식사 이후엔 음식을 일절 금하는 계획을 따르면서 장 속에 자연공생하는 유익한 균을 늘렸다. 처음 2주는 별다른 차이가 없었다. 여전히 변비가 계속되어서 허브로 만든 강력한 변비약을 복용했고, 대장치료도 몇 번 받았다.

그러다 셋째 주부터 효과가 나타나기 시작했다. 특정 음식과 카페인을 끊고, 몸이 자체적으로 회복할 수 있는 시간을 어느 정도 가지자, 대장 기능이 서서히 정상으로 회복되고 있었다.

"선생님, 정말 놀라워요! 매일 화장실 가는 게 편해졌어요! 지금까지 이런 적이 한 번도 없었거든요. 프로그램을 마칠 때가 되니까 더 좋아지더라고요. 오랜만에 활기도 생기고, 머리도 한결 맑아진 것 같아요."

나는 그녀에게 몸속 구석구석에 퍼져 있던 독성의 일부, 특히 세포와 조직 속에 있던 독성을 몸에서 빼낸 것이라고 설명해주었다.

클린 프로그램을 마친 후, 애너벨은 음식과의 '관계'가 예전과 달라졌다고 말했다. 변비 걱정 없이 먹는 것을 즐기게 되었고, 더 이상 음식 때문에 장운동이 둔해지는 일이 없었다. 하지만 이렇게 나아진 상황을 유지하려면 주의를 기울여야 했다. 치즈나 파스타 같이 예전에 즐겨 먹었던 음식들을 먹으면, 원활하던 배변활동이 다시 안 좋아졌다.

변비는 현대인에게 가장 흔한 건강문제 중 하나다. 미국만 예로 들어도 변비약 시장의 규모가 대단하다. 수많은 사람들이 이 증상을 고치기 위해 엄청난 노력과 시간, 돈을 들인다. 과일을 많이 먹는 것처럼 자연스러운 방법과 식생활의 작은 변화를 시도하는 사람들도 있지만, 이런 방법만으로는 상황이 반드시 좋아진다고 보장하기 어렵다. 장을 원래의 상태로 회복시키고 특정한 음식을 식단에서 영원히 없애기 전에는, 그런 해결책들은 효과가 없을 때가 많다. 가령, 과일을 너무 많이 먹으면 실제로는 당분이 늘어나서 이스트(yeast)나 장 속의 해로운 균으로 인해 장내 미생물 불균형(dysbiosis)이 촉진될 수 있다.

이러한 상황은 우리가 생각하는 것보다 훨씬 심각하다. 왜냐하면 대부분의 사람들이 '정상적인' 배변활동이라고 생각하는 것이 실은 전체적인 건강 측면에서는 변비에 해당하기 때문이다. 매번 식사 후에 배설을 하는 것이 몸에는 더 자연스럽다. 하지만 현대에는 이런 일이 일반적이지 않다.

점액이라고 해서 전부 나쁜 것은 아니다. 장벽에는 몸에 좋은 얇은 점액질 막이 있다. 해로운 균에 대해 항균성질이 있는 유익한 균이 이곳에 분포한다. 그런데 소화시키기 어려운 탄수화물과 유제품을 너무 많이 먹으면, 자극을 완화시켜주는 점액이 더욱 끈적거리게 된다. 이렇게 뻑뻑해진 점액은 음식물의 흡수를 부분적으로 방해하면서 장의 움직임을 둔화시킨다. 불완전하게 소화된 음식이 장에 머물러 있으면, 이스트와 해로운 균은 더 많은 음식을 더 오랜 시간 동안 먹어치울 수 있다. 결국 이것들은 왕성하게 자라서 독성 노폐물을 더 많이 배출함으로써 신경을 무감각하게 만들고, 대장근육을 약화시킨다. 결국 대장의 기능이 더욱 부진해지고, 배설작용이 지연되는 것이다.

변이 대장 안에 너무 오래 머무르면, 그 독소가 다시 몸에 흡수될 수도 있다. 이때 변비와 함께 두통이나 다른 통증이 생기기도 한다. 이런 상태가 일상화되면, 변비는 만성적인 증상으로 발전한다. 몸에 유익한 균은 규칙적으로 배변을 해주어야 잘 살아남을 수 있다.

'해독'의 마지막 단계는 변비를 고치고 독소를 배출하는 것이다. 사람마다 다르기는 하지만, 흔히 점액을 생성시키는 식품으로는 밀가루, 유제품, 정제설탕, 과도한 양의 붉은 고기를 들 수 있다. 완전한 해독이란 해로운 균을 죽이면서 유익한 균을 보충하는 것이다. 그리고 건강한 장을 위해 필수적인 영양소들을 섭취해야 하는데, 갑상샘뿐만 아니라 장에도 이로운 요오드, 장의 근육 수축에 필요한 마그네슘 등을 공급하는 것이 중요하다. 이때 중요한 것은 독소를 없애고 영양소를 보충해주며, 독소에 의한 자극을 완화시키려고 형성된 점액과 손상된 분자를 중화하고 제거해주는 것이다.

매일 명상을 해서 마음을 평온하게 하는 것도 변비치료에 효과적이다. 처음에 변비를 일으킨 원인이 분노, 탐욕 등의 부정적인 감정이라면 그 상황을 지속시키는 실마리를 물질의 영역 너머에서 찾아야 한다. 몸에 가득 찬 스트레스의 독소를 털어버리는 것은 제대로 된 음식을 먹는 것만큼이나 중요하다. 옛날 사람들은 명상과 사색을 통해 마음속의 나쁜 생각을 없앴지만, 우리에게는 그런 시간이 거의 없다. 아마 우리가 명상하고 사색한다면, 변비약이 약국에서 가장 많이 팔리는 품목이 되지 않을 것이다. 때로 변비라는 문제는 건강보조식품이나 식이요법만으로 해결되지 않을 때가 있다.

우리가 섭취하는 영양소와 장 건강은 밀접한 연관이 있기 때문에, 개개인에게 필요한 것을 아주 정확하게 말해주기란 거의 불가능하다.

알레르기의 원인은
환경이 아니라 음식이다

사업가인 토니는 건강상태가 좋았다. 그는 규칙적으로 운동과 요가를 했고, 외식을 할 땐 몸에 좋은 음식을 파는 식당에 갔다. 집에서는 질 좋은 유기농 재료로 만든 음식을 먹었다. 하지만 사십 줄에 접어들고 보니, 예전보다 기력이 많이 떨어진 것을 느끼게 되었다. 젊을 때보다 두통도 점점 심해지고 있었다. 요가를 해도 기대했던 만큼 날씬해지지 않았고, 허리의 군살은 좀처럼 빠지지 않았다.

가장 눈에 띄는 변화는 해가 갈수록 심해지는 환절기 알레르기였다. 알레르기가 너무 심해져서 이제는 약을 처방받아야 했다. 그는 오늘날 점점 더러워지는 환경 때문에 알레르기가 더욱 심해지고 있다는 얘기에 깊이 공감했고, 해독을 통해 알레르기를 완화시키고 약에서 벗어나고자 했다.

나는 토니의 생활습관에 대해 자세히 질문했다. 그 결과 그가 빵과 파스타를 자주 먹고, 아이스크림을 좋아한다는 사실을 알아냈다. 문제의 주요 원인은 더러운 환경보다 그가 먹는 음식에 있는 것 같았다. 밀가루는 알레르기 반응을 일으키는 전형적인 자극 식품이다. 유제품과 정제설탕 역시 그렇다. 이런 식품은 장벽을 자극하고 약화시켜 알레르기 반응의 발단이 되는 '장 누수(leaky gut)'를 일으킨다. 장내 불균형 역시 알레르기 반응의 원인이다.

나는 그에게 2주 동안 단 음식과 우유가 들어간 식품, 밀가루를 끊어보자고 제안하고, 그러면 장벽에서 새는 곳이 나을 것이라고 말했다. 그런 다음, 몸에 좋은 균을 다시 살게 하여 건강한 장 환경을 회복할 수 있도록 3주간의 클린 프로그램을 권했다.

토니는 진짜 요가 수행자처럼 열심히 그 지침들을 따랐다.

"사실, 첫 주에는 아이스크림을 먹지 못하니까 정말 끔찍하더라고요. 그런데 3주 동안 제 몸무게가 얼마나 줄었는지 아세요? 무려 10kg이나 빠졌어요! 솔직히 그 살들이 다 어디에 있었던 건지 모르겠어요. 스스로 과체중이라고 생각해본 적이 한번도 없었거든요."

그는 많이 야위어 보이진 않았지만 날씬해졌다. 근육도 제법 있고, 요가를 한 덕분에 체형도 보기 좋았다. 허리의 군살은 거의 다 빠졌고, 피부는 옛날처럼 탄력을 되찾았다. 그는 20대처럼 기운이 좋아진 것 같다고 말했다.

하지만 가장 중요한 변화는 그 이듬해에 나타났다. 계절이 바뀌어도 알레르기 반응이 전혀 없었던 것이다. 알레르기의 근원, 즉 계속해서 창자연관림프조직(gut associated lymphatic tissue, GALT)을 과도하게 자극하는 손상된 장벽을 치료하자, 진정한 치유가 이뤄졌다. 몸에 쌓여 있던 점액만 제거한 것이 아니라, 장벽 역시 치료되기 시작했다.

알레르기는 독성에 의해 나타나는 가장 흔한 증상 중의 하나다. 하지만 그 원인을 찾아내는 건 쉽지 않다. 재채기를 유발하는 물질을 멀리하는 일처럼 간단한 게 아니다. 음식에 대한 알레르기 반응은, 우유를 마시면 바로 두드러기가 나거나 위경련이 일어나는 것처럼 인과관계가 명확하게 드러나는 것은 아니다. 알레르기 반응은 몇 시간 후 설사나 두통 증상으로 뒤늦게 나타나기도 한다. 때로는 알레르기를 일으키는 어떤 자극 때문에 '한계 직전까지 쌓여 있던 게 한꺼번에 터지는' 경우도 있다. 토니가 이에 해당된다.

토니가 가진 문제의 진짜 원인은 장 누수를 일으킨 유독한 화학물질과 자극적인 음식이었다. 바로 이것이 1년 내내 면역계의 경계태세를 강화시키고, 위기상태로 치닫게 했다. 알레르기 문제를 제대로 보지 못하면 근본원인을 정확하게 파악하지 못한다. 그냥 꽃과 나무를 주의하라고만 했다면, 토니를 끝내 치료하지 못했을 것이다.

토니의 사례를 통해 알 수 있듯이, 장벽이 온전하고 장 속에 유익한 균이 살아 있으면, GALT는 안정적으로 활동한다. 그러나 장벽이 손상되면 과도하게 활동하면서 몸을 엉망으로 만들기 시작한다. 심지어 기도를 통해 들이마신 꽃가루처럼 알레르기를 일으키는 물질이 장과 멀리 떨어진 곳에 접촉한다 해도 결과는 같다. 우리의 몸은 침입자가 들어왔다는 메시지를 접수하고, 방어반응을 시작하여 점액을 만들고, 가려움증을 통해 주의를 환기시킨다.

알레르기를 일으키는 자극성 식품으로 가장 흔한 몇 가지를 금하는 것은, 정상적인 신체상태를 회복하고 알레르기를 방지하기 위한 클린 프로그램의 첫 번째 단계다. 하지만 문제의 진짜 원인인 아이스크림이나 밀가루 등의 음식은 재채기와 관련이 없어 보이기 때문에, 사람들은 이런 음식을 식단에서 제외하려고 하지 않는다. 시간이 흘러도 사람들은 여전히 자극성 식품을 먹으면서 알레르기 증세로 고통을 겪는다. 그러면서도 음식이 아닌 다른 무엇이 원인일 것이라고 확신한다.

사람들은 저마다 자신만의 타고난 취약부분을 가지고 있다. 그리고 그 취약부분은 장 문제에 영향을 많이 받는다. 토니는 변비나 붓는 증상은 없었지만, 손상된 장 환경이 그의 취약부위인 코와 기관지에 자극을 주었다. 어떤 사람들은 가스가 많이 차서 복통이나 복부경련이 일어나기도 하고, 또 어떤 사람들은 기진맥진하고 머릿속이 흐리멍덩해지기도 한다.

환자를 더 우울하게 만드는
우울증 약의 부작용

30세의 케이트는 우울증이 점점 심해지고 있었다. 그녀는 정신과 전문의를 찾아가 상담을 했는데, 내 경우와 마찬가지로 '화학적 불균형' 상태라는 말을 들었다. 그녀는 항우울제를 처방받았고, 처방받은 복용량을 먹고 기분이 나아지지 않으면 약을 최대 복용량까지 늘렸다.

"약을 너무 많이 먹는 게 신경이 쓰여요. 우울증 때문에 약에 의존한다고 생각하니까 마음이 더 편치 않아요. 그래도 약을 먹으면 적어도 가슴의 통증은 진정되더라고요. 가끔씩 숨 쉬기가 어려울 정도로 불안할 때가 있는데, 그런 증세도 어느 정도 나아진 것 같고요."

그녀가 나를 찾아온 건, 부차적이긴 하지만 또 다른 심각한 문제 때문이었다. 그녀는 항우울제를 복용하면서 체중이 11kg이나 늘었고, 그 때문에 수치심이 생겨서 괴롭다고 털어놓았다. 항우울제를 먹어서 상태가 좋아졌지만, 그만큼 다시 우울해진 것이다.

나는 케이트에게 복용 중인 항우울제에 대해 설명해주었다.

"'선택적 세로토닌 재흡수 억제제(selective serotonin reuptake inhibitors, SSRIs)' 계열의 약입니다. SSRIs는 세로토닌 수치가 낮은 사람들을 위해 개발되었죠. 세로토닌의 생성량 자체를 늘리는 게 아니라, 이용가능한 양을 대기시키는 역할을 합니다. 우울증이 막 시작되어서 증세가 심하지 않은 환자들에겐 안정된 상태로 만들어주는 데 도움이 많이 되지요. 그런데 이 약 때문에 '진짜 문제'가 뭔지 파악하지 못할 때가 가끔 있어요. 세로토닌의 대부분을 만들어 내는 장(腸)에서 어떤 기능이 제대로 돌아가지 않는 경우, 그런 중요한 문제가 그냥 묻혀버릴 수 있다는 것이죠."

본래 인체에서 자체적으로 생성되어야 하는 무언가를 영원히 외부에서 공급받는 것은 바람직하지 않다. 나는 무엇이 되었든 신경전달물질을 적게 생산하게 만드는 '원인'을 바로잡고 싶었다.

나는 케이트에게 갑상샘기능저하증에 대해서도 덧붙여 설명했다. 갑상샘기능저하증은 그녀와 비슷한 연령층의 여성들에게 흔히 발생하는데, 정신적인 스트레스, 알레르기, 영양부족이 원인이다. 이 병에 걸리면 체중이 늘고 우울증이 생긴다.

"속을 깨끗하게 정화해보시죠. 몸을 재충전하고 '리셋(reset)'하면, 세로토닌의 체내생성이 개선될 수 있습니다. 갑상샘 기능도 회복되어서 정상체중으로 돌아가는 데 도움이 될 겁니다."

결국 케이트는 클린 프로그램을 6주 동안이나 실시했다. 그녀가 기분이 좋아지는 것 같다면서, 계속하고 싶어 했기 때문이다. 체중감량은 성공적이었다. 14kg 가까이 살이 빠졌고, 예전보다 훨씬 좋아 보였다. 나는 케이트의 정신과의사와 상의하여 항우울제 복용량을 서서히 줄여갔다.

장 내부가 손상되어 염증이 생기면, 세로토닌 수치가 서서히 감소한다. 정상적인 상태에서는 대부분의 세로토닌이 장에서 만들어지기 때문이다. 이런 상황이 벌어지면, '무엇을 느껴야 하는지', '세상에 어떻게 반응해야 하는지'에 대한 신호를 받아들이는 방식이 물리적으로 바뀌게 된다. 기분과 감정이 자꾸만 나쁜 쪽으로 기울고, 모든 것에 무관심해지고, 자꾸만 멍해지거나, 아니면 심하게 침울해지기도 한다. 이 경우 역시 원인은 독소다.

정신과 생리학에 어느 정도 정통한 사람은 알겠지만, 우울증의 원인은 생각보다 훨씬 복잡하다. 우선, 영양부족 때문인지 아니면 신체의 다른 부분에서 발생한 미묘한 불균형 때문인지는 모르지만, 균형이 깨지는 데는 수많은 다른 신경전달물질들이 관여하고 있다. 게다가 여기에 신체검사에서 발견되지 않는 마음과 정신의 문제까지 더해지면, 우울증의 원인은 더욱 복잡해지고 다양해진다. 나는 결코 케이트에게 그녀가 겪는 고통의 원인이 신체에 있다거나(신경전달물질이 적게 생성되어 기분이 침울해지는 것), 혹은 정신에 있다고(그녀의 정신이 관심을 끌기 위해 신체적인 증상을 만들어내는 것) 추정하여 말하지 않았다.

하지만 잠시 줄어들었던 세로토닌이 다시 제대로 생성되도록 만들었다. 다시 말하지만, 나는 장을 본래의 상태로 회복시켜서 장 속의 세로토닌 공장이 다시 가동되고, 정신이 흐릿해지면서 슬픔과 괴로움에 시달리던 증상이 사라지는 것을 직접 지켜보았다. 이것은 진정한 마음의 치유를 향한 첫 걸음이라고 할 수 있다. 케이트처럼, 이미 항우울제를 처방받은 환자가 복용량을 줄이는 경우는 흔히 있을 수 있다. 가끔은 아예 끊는 것도 가능하다. 물론 이 과정은 반드시 약을 처방한 의사의 책임 하에 이루어져야 한다. 절대로 독자적으로 결정해서는 안 된다.

항우울제는 양심적으로 사용되기만 하면 중요한 목적을 수행할 수 있다. 우울증이 보통 정도이거나 심각한 경우, 항우울제는 휘청거리는 환자에게 단단한 땅을 딛고 서는 '다리'가 되어줄 수 있다. 여느 약과 마찬가지로, 항우울제도 간에서 중화되고 해독되어야 하기 때문에, 독소의 부담은 늘어나게 된다. 하지만 디톡스 프로그램을 진행하는 중이거나 마친 후에 장내 유익한 균을 회복시키는 동안 항우울제를 좋은 도구로 사용할 수 있다.

우리의 두뇌는 '유연'하기 때문에 항상 변화한다. 항우울제는 세상에 대한 경험을 처리해가는 새로운 신경경로를 만드는 데 도움이 될 수 있다. 장내 환경이 회복되고 장에서 세로토닌이 생성되려면 수개월이 걸리기 마련이다. 그동안 환자는 항우울제의 도움을 받고 앞으로 기분이 어떻게 좋아질 수 있는지 새롭고 좋은 기억을 만들어내면서, 세상을 더 행복하게 인식하는 경로를 재설정할 수 있다.

대부분의 항우울제는 효과가 길게 가지 않고, 복용한 지 6개월에서 1년이 지나면 내성이 생기는 경우가 많다. 따라서 몸을 회복시키지 않은 상태에서 오로지 약에 의존해서 우울증을 치료하는 것은 바람직하지 않다. 내성이 생긴 환자들은 흔히 복용량을 늘리거나 또 다른 항우울제를 복용한다. 장기간 항우울제에만 의존하는 치료방법은, 쇠약한 말을 무작정 달리게 하려고 채찍을 휘두르는 것과 같다. 그러면 그 말은 당장은 달릴 수 있을지 몰라도, 조금 있으면 곧 쓰러지고 말 것이다.

또한 성욕감퇴, 발기부전, 불면증, 체중변화, 입 안이 건조해지는 증상이 항우울제의 부작용으로 나타날 수 있다. 무엇보다 가장 비극적인 부작용은 '자살'이다. 하지만 의학계에서는 이에 대한 논의가 거의 이루어지지 않고 있다. 반면 자연적인 방법으로 환자의 세로토닌을 늘리는 것은, 백 마리의 건장한 말들을 경주에 내보내고 허약한 한 마리는 목장에서 쉬면서 마음껏 풀을 뜯게 해주는 것과 같다.

• 행복의 씨앗, 세로토닌을 지키려면?

우리가 먹는 음식은 세로토닌 생성에 크게 영향을 끼친다. 세로토닌은 우리 몸의 모든 것과 마찬가지로, 음식에서 얻는 영양소로 만들어진다. 세로토닌은 특정 아미노산을 기초 성분으로 이용하는데, 특히 트립토판(tryptophan)이라는 아미노산은 고단백 식품에 많이 함유돼 있다. 현대적인 식생활 환경에서는 트립토판의 수치가 크게 떨어진다. 옛날에는 풀과 다른 식물들을 찾아다니며 먹는 야생동물을 먹었다. 그때는 지금보다 음식에서 더 많은 트립토판을 섭취할 수 있었다. 하지만 곡물 사료로 길러진 소, 돼지, 닭 등에는 오메가-3 지방산이 적은 것처럼 트립토판도 훨씬 적게 들어 있다.

또한 카페인, 알코올, 아스파탐(aspartame, 설탕보다 200배 단맛을 내는 인공감미료로 칼로리가 높은 설탕을 대신하여 음료수 및 각종 식품에 첨가되고 있다)을 섭취하고, 햇빛을 적게 쐬고, 운동량이 부족해지면 세로토닌의 자연 생성이 억제된다.

세로토닌 수치를 좀 더 안정적으로 유지하려면 무엇이 중요할까? 손상된 장 환경을 회복시킨 후, 영양이 골고루 들어 있는 식사를 하고,

가능하면 장내 유익한 균을 보충해주는 프로바이오틱스(probiotics)
가 포함된 식이요법으로 건강관리 계획을 세우도록 하자.

과민성대장증후군과
세로토닌은 어떤 관계?

미국인의 10~15%가 과민성대장증
후군(irritable bowel syndrome, IBS)을 앓고 있는 것으로 추정된다.
'증후군'이라는 단어에는 더부룩함이나 소화불량으로 인한 복통을
비롯하여 온갖 종류의 증상이 모두 포함된다. 하지만 IBS는 일반적
으로 장이 예상치 못하게 과도한 반응을 보이는 상태를 의미한다.
이를테면 변비와 설사가 번갈아 나타나면서 제멋대로 움직이는 것
과 같다.

'과민성대장증후군은 장(腸)이 우울증에 걸린 것'이라는 말이 있
다. 이는 매우 적절한 표현이다. 심리적인 우울증과 마찬가지로, 세
로토닌의 감소와 관련되어 있기 때문이다. 장에 있는 신경세포는 소
화작용을 조정하고 장 근육을 수축시킨다. 세로토닌 수치가 적당하
지 않으면 장이 불안해진다. 장 활동이 지나치게 활발하거나 무뎌지
는 증세가 한차례씩 나타나기도 하고, 일반적으로 불쾌감을 느끼게
된다. 여기에 만성변비까지 있다면 병세는 더욱 악화된다. 독성 노
폐물이 대장에 계속 머물러 있으면, 똑똑한 장의 신경계는 '공황'과
'마비' 현상을 번갈아가며 일으킬 수 있다. '공황상태'에 빠지면 독

소를 제거하기 위해 설사를 하게 되고, '마비상태'가 되면 배가 빵빵해진다.

　세로토닌 생성을 회복시키고 독성을 제거해서 IBS를 자연적으로 치유한다는 개념은 널리 논의되지 못하고 있다. 현대의학이 항우울제로 IBS 환자를 치료한다는 발상을 개발해낸 것은 참으로 아이러니한 일이다. 이 치료방법은 우연한 발견에 의해 생겨났다. 선택적 세로토닌 재흡수 억제제로 치료를 받고 있던 많은 우울증 환자들이 뜻하지 않게 과민성대장증후군이 완화되었던 것이다.

　이런 환자들이 '심리적' 증상 때문에 받은 약물치료가 대장의 상태를 잘 가라앉혔기 때문에, 이 치료방식은 환자가 현재 우울증을 앓고 있는지의 여부와는 상관없이 과민성대장증후군의 일반적인 치료법이 되었다. '도대체 왜, 어떠한 이유로 세로토닌 재흡수 억제제가 실제로 과민성대장증후군 환자를 호전시키는 데 도움이 되는 것인가'에 대한 논의는 아직까지도 거의 이루어지지 않고 있다.

몸을 망가뜨리는 정체불명의 증상들, 뿌리는 하나다

독성이 우리에게 영향을 끼치면, 우리는 그것을 어떻게 알 수 있을까? 그 방법을 배우면, 사람마다 증상은 다르게 나타나도, '증거'들은 변함없다는 사실을 발견할 것이다. 그래서 나는 언제나 '해독 안경'을 통해 내 환자들을 주의 깊게 들여다본다.

60대의 로버트는 '도저히 예측할 수 없는' 대장 때문에 고통을 겪었다. 안 그래도 스트레스를 많이 받는 직업을 가졌는데 그런 그에게 더 큰 스트레스를 안겨주는 셈이었다. 그는 과민성대장증후군이라는 진단을 받고는 이렇게 말했다.

"그건 내 힘으로는 어떻게 고칠 수 있는 병이 아니잖아요? 남은 평생 동안 그냥 이렇게 괴로워하면서 살아야 하나 봅니다."

피로와 알레르기로 힘들어했던 토니를 기억하는가? 또 다른 사례로 소개했던 케이트는 우울증과 체중증가가 문제였다. 토니와 케이트, 로버트의 증상들은 몸을 아끼지 않고 바쁘게 일하는 현대인들에게 흔히 나타난다. 피부 트러블과 부비강(paranasal sinus, 두개골 속에 있는, 코 안쪽으로 이어지는 구멍)의 이상, 식후피로와 복부팽창감, 변비, 두통, 근육통과 관절통, 관절염과 비슷한 증세는 물론이고, 우울감과 정서불안도 마찬가지다.

과연 이렇게 수없이 다양한 문제들이, 독성을 없애는 한 가지 치료법으로 해결될 수 있을까? 아마 믿을 수 없다고 생각하는 사람들이 많을 것이다. 우리의 몸은 독성에 대해, 모든 사람들에게 똑같이 나타나는 단 하나의 반응을 보이는 게 아니다. 독성의 영향은 가능한 모든 반응들이 복잡하게 얽혀 있는 네트워크와 같이 나타난다.

첫 번째 단계에서, 독성은 우리가 '점액'이라고 부르는 무언가가 쌓이는 것과 밀접한 관련이 있다. 요즘 사람들이 흔히들 몸과 마음이 붓고, 무겁고, 둔하다고 느끼는 것은 바로 이 때문이다.

그 다음 단계에서는 독소의 자극이 더욱 깊어지면서, 매일 일상적으로 접하는 것들에 대해 알레르기 반응이 일어나게 된다. 거기에다 또 다른 단계에서는 독소가 신체의 면역계를 자극해서 과도한 활동을 부추기며, 실수를 하게 만든다. 그래서 면역계가 자신의 정상적인 세포와 조직을 공격하기 시작하고, 글루텐 과민반응부터 관절염과 다른 질환에 이르기까지 자가면역장애가 일어나게 된다.

이렇게 서로 다른 사례들의 이면에 깔려 있는 공통점은 무엇일까? 이러한 모든 기능장애 증상은 염증과 점액의 형성이라는 근본적 원인에서 비롯된다. 따라서 문제의 원인을 없애고, 점액의 배출을 촉진해야만 모든 증상들이 사라지게 된다.

우리 몸에서 일어나고 있는 '이상기후 현상'

사람의 몸은 참으로 불가사의하다. 시시각각으로 일어나는 무수히 많은 화학반응과, 그로 인한 총체적인 결과에 대해 생각해보라. 몸속에서는 그렇게 복잡하고 미묘한 반응들이 벌어지고 있는데, 어떠한 자극이 다른 반응들과는 무관한 채 오로지 한 가지 화학반응에만 영향을 미칠 수 있을까? 그런데도 현대의학은 이처럼 균형이 잘 잡혀 있는 몸속의 작용들을 하나의 연결된 그림으로 이해하지 않는 듯하다. 어떤 의사는 목만 들여다보고서 환자의 상태를 파악한다. 그런가 하면 어떤 의사는 폐만 다루고, 또 다른 의사는 심장만 전문으로 본다.

이제 우리는 전체적인 상황에 관심을 기울여야 한다. 사소한 것처럼 보이는 화학반응이 원래대로 이루어지도록 만들어야 한다. 예를 들어 한 곳에서 작은 조치를 취하면 친염증 지방과 항염증 지방의 균형이 올바르게 회복되거나 몸의 산-염기 비율이 바뀌는 것과 같이 전신에서 긍정적인 반응이 단계적으로 일어나기 때문이다.

일본에서 나비 한 마리가 날개를 퍼덕이면, 연쇄반응이 일어나 아르헨티나에서는 토네이도가 발생할 수도 있다. 그런데 우리 몸에서도 이러한 나비효과가 일어날 수 있다. 간에서 몇 개의 분자와 관련된 화학반응이 실패하면, 그 결과가 뇌종양으로 나타날지도 모른다. 모든 것이 서로 연관되어 있기 때문에 작은 점 하나는 단계적으로 반응을 일으켜 훨씬 큰 시스템에까지 영향을 미친다.

이러한 문제들은 시간이 갈수록 악화되고 있다. 현대의학이 문제의 이면에 무엇이 있는가는 보지 않고, 진단을 내리는 데만 집중하기 때문이다. 그렇다면 문제의 이면에 있는 것은 과연 무엇일까?

수년 전부터 환경재해가 늘어나고 있다. 폭풍과 허리케인, 홍수, 산불이 일어나고 빙하가 녹아내린다. 예전에는 이 현상들을 아무런 관련 없이 발생하는 별개의 사건들로 여겼다. 그러나 이러한 '점'들은 서서히 연결되었다. 이 모든 재해들은 서로 연관되어 있고, 공통점을 가지고 있었다. 바로 '지구 온난화'였다.

지금 우리 몸속에서도 이와 비슷한 위기가 일어나려고 한다. 온실가스가 지구의 대기를 바꾸는 것처럼, 우리가 접하는 다량의 독소들이 체내의 '기후상황'을 바꿔놓고 있다.

무엇이 몸을
산성화시키나?

수족관이나 담수호에서는 물의 산도를 세심하

게 유지해야 물고기가 살아남는다. 우리의 동맥 내부 환경도 이와 마찬가지다. 적정한 산-염기 범위에서 벗어나면 세포들이 죽게 된다. 보통 신진대사가 이루어진 후에 남는 노폐물은 거의 예외 없이 산성이기 때문에, 우리 몸은 일상적으로 끊임없이 산성을 중화시키고 있다.

이때 우리 몸은 균형을 맞춰주는 알칼리성 분자를 주로 '자연'에서 얻는다. 푸른잎 채소 같은 식품에 들어 있다는 얘기다. 하지만 설탕, 유제품, 고기, 커피, 정크푸드로 이루어진 현대인의 주식은 몸을 산성화하고 있다. 약을 먹어도, 스트레스를 받아도 몸은 산성화된다. 스트레스를 받으면 대사율이 올라가고, 아드레날린(adrenalin)과 코르티솔(cortisol)이 분비되어 산성화 과정이 빨라지기 때문이다. 이러한 이유로 현대생활은 '산(acid)을 만들어내는 과정의 연속'이라고 표현할 수도 있다.

몸의 산성화가 지나치면 서서히, 그러나 확실히 손상을 일으킬 정도로 체내 환경을 침식해 들어간다. 산은 동맥을 부식시켜서 심장마비나 뇌졸중을 일으킬 수 있다. 아니면 관절을 부식시켜 관절염이 생기게 할지도 모른다.

산이 적혈구의 산소교환, 염증치유, 혈액응고, 호르몬 생성, 신경세포 전도와 같은 중요한 기능을 방해하는 것은 확실하다. 사실 산도의 영향을 받지 않는 체내 화학반응은 하나도 없다고 볼 수 있다. 그래서 클린 프로그램은 산성화 식품들을 끊고, 스트레스를 줄이고, 해독기능을 활성화시켜서 산도를 낮추는 데 집중한다.

칼로리는 과잉이나
영양은 결핍된 상태

우리의 건강을 해치고 있는 대표적인 원인으로 영양결핍 현상을 들 수 있다. 체내에서 일어나는 모든 일은 화학반응을 통해 이루어진다. 소화와 치유, 세포 간의 의사소통은 모두 작은 화학작용을 통해 발생한다. 그런데 이 화학반응들이 일어나려면 자연적으로 존재하는 성분을 어느 정도 공급받아야 한다. 우리는 이런 미량 영양소(micronutrient, 비타민, 무기질과 같이 아주 적은 양으로 작용하는 영양소)의 대부분을 음식에서 얻게 되어 있다. 미량 영양소가 없으면 화학반응이 일어나지 않기 때문에 불균형이 시작되고, 시간이 흐르면서 병이 생긴다.

해독과정은 영양이 충분한 음식과 균형 있는 식사로 얻는 화학물질들에 달려 있다. 간은 대부분의 해독 화학작용이 이뤄지는 장소이기 때문에, 자연식품에 들어 있는 비타민, 무기질 같은 천연 영양소와 풍부한 항산화 물질을 필요로 한다. 마치 청소용품을 잘 갖춰놓고 있으면 집을 효율적으로 깨끗이 청소할 수 있는 것과 같다.

하지만 영양이 결핍되면, 간은 해독기능을 제대로 수행하지 못하고 몹시 힘겨워한다. 식단에 오메가-3 지방산(어유)을 보충해야 한다는 이야기는 아마 많이 들어봤을 것이다. 이는 널리 알려진 지식이다. 하지만 마그네슘, 비타민D, 요오드도 부족하기 쉬운 영양소로 밝혀지면서, 자주 언급되고 있다.

마그네슘 무기질인 마그네슘은 신경계를 안정시키고 진정시키며, 근육의 긴장을 풀어준다. 그러나 마그네슘은 흡수율이 낮다. 마그네슘을 섭취하면 그중 10%만 우리 몸에 흡수될 뿐이다. 현대에 급속히 퍼지고 있는 스트레스, 불안감, 고혈압, 우울증, 부종, 기억력 감퇴, 과민반응, 허약증상 등은 마그네슘 결핍이 한 원인이다.

비타민D 비타민D는 생명유지에 필수적인 여러 과정에 반드시 필요한 영양소다. 비타민D는 칼슘 흡수를 도와 뼈를 튼튼하게 하고, 면역계를 조절한다. 따라서 비타민D가 부족해지면 뼈 질환이 생기고 감염 관련 질환에 자주 걸릴 수 있다. 또한 비타민D는 기분과 관련된 화학작용과 심장 건강에 중요한 역할을 한다.

비타민D가 활성화되려면 햇빛이 필요하다. 하지만 현대인들은 실내에서 생활하고, 자동차로 이동하고, 옷을 입고, 자외선 차단제를 바르며 햇빛에 피부를 노출시키지 않는다. 전 세계적으로 비타민D 결핍증이 새로운 유행처럼 번지고 있다. 비타민D 부족으로 인한 질환들이 조만간 더 많이 나타날 것으로 예상된다.

요오드 요오드는 갑상샘호르몬 생성에 필요한 주요 기초 성분이다. 갑상샘호르몬은 우리 몸의 신진대사가 계속 이루어지도록 책임을 지는데, 양이 충분하지 못하면 체중이 증가한다. 그러나 체중 증가는 요오드 결핍 때문에 갑상샘호르몬 분비량이 부족해서 생기는 결과 중 하나일 뿐이다. 물론 비만은 현재 수백만 어린이들에게 영향을 미치는 주요 문제가 되고 있기 때문에 중대한 사안이긴 하다.

현대과학은 요오드를 암이나 심장질환, 우울증과 같은 다른 많은 질병과 연관 짓고 있다. 이는 특히 오늘날 여성들에게 많이 나타나는 갑상샘호르몬 부족 현상과 관련되어 있다.

물과 식이섬유 지구 표면의 70%는 물이다. 우리의 몸 또한 70%가 물이다. 물은 생명에 꼭 필요한 요소 가운데 하나다. 물이 충분하지 않으면 세포는 제 기능을 할 수 없다. 물은 해독기능에도 필수적이다. 우리 몸은 물의 도움을 받아서, 다시 말해 소변과 대변, 땀을 통해 대부분의 노폐물을 제거하기 때문이다.

특히 대변은 충분한 수분이 있어야 장에서 이동할 수 있다. 대부분의 현대인들은 수분이 부족한 상태다. 물을 충분히 마시지도 않을뿐더러 많은 음식과 음료수들, 특히 카페인이 들어간 식품과 소다, 알코올이 탈수효과를 가져오기 때문이다.

현대 식생활에서 부족한 또 하나의 기본적인 원료는 식이섬유다. 식물에서 공급되는 식이섬유는 영양소와 달리 몸에 흡수되지 않는다. 간에서 처리된 독소가 대장으로 보내지면 식이섬유가 독소를 격리, 배출시킨다. 그러므로 식이섬유가 충분하지 않으면, 독소가 장에 머물러 있으면서 장을 자극하고, 다시 몸으로 재흡수된다.

• 과식과 비만의 원인이 만성적인 영양부족 때문?

아이러니하게도 만성적인 영양부족은 우리 시대의 또 다른 위기인 과식과 비만의 원인이 된다. 몸이 필요로 하는 특정한 미량 무기질이 결핍되면, 우리의 몸은 그 부족한 영양소를 조금이라도 더 확보하려는 바람으로, 그만 먹으라는 정상 신호를 방해하면서 더 많은 음식을 먹는다. 그러면 그렇게 많이 섭취한 음식은 다 어디로 갈까? 대개 지방으로 저장된다. 예를 들어 식사할 때 아연이 부족하면(오늘날 흔한 일이다), 몸은 필요한 아연을 찾을 때까지 '만족'한다는 신호를 주지 않는다. 심지어 0.001mg의 아연을 얻으려고 1kg이 넘는 음식을 먹기도 한다.

아연이 결핍된 사람들에게서 페인트를 먹으려고 하는 기이한 증후군이 종종 보고되기도 한다. 몸이 아연을 찾는 데 필사적인 나머지 그러한 증상이 나타나는 것이다. 당연한 얘기지만 페인트를 먹는 비정상적인 행동은 납중독을 일으키기 때문에 아주 위험하다.

몸속에 난 산불을 진화하라

다이어트 책이나 건강잡지에 '염증'이라는 말이 많이 나오기는 하지만, 대부분의 사람들은 이 단어의 뜻을 잘 모르거나 일부분만 알고 있다. 국부가 부어오르고, 빨갛게 되면서 아프고, 주변 부위보다 뜨거워지며 열이 나는 것을 염증이라고 알고 있다. 그러나 사실 염증이란 것은 굉장히 복잡한 생존 메커니즘이다.

염증의 원인은 두 가지로, 외부에서 침입한 특정 물질에 의한 것과 내부적인 고장에 의한 것이다. 혈액 속에서 이런 일이 벌어지면 염증이 생긴다. 이 물질이 뾰족한 가시든 질병을 일으키는 미생물이든, 우리의 몸은 신체를 손상시키는 모든 것에 맞서서 조직을 보호하는 방어세포를 출동시킨다. 인체의 재생시스템 역시 손상된 곳을 고쳐주는 다른 세포들을 불러와서 활동을 시작한다. 보통 염증은 자기조절능력을 가졌다. 자극을 받자마자 자동적으로 작동되어서 더 심한 염증을 막는 반응에 들어간다는 뜻이다.

그러나 만약 몸이 자극성분에 끊임없이 노출된다면, 염증반응에 항상 빨간 불이 들어와 있게 된다. 특정한 국소 부위에만 나타나는 것이 아니라, 혈액과 온몸 구석구석에 전체적으로 나타난다. 독소에 심하게 노출되었을 때 바로 이러한 현상이 일어나게 된다. 현대인들은 만성적으로 염증에 시달리고 있다. 염증(inflammation)이라는 말은 '불을 지르다'라는 뜻의 라틴어의 'inflatio'에서 비롯되었는데 우리 몸에 생기는 염증은 지구의 산불과 같다고 볼 수 있다.

몸은 자연과 조화롭게 기능하도록 만들어져 있어서, 염증의 진행상황을 반드시 스스로 점검한다. 우리 몸은 음식에서 특정 영양소를 흡수함으로써 염증을 일으키거나 잠재울 수 있다. 염증을 일으키고 활성화시키는 영양소의 예로 오메가-6 지방산을 들 수 있고 염증을 잠재우는 영양소로는 오메가-3 지방산이 있다. 원래 자연적으로는 이런 영양소들이 음식과 몸속 등 모든 곳에서 균형을 이루는 비율로 존재해야 한다.

염증이 오랫동안 '불이 켜진' 상태로 지속되어서는 안 된다. 필요할 때를 위해 그냥 중립으로 있으면서 항상 준비돼 있어야 한다.

다른 중요한 항염증의 성분으로는 폴리페놀(polyphenol), 커큐민(curcumin), 메틸설포닐메탄(MSM, 천연식이유황)이 있는데, 이것들을 음식에서 얻어야 한다. 아무리 많은 독소들이 염증반응을 유발한다 해도 항염증 영양소가 들어 있는 식사는 염증을 가라앉히는 효과가 있다. 하지만 항염증 성분을 섭취하지 않는다면 염증은 항상 '가동' 상태다. 염증은 수류탄 폭발로 인한 충격파처럼 금세 온몸으로 퍼진다. 그리고 만성이 되면 상처 입은 곳을 치료하는 대신 실제로 각 조직의 기능을 저하시킬 수 있다. 만성염증은 암, 당뇨병, 특히 심혈관질환이 발병하는 원인이 된다.

• 우리가 '염증'을 먹는다고?

'어유(fish oil)'는 오늘날 필수적인 오메가-3 필수 지방산을 가리키는 대명사가 되었다. 사람들은 이것이 생선에만 들어 있는 줄 알지만, 사실 살아 있는 거의 모든 생물에 존재한다. 자유롭게 풀을 뜯어 먹으면서 자연적인 방식으로 자란 젖소의 몸속에는 오메가-3 지방산이 풍부하다. 하지만 좁은 공간에 갇혀서 옥수수 사료를 먹으며 자란 젖소는 염증이 생겨서 오메가-6 지방산이 지나치게 많이 생성된다.

균형 있는 생활을 유지하기 위해서는 오메가 지방뿐만 아니라 다른 것들도 모두 자연에 존재하는 적절한 비율로 존재해야 한다. 하지만 오늘날 우리가 먹는 식품에는 더 이상 그러한 균형이 존재하지 않는다. 우리 몸도 마찬가지다. 자연스럽지 않은 방식으로 길러진 동물은 저절로 염증이 발생한다.

채식주의자들도 불균형 문제는 피할 수 없다. 우리가 농사에 사용하는 비료는 대부분 질소, 인, 칼륨으로 이뤄진다. 셀레늄, 아연, 마그네슘, 망간 등 식물이 건강하게 자라는 데 필요한 52가지 무기질은 하나도 없다. 때문에 식물 역시 영양이 부족하다. 당연히 식물의 면역계도 약해질 수밖에 없다. 따라서 식물이 곤충의 공격을 받으면, 독자적인 방어반응에 의해 염증이 생긴다. 결국 인간들은 염증이 생긴 식물과 동물, 생선을 먹음으로써 염증으로 가득한 세상을 만들어냈다. 우리가 생산한 식품을 먹는 것은 곧 염증을 먹는 것이다. 그리하여 우리는 스스로 염증이 되어버리고 말았다.

독소를 제거하는 기관이 과도한 부담에 시달리며 제대로 지원받지 못하면, 몸의 다른 기관을 위해 제 기능을 할 수 없다. 어떤 세포나 기관이 가장 영향을 많이 받느냐에 따라, 관절염, 암, 심장질환 등 밖으로 드러나는 병이 달라진다. 때때로 극단적인 경우에는 해독능력이 떨어진 몸이 다른 계통을 동원하여 대리로 '긴급' 의무를 수행시켜서 생기는 병도 있다. 이는 모두 몸이 살아남으려고 하는 발버둥이다.

골다공증을 예로 들어보자. 부실한 식사로 몸이 계속 산성 상태이면, 뼈가 동원될 수 있다. 생명을 유지하기 위해서는 뼈 형성보다 산도 조절이 더 시급하고, 골다공증보다는 높은 산도가 더욱 치명적이기 때문이다. 때문에 뼈는 칼슘과 인 같은 알칼리성 뼈 염류를 내보내서 혈액의 산도를 조정하게 된다.

그러면 의사는 값비싼 약을 처방하여 골아세포(뼈를 만드는 세포)를 자극하거나 많은 양의 칼슘을 처방하여 뼈를 튼튼하게 한다. 하지만 이와 동시에 혈액의 산도를 낮추지 않는다면, 그 어떤 약도 소용이 없다. 혈액의 알칼리도가 적당하지 않으면 칼슘은 뼈로 흡수되지 않고 그냥 관상동맥이나 관절에 남아 있게 될 수 있다. 더욱이 비타민D가 충분하지 않으면 칼슘은 뼈에 축적되지 않는다. 하지만 의사들이 이것을 검사하는 경우는 드물다.

최근에는 이런 이유 때문에 골다공증을 치료할 때 우유를 마시면 증상이 더 악화될 수 있다고 말하는 사람들이 있다. 우유는 우리 몸을 산성으로 만들고 장기적으로 뼈에 손상을 가져온다. 낙농업자들은 소비자들에게 우유가 뼈를 튼튼하게 해준다고 믿게 만들려고 하지만 말이다. 그러나 우리는 치료에 들어가기 전에 한 발 뒤로 물러나서 이 질문을 해보아야 한다.

"이 환자의 몸은 왜 산성인 걸까?"

보이지 않는 독소의 공격, 생각이 많아도 독이 된다?

독소는 음식과 화학물질의 영역에만 국한되지 않는다. 측정을 하거나 따로 분리하기는 힘들지만, 현대인에게 널리 퍼져 있고, 영향을 미치는 또 다른 종류의 독소가 있다. 바로 마음의 독소다. 해로운 생각들과 해로운 관계들, 현대인이라면 누구나 겪는 내면의 불안 등, 이 모든 것들이 우리가 태어날 때부터 가지고 있는 평화롭고 정상적인 몸의 기능을 방해하는 오염 물질이다. 통칭하여 '스트레스'라고 불리는 이것은 비록 환경론자들이 꼽은 최악의 환경 위험도 아니고, 바쁜 의사 선생님들이 충분히 인식하고 있는 문제도 아니지만, 음식과 물, 공기에 들어 있는 화학 물질 못지않게 해롭다.

우리는 역사상 그 어느 때보다도 많은 정보를 접하며 살고 있다. 하다못해 TV 뉴스도 이제는 데스크 앞에 앉아 있는 앵커만 있는 것이 아니다. 화면 하단으로 뉴스 자막이 지나가기 때문에, 우리의 관심은 사실상 두 군데로 나뉘게 된다. 뿐만 아니라 이제 사람들은 언제나, 어느 시간대에 있든지 통신이 가능하다. 휴대전화, 블루투스 헤드셋, 이메일, 문자메시지, 팩스 등이 있기 때문에 연락이 끊긴다는 것은 거의 있을 수 없는 일이 되었다. 때문에 항상 정신을 바짝 차리고 있어야 한다.

이외에도 사람들은 경쟁력을 높이고 커리어를 쌓기 위해, 좋은 관계를 맺기 위해, 자녀를 잘 키우기 위해, 좋은 집을 갖기 위해 너무나 바쁘다. 목표를 이뤄야 한다는 압박감이 그 어느 때보다도 높아졌으며, 그 때문에 끊임없이 계획하고, 일하고, 노력하는 상태로 생활한다. 뇌가 쉼 없이 돌아가야 하므로 계속 에너지가 필요하다. 결국 에너지가 필요한 몸의 다른 부위는 그것을 쓰지 못한다. 사실 우리는 계속 생각하고 걱정하느라 정신이 없어서, 정작 고통받으며 쇠약해지고 있는 자신의 몸을 의식하지 못하고 있다.

내가 나 스스로를 치유하기 위한 여행을 시작한 것은 머릿속에서 떠나지 않는 부정적이고 두려운 생각 때문이었다. 사실 알레르기나 체중증가, 과민성대장증후군 증상은 어느 정도 극복할 수 있었다. 그런데도 내가 심장 전문의의 길을 그만두면서까지 심오한 깨달음을 찾아 나섰던 이유는, 그런 나쁜 생각이 자꾸 들었기 때문이었다. 내가 먹은 유해한 음식과 내가 일할 때 억지로 맞추던 무리한 스케줄, 유독한 병원환경, 내 머릿속을 가득 채운 두려움과 좌절, 세계에서 가장 유독한 도시 중 하나인 뉴욕에서의 생활로 인해 내 몸은 망가졌다. 하지만 걱정이 끊이지 않고, 가슴에 통증을 느끼게 되자 심장마비가 오는 게 아닌가 하는 걱정이 들면서 그제야 비로소 다른 해결책을 찾기 시작했다.

명상을 하고서 내게는 처음으로 고요한 희망과 분명한 목표가 생겼다. 당시 나에게 그보다 더 중요한 것은 없었다. 오직 명상 하나만 생각하고 인도행 비행기를 탔다.

나는 지금도 그 목표를 지키려고 노력하고 있다. 그러나 내 마음을 진정시키기 위해 얻은 능력이 무엇이든, 나는 그것 덕분에 환자들에게 나타나는 끊임없는 생각과 걱정이 비슷하다는 사실을 알게 되었다. 이 증상은 현대생활에 널리 퍼져 있다. 우리 몸을 해치는 생각이 우리를 지배하고 우리의 생활을 억누르고 있다. 우리가 헤어나오지 못하는 것은, 단순히 우리를 해치고 우리 몸에 필요한 에너지를 고갈시키는 식습관이 아니라, 끊임없이 드는 '생각'이다. 끊이지 않는 생각 때문에 에너지가 낭비되고, 우리 몸은 지치고 피곤해진다. 그리고 스스로를 치유하는 데 필요한 자원이 몸에서 빠져나간다. 나는 스트레스의 부정적인 효과를 '보이지 않는 독'이라고 부른다. 의사가 측정할 수 있는 범위 밖에 존재하기 때문이다.

스트레스가 몸과 행동, 사고방식에 나타나는 방식은 다양하다. 또한 식사 방식, 중독, 자신의 잠재력에 대한 믿음에도 영향을 준다. 눈에 안 보이는 독소는 활기찬 행복을 가로막는 최대 난관 중 하나임이 틀림없다. 어쩌다 이렇게 되었을까?

'보이지 않는 독'은 새로운 개념이 아니다. 사실 인류가 방부제, 항생제, 호르몬, 비료, 기타 화학물질을 발명하기 수천 년 전부터, 지구에서 아주 영향력 있는 몇몇 사람들은 해독기능을 중요한 주제로 다루었다. 불교에서는 스스로 부처가 되는 길이라고 설명했다.

진짜 건강은 지혜롭게 독을 제거하고, 참된 현실을 파악하고, 자신과 우주가 함께하는 경험을 하고, 에너지와 행복이 충만하며, 탐욕스럽지 않아도 되고, 다른 사람을 두려워하거나 미워하지 않을 때 이루어진다. 이렇게 되는 것은 기쁜 마음으로 모두에게 자비로워지고, 상대적으로는 달라도 결국 자기 자신과 똑같고 아름답게 보이기 때문이다. 마치 사랑하는 아이들이나 사랑하는 사람, 좋은 친구를 보는 것과 같다. 이것이 진정으로 건강한 깨우침이다.

어떤 사람들에게는 건강한 깨우침이 먼 나라 얘기처럼 들릴지도 모른다. 그러나 망상이나 탐욕, 분노에서 자유로워져야 비로소 우리는 필요한 것을 이미 모두 가지고 있다는 사실을 이해하고 깨달음의 상태로 되돌아갈 수 있다. 유행처럼 번져나가는 과소비와 현대생활의 광기를 중단시킬 수 있는 것은 이 방법밖에 없다.

클린 프로그램은 매일 짧게 명상을 하라고 권유한다. 명상은 정신적인 부담을 조금 내려놓고서, 오래 지속되고 기쁨을 선사해주는 '진짜 건강'이 자신에게 어떤 의미인지를 가장 먼저 탐구할 수 있는 기회가 될 것이다.

PART 5

클린으로 몸속 독소를
깨끗이 씻어내라

REMOVE · RESTORE · REJUVENATE

모든 것은
대장에서 시작된다

식물의 잎이 시들어가기 시작할 때, 지혜로운 정원사라면 먼저 뿌리를 파서 살펴볼 것이다. 땅속에 파묻혀서 눈에는 안 보이지만, 대부분 식물의 병이 어디에서 비롯하는지를 알려면 뿌리 쪽을 봐야 한다. 뿌리로부터 멀리 떨어진 잎에서 가장 먼저 증상이 나타난다는 사실은 정원사가 아니라도 누구나 안다. 잎이 건강하려면, 뿌리가 땅에서 영양소를 잘 흡수해야 하니까 말이다. 나는 어렸을 때 우리 집 뒷마당에서 이 사실을 배웠다.

건강문제 때문에 해결책을 찾던 나는 결국 인도여행을 계기로, 서양의학을 수련 받은 전문의에서 편견이 없는 의사로 바뀌었다. 이제까지 전혀 접해본 적 없는 전통적인 치료법을 배우기 시작했을 때,

많은 개념들 가운데서 유난히 자주 나오는 개념 하나가 있었다.

그것은 '건강과 질병이 대장에서 시작된다'는 것이었다. 처음에는 잘 이해되지 않았지만, 내가 찾고 있던 해답의 열쇠가 바로 여기에 있었다. 식물의 뿌리처럼 사람의 대장은 우리의 토양인 음식에서 영양소를 흡수한다. 대장의 건강은 우리가 영양소를 잘 섭취하는지 아닌지에 아주 중요한 역할을 한다. 독성, 우울증, 과민성대장증후군, 영양결핍, 점액, 산성화, 세로토닌 부족 등, 서로 개별적인 문제로 여겨졌던 이 모든 퍼즐조각들이 다차원의 행렬에서 연결되어 내 의문에 해답을 주었다.

사람들은 대장의 건강이 얼마나 중요한지를 과소평가한다. '장기 중의 제왕'이라고 불리는 심장 같은 곳은 쉽게 주목을 받아왔다. 하지만 대장은 그렇지 않다. 내가 앓았던 과민성대장증후군과 우울증 사이의 잃어버린 연결고리 역시 '대장'에서 찾을 수 있었다.

사람의 창자는 식물의 뿌리와 비슷하다. 둘 다 눈에 안 보이지만, 물과 영양소를 흡수한다. 그리고 병이 들면 장(혹은 뿌리)에서 멀리 떨어진 곳에서부터 증상이 나타날 수 있다. 식물은 잎과 가지에서, 사람은 피부와 머리카락에서 말이다.

그러나 이 뿌리는 사람의 생명유지에 가장 중요한 계통이 숨겨져 있다. 성능과 기능이 뛰어나고 정밀도가 높은 이 기계를 이용하면 우리 몸을 만드는 기초 성분과 화학물질을 손에 넣을 수 있을 뿐만 아니라 신뢰할 만한 사람을 알아낼 수도 있다. 아마 믿어지지 않을 것이다. 이 기계는 아주 섬세해서 기능을 잘 발휘하려면 아주 상세한 조건까지 균형을 잘 맞춰주어야 한다.

자연은 그 기계의 설계자이고 기계에게 완벽한 조건을 제공했다. 그런데 우리가 자연의 방식에서 벗어나자, 창자가 이상적으로 활동할 수 있는 기능조건이 나빠진 것이다. 결국 대장이 괴로워지자, 영양결핍의 문제들이 생겨났다. 뿐만 아니라 대장에 문제가 생기면 우리의 직관력도 고통을 겪는다. '창자의 느낌'이 혼란스러워진다는 얘기다. 환절기가 되면 알레르기가 더욱 심해지고, '먹지도 않았는데' 체중이 늘거나, 우울해지거나, 변비에 걸린다. 전에는 한 번도 나타나지 않았던 음식 알레르기가 생길 수도 있다. 이처럼 모든 장기나 몸의 기능은 대장과 직접 연결되어 있다.

흔히 독성은 다른 장기들보다 먼저 창자에 영향을 미친다. 창자 계통을 구성하는 4개의 주요 요소를 간단하게 설명하면, 어떻게 창자가 다른 질병들의 근원이 될 수 있는지 이해할 수 있을 것이다.

장 속의 좋은 세균은
우리 몸의 국토안보부

사람의 대장에 사는 몸에 좋은 박테리아는 건강을 지키는 '말없는 영웅'이다. 이 박테리아는 너무 중요해서, 이들을 '눈에 보이지 않는 기관'이라고 부르는 치료사들도 있다. 사는 곳은 눈에 보이지 않더라도, 이들은 본래의 대장환경을 유지하는 데 가장 중요한 요소다.

건강한 대장에는 약 900g의 유익한 박테리아가 있다. 열대우림과 마찬가지로 대장은 작은 미생물 집단의 숙주 역할을 한다. 이 기생 생물들은 대장의 상당 면적을 차지하고, 사람의 제1피부인 대장 점막의 주름 안에서 아늑하게 지낸다. 대신 비싼 집세를 내려면 그들은 열심히 일해야 한다. 유익한 세균들의 역할은 소화를 도와 필수 영양소가 흡수될 수 있게 하는 것으로, 그들의 도움이 없으면 영양소는 장벽을 통과하여 순환계로 들어갈 수 없다. 그러므로 건강한 장내 세균군이 부족하면 영양결핍에 걸릴 것이 확실하고, 그 결과 다른 계통의 기능장애가 나타난다.

유익한 세균들은 또한 우리가 감염되지 않게 한다. 장벽을 모두 감싸고 있기 때문에 병원성 세균군(질병을 일으키는 박테리아)이나 바이러스, 기생충 같은 다른 생물이 발도 못 붙인다. 몸에 좋은 세균군은 장벽의 중요한 위치에 자리잡고서, 1차 독소여과기능을 하면서 독소가 혈류에 들어가기 전에 25% 정도를 중화시킨다. 그리고 그 세균군의 존재로 인해 배설물에 있는 유독성 노폐물의 통과 시간이 빨라져서 노폐물이 결장에 오래 머무르지 못한다. 노폐물이 결장에 오래 있으면 독소가 혈류로 다시 흡수된다.

이 노폐물에는 항상 몸에 나쁜 병원성 박테리아가 소수 섞여 있다. 이것은 어쩔 수 없는 일이다. 그러나 현대생활은 이 균형을 바꾸었다. 과거에는 일부의 사람들에게만 이 박테리아가 있었지만, 요즘엔 거의 모든 사람에게 해당된다. 유독한 화학물질, 약, 특히 '생물군(biota, 생물형태)'을 죽일 목적으로 만든 항생제는 시간이 흐르면서 몸에 좋은 세균군까지 소탕한다. 알코올과 스트레스도 거기에 일조한다.

질병을 일으키는 병원성 미생물은 좋은 세균군을 죽인 화학 혼합물에 저항하고, 살아남아 대장을 점거할 방도를 찾는다. '장내 불균형'이라고 불리는 상황이다. 빵을 부풀게 하는 이스트도 원인 중 하나다. 이스트는 사람들이 먹는 단 음식과 유제품에서 쑥쑥 자라는데, 몸을 붓게 하고 복부를 더부룩하게 하는 데다 염증을 일으키는 유독성 노폐물을 배출한다. 누구나 어느 정도는 장 속의 세균들이 불균형상태다. 심지어 자연식품을 먹고 프로바이오틱스를 먹는 사람도 그렇다. 우리는 모두 독소에 노출되어 있기 때문이다.

몸에 이로운 장내 세균군에 대한 연구가 활발히 진행 중인데, 그 중요성과 유익함을 밝혀낸 연구가 많다. 산모가 프로바이오틱스를 섭취하면 태어난 아이가 병에 쉽게 걸리지 않고, 나중에 학교에 가서도 공부를 잘한다고 한다. 그리고 장 속에 건강한 세균군을 갖고 있는 운동선수는 부상에서 빨리 회복된다.

한편 어릴 때 복용한 항생제는 커서 온갖 질병에 걸리는 것과 상관관계가 크다. 독성에 대한 이야기에서 이것은 아주 중요하다. 따라서 나쁜 박테리아를 없애지 않은 상태에서 좋은 박테리아를 복원시키지 않고 해독 프로그램에 들어가는 것은 아무 의미가 없다. 장내 세균군을 재건하고, 좋은 균을 다시 주입하고, 복원시키는 것은 클린 프로그램에서 빼놓을 수 없는 필수적인 부분인 것이다.

아이러니하게도 내가 프로바이오틱스를 처방할 때, 다른 심장 전문의들은 나를 어리둥절한 눈으로 쳐다보았다. 내가 심장 전문의로 일했던 병원 어디에도 프로바이오틱스는 없었고, 다른 부서에서도 그것을 처방하는 것을 보지 못했다. 물론 병원은 그것이 가장 필요한 곳임에 틀림없다. 지금은 소화기관이 전공인 소화기 전문의들만이 환자를 도와주는 방법으로 프로바이오틱스를 인식하고 있다. '체내 삼림(森林)'의 동물 개체군의 조건을 신경 쓰는 사람은 거의 없다.

제약업계는 의약품 등급의 새로운 프로바이오틱스를 개발하고 있다. 그 제품이 타깃으로 삼은 고객은 몸이 붓고 변비 증세가 있으며, 과민성대장증후군이 있는 사람들이다. 옳은 방향으로 가는 한 걸음이긴 하지만, 프로바이오틱스를 만들어 파는 이들은 여전히 약에 대한 기존의 서구적 사고방식을 가지고 있다. 그러니까 그 사람들은 프로바이오틱스가 복잡하게 얽힌 모든 문제를 한 방에 해결해주는 마법주문이라고 생각한다.

그들은 프로바이오틱스 제품만 먹으면 손상된 장내 세균군을 완전히 고칠 수 있다고 선전한다. 그러나 병원성 박테리아에게 영양을 공급하는 밀가루나 설탕 같은 음식을 없애고, 그들을 쫓아내는 천연 항균음식이나 영양제를 섭취하고, 살아 있는 건강한 박테리아를 적절한 수만큼 공급할 때에만 장 속의 유익한 세균군을 성공적으로 재건시킬 수 있다. 제약회사에서 만든 프로바이오틱스를 먹으면서 계속 커피를 마시고 도넛을 먹는 것은 마치 돌진하는 코끼리에게 콩알만 한 공깃돌을 던지는 것처럼 쓸모없는 행동이다.

장내 세균군은 또한 체내 '국토안보부'의 내부훈련을 돕는다. 대장 안의 제1피부는 대장 안으로 들어가려고 애쓰는 외부 방문자들과 만나는 곳이기 때문에, 면역계는 장벽 자체에 많은 군사기지를 건설해놓았다. 면역체계는 그 기지에 잠망경을 설치하고, 몸에 좋은 박테리아가 전투를 벌이고 임무를 완수하는 대장 터널 안을 들여다본다.

좋은 박테리아는 의심스러운 방문자들을 괴롭힘으로써 빈틈없이 파수를 보면서 진짜 위협을 알아본다. 하지만 아직은 경보를 발령하여 온몸의 면역부대를 소집해야 할 정도는 아니다. 대장 터널 주변에는 면역계의 작전캠프가 아주 많다. 모두 합하면 온몸 면역계의 80%까지 된다. 그 이름은 창자연관림프조직(GALT)으로 알려져 있다. 내 생각에, 일단 연구자들이 관심을 갖게 되면 GALT가 수행하는 더 많은 기능이 밝혀질 것 같다.

• 과도한 항생제 사용이 가져온 무서운 결과
과학자들은 유독한 병원성 박테리아를 연구하는 훌륭한 일을 해냈다. 또 그것들을 죽일 수 있는 강력한 무기, 항생제를 개발하는 데도 성공했다. 그 결과 많은 생명을 살렸다. 하지만 과학자들은 한 가지 중요한 사실을 무시했다. 그것은 바로 '나쁜 박테리아를 죽일 때 우리가 잘 살아가는 데 필요한 좋은 세균군도 죽는다'는 사실이다.
항생제 남용으로 장내 세균군이 말살되자, 첫번째 방어선이 무너지면서 영양실조부터 우울증, 감염에 이르기까지 온갖 문제가 속출했다.

이제 이런 나쁜 박테리아의 다수가 치명적인 질병을 일으키는 슈퍼 병원균으로 변종되었다. '병원성 슈퍼 병원균(MRSA, 메티실린 내성 황색 포도상구균)' 같은 변종의 발생은 항생제를 남용한 결과다.

아군과 적군을 헷갈린 면역계의 치명적인 공격

외부의 물질이 몸 안으로, 순환계 안으로, 혈류 안으로 들어가려면 경계를 통과해야 한다. 그 경계는 체내를 바깥과 분리시키는 울타리다. 바깥을 향해 있든(피부) 안을 향해 있든(장벽) 제1피부는 안으로 들어가는 것을 걸러내는 보호목적을 수행하기 위하여 완전해야 한다. 우리 몸 안으로 들여보내는 것이라면 무엇이든지, '벽돌'인 장벽세포 스스로가 선택하고 흡수해서 운반해야 한다.

건강한 장벽은 매끄러우며 벽돌 사이에 갈라진 틈이 없다. 벽돌들 사이에는 '빈틈없는 연결점'이라는 것이 있다. 현미경으로 보면 분명하게 볼 수 있는 그 연결점은 빈틈없게 꽉 맞물려져 있어서 원하지 않는 것은 '아무것도' 들어오지 못하게 한다.

우리 몸은 우리 몸에 속하지 않는 것, 외부의 것으로부터 내부를 보호하도록 계획되어 있다. 이 목적을 위해서 서로 다른 큰 부대와 무기들로 이루어진 군대가 있다. 군대의 복잡한 작전에서 가장 신중해야 할 것 중 하나는 '아군'과 '적군'을 정확하게 구별하는 것이다.

모든 살아 있는 생물은 탄수화물, 단백질, 지방의 세 가지 기본 벽돌로 이루어져 있다(그리고 물, 무기질, 염분 등과 같은 소수 요소도 있다). 한편 이들 세 가지 요소는 아미노산(단백질), 탄소와 물(탄수화물), 지방산(지방)으로 이루어져 있다. 전 우주는 레고 장난감 세트와 비슷하다. 몇 가지 서로 다른 종류의 개체들이 서로 다른 개수로 서로 다르게 배열되어 결합해서 셀 수 없이 많은 물건을 만든다. 결과물은 완전히 달라서 기초요소가 같다는 것이 믿어지지 않을 정도다.

우리가 닭고기 한 조각을 먹으면, 소화계는 일을 하기 시작한다. 닭고기 덩어리를 개별적인 성분으로 분해하는데, 대장벽을 통과하여 혈액으로 들어갈 수 있을 정도로 아주 작게 분해한다. 이런 성분이 일단 혈액에 들어가면 거기에서 멈추지 않는다. 면역계의 비밀경찰은 개별 성분의 출처가 닭고기인지, 견과류인지, 아니면 시리얼인지 알 수 없다. 그 성분은 이내 무엇인가, 아마도 근육을 만드는 데 이용될 것이다.

그러나 아직 분해되지 않고(완전히 소화되지 않아서) 닭고기 조각으로 인식될 정도로 커다란 성분 덩어리가 대장벽을 통과하려고 하면, 거의 즉각적으로 경보가 울리고 '충격과 두려움' 반응이 시작된다. 한 종류의 면역세포(림프구)가 접착제(항체)를 쏘아서 이물질(항원)을 쫓아가서 기절시킨다. 잠시 후 이물질을 잡는 세포가 동원되고, 그 세포는 도착하자마자 스스로 이물질에 붙는다. 그리고 닿으면 모든 것을 녹이는 부식성이 강한 산성액을 이물질에 방출한다.

이 연쇄사건의 근원에는 독소가 있다. 연쇄사건의 결말은 대장의 벽이 손상되어 구멍이 나는 바람에 더 이상 음식물 덩어리의 침투를 막지 못하는 것이다. 이 사건이 '장 누수'이며, '장 누수 증후군'을 일으키는 공통된 증상이다.

제1피부는 끊임없이 재생된다. 따라서 어떤 틈이나 손상은 성장하는 세포와 연결조직에 의해 평상시보다 빠르게 회복되고, 결국 치료된다. 장벽을 치료하는 일은 결코 쉬운 일이 아닌 데다, 장 누수가 일어나는 환경에서는 절대 장벽을 치료할 수가 없다. 대장이 회복될 수 있는 적절한 환경을 만드는 것이 중요하다.

서양의학에서 가장 곤란하게 생각하는 질병군 중의 하나가 자가면역과 관련된 질병이다. 이 질병은 면역계가 자기 몸을 공격하며 스스로를 파괴하는 병이다. '아군'과 '적군'을 구분하게 되어 있는 계통이 어떻게, 그리고 왜 아군을 향해 공격명령을 내리는 것일까? 왜 아군을 적군으로 헷갈린 것일까?

몸에 유익한 장내 세균군이 항생제, 방부제, 커피, 알코올 등으로 인해 죽으면, 더 공격적이고 내성이 강하고 파괴적인 박테리아가 그 자리를 차지한다. 현재 창자연관림프조직은 유독한 박테리아와 음식에 있는 화학물질 때문에 유발되는 알레르기, 방어기제, 염증, 회복 등 모든 반응을 준비한다.

하지만 대장에서 소화되지 않은 음식물 조각이 새어 나오면 면역계는 전력을 다해 공격한다. 인체는 지금까지 진화하면서 그렇게 격렬한 공격을 받아본 적이 없다. 사람의 몸에는 전투를 선택할 적절한 계통이 없다. 소화되지 않은 모든 덩어리는 계속해서 총 출동한 군대의 공격을 유발할 수밖에 없다.

한 번에 한두 가지 전투만 치를 수 있도록 훈련받은 군대가 있다고 상상해보자. 갑자기 서로 다른 전장에서 서로 다른 전투가 벌어지고 있고, 셀 수 없이 많은 소집명령이 쇄도하고 있다. 군인들은 안달복달하다가 결국 정신을 놓고, 음식 덩어리와 비슷하게 생긴 것이면 아무것에나 총을 쏜다. 공격대상은 닭고기 조각인데, 닭고기의 근육이나 사람의 근육이나 비슷하기 때문에 군인들은 원래 방어해야만 하는 자기 몸의 근육에 총을 쏘아 공격을 하는 것이다. 물론 이것은 가상의 시나리오다.

하지만 자가면역질환이 증가하는 추세라는 것은 상상이 아니라 현실이다. 인류 역사의 초기부터 있었고 가장 친숙한 자가면역질환 중 하나는 류머티즘열(rheumatic fever)의 경우를 살펴보자. 목의 연쇄구균은 대대적으로 군사배치를 하는데, 연쇄구균 분자의 표면은 심장판막의 표면과 비슷하다. 특히 승모판과 비슷하며 큰 관절과도 비슷하다. 그래서 군대는 관절과 심장판막을 연쇄구균으로 혼동하여 관절과 심장판막을 향해 총을 쏜다. 관절은 회복되지만, 심장판막은 손상을 입어 평생 상처가 생긴다. 흔히 수십 년 후에 판막을 고치거나 교체하려면 심장절개술이 필요하다.

현대인의 평범한 식단에 노출된 창자연관림프조직은 끊임없이 면역반응을 시작하는 고도의 경계태세 속에서 생활하기 쉽다. 이렇게 에너지를 낭비하면 치료와 해독 및 다른 중요한 기능에 쓸 에너지가 줄어든다. 그것이 인체의 미묘한 섭리이기도 하다. 에너지 비축분이 유출되면 일상생활이 피곤해지는 등 여러 가지 미묘한 방식으로 그 영향을 확실하게 느껴질 수 있다.

완벽한 상태이던 대장이 나빠지면, 창자연관림프조직은 자연상태에서는 절대 만날 수 없는 낯선 방문자들을 접하게 된다. 예전에는 문제가 되지 않았던 음식이 독성상태에서는 잠재적인 알레르기 요인으로 변할 수도 있다. 알레르기 반응 군대는 적색경보 태세에 들어가 인체의 다른 부위에 신호를 보낸다.

장벽을 복구하고, 좋은 박테리아를 다시 살리고, 특별한 영양소로 면역-염증 군대를 달랠 수 있다면, 식당에서 메뉴를 볼 때 어디에서 지뢰가 터질지 모르는 지뢰밭을 걷듯 조심하지 않고 마음대로 선택할 수 있었던 예전으로 돌아갈 수 있다.

• 적색경보 태세에서 생활하기

대장 안쪽에서 사는 좋은 세균군은 창자연관림프조직과 사이좋게 지낸다. 장내 세균군은 면역계가 바로 방어태세에 돌입하지 않고 항상 준비태세를 갖출 만큼만 자극상태를 유지한다. 이 때문에 건강한 장내 세균군은 온갖 종류의 감기와 병원균에 대하여 방어하고, 건강한 면역에 중요한 역할을 한다.

장내 세균군이 파괴되면, 가장 먼저 눈에 띄는 일 중의 하나가 감기에 잘 걸리고 목이 아프다는 것이다. 그리고 독감에서 나으려면 오래 걸린다. 많은 사람들이 '감기의 계절'이라고 알고 있는 시기에는 그런 증상들이 더 오래 간다. 사람들은 환절기니까 감기에 걸리는 게 당연하다고 생각하지만, 그것은 정상이 아니다. 제약회사들이 마케팅을 할 목적으로 그렇게 부르는 것일 뿐이다. 건강한 장내 세균군이 활발히 작용해 면역계가 아주 건강한 사람은 아예 이런 병에 거의 걸리지 않을 것이다. 반면, 나쁜 박테리아에게 대장을 점령당한 사람들은 항상 교전상태다. 창자연관림프조직이 살아 있는 병원균을 그 이상의 것으로 받아들일 수 있기 때문이다. 이런 사람들은 전신에 걸쳐 염증과 알레르기를 갖고 있을 가능성이 아주 높다.

두 번째 두뇌의
놀라운 비밀

현자들은 늘 이렇게 말한다. "창자의 말을 들어라." 사람의 즉각적인 '창자 본능'은 대개 상황과 사람들을 속이지 않는다. 하지만 우리 마음은 상황을 망쳐놓고 결국 창자가 분명히 하지 말라고 한 것을 하게 한다. 그리고 나중에 "어쩐지 느낌이 좋지 않았어. 창자의 말을 들었어야 했는데…." 하고 애석해한다. 초기 인류가 생존할 수 있었던 것은 아마 창자의 이런 기능 덕분일 것이다.

장과 GALT 주변에는 우리가 잘 모르는 비밀이 하나 있다. 그것은 두뇌세포만큼이나 많은 신경세포다. 신경세포가 존재한다는 것은 진행되고 있는 일에 대한 정보를 처리하고 두뇌 및 복부의 신경계와 분리된 반응을 실행하게 하는 능력이 있다는 것을 뜻한다. 장은 필요할 경우 두뇌와 별개로 자기기능을 조절할 수 있다. 그리고 특히 생사에 관해 가장 중요한 결정을 내려야 할 경우, 사람이 의존하고 싶어 하는 대상은 불확실하고 우유부단한 두뇌가 아니라 장의 사고력이다.

장은 또한 독자적으로 긴급조치를 취할 수도 있다. 공포심이 들 때, 어떻게 이 꿈틀거리는 기계가 격하게 수축하여 설사를 일으키는지 아는가? 이 반사작용은 비상상황에서 에너지의 우선순위를 매기기 위해 고안된 것 같다. 사자와 맞닥뜨렸는데 아까 먹은 음식을 소화하는 데 에너지를 소비하고 싶겠는가? 즉시 온몸의 에너지를 모아 사자와 싸우거나 도망가야 한다. 그렇게 우리 몸은 생존을 위해서라면 무엇이든 그냥 내버린다.

장의 신경세포는 두뇌의 뉴런과 똑같은 방식으로 신경전달물질이라는 화학물질을 통해서 서로 정보를 주고받는다. 신경전달물질의 종류는 많다. 자극반응에 관계된 물질도 있고, 억제반응에 관련된 물질도 있다. 가장 잘 알려진 신경전달물질 중 하나는 만족과 행복의 감정을 책임지는 것으로 여겨지는 세로토닌이다.

널리 알려진 이론은 세로토닌이 사람의 기분과 감정을 결정하기 때문에 두뇌에서 만들어진다는 것이다. 그러나 내가 깨달은 바에 따르면, 인체에 있는 세로토닌의 80~90%는 창자의 신경세포에 의해 만들어지는 것으로 추정된다. 창자계통이 하는 기능은 네 가지다. 첫째 외부 세계에서 정보를 받아들이고, 둘째 장기와 조직을 만드는 데 사용될 성분을 흡수하고, 셋째 직관력 부문에서 신호를 감지하고, 넷째 경계를 순찰하는 것이다.

독소가 창자계통을 손상시키면, 인체의 모든 섭리가 변화한다. 모든 관심이 병원균이나 박테리아와 싸우고 면역반응과 염증반응을 일으키는 일에 쏠린다. 한편 우리 몸이 제대로 기능하는 데 필요한 세로토닌 등의 필수물질과 신경전달물질을 만들어내려면 많은 영양소가 필요한데, 나쁜 박테리아와 이스트는 이 영양소들을 두고 사실상 경쟁을 벌인다. 이것이 바로 자원싸움이다.

원료가 별로 없으면 세로토닌 수치가 내려간다. 그러면 스트레스 반응(아드레날린, 노르아드레날린)을 일으키는 것과 같은 다른 신경전달물질이 중심 무대에 오를 수 있다. 뒤에서 보게 되겠지만, 아드레날린은 그저 심리적인 기분에만 영향을 미치는 것은 아니다. 창자의 '기분'에도 영향을 미치기 때문에, 세로토닌 생성에 혼란이 생기면 장이 과민해지고 우울증이 생긴다.

• 당신의 몸을 갉아먹는 특별 손님, 기생충

영화배우로 성공한 에릭이 두 가지 문제를 갖고 나를 찾아왔다. 그 문제들 때문에 할리우드 캐스팅 순위에서도 늘 밀려난다고 했다. 그는 습진이 있었다. 얼굴이 따끔따끔하고 살갗이 벗겨지는데, 어떤 크림이나 약도 효과가 없었다. 그는 또한 최근에 갑자기 살이 쪄서 10kg이나 '불어났다'고 했다.

그는 클린 프로그램을 하면서 5kg 정도 체중이 줄었고 기분이 훨씬 좋아졌다고 말했다. 프로그램을 하는 중에는 습진도 가라앉았지만, 프로그램이 끝나자 곧 다시 재발했다. 어리둥절해진 나는 단서를 찾기 위해 대변검사를 해보자고 제안했다. 내 경험상 건강해져야 할 사람이 클린 프로그램이 끝난 후에도 의심스러운 증상을 계속 보일 경우, 중요한 어떤 이유가 해결되지 않고 남아 있기 때문이다. 그 증상은 피부 문제, 메스꺼움, 피곤함, 계속되는 부종, 일반적인 쇠약 상태 등, 어느 것이나 가능했다.

나는 대변검사에서 기생충을 찾았다. 기생충은 대장에서 기생하면서 영양소를 빼앗아 실제적으로 행복을 착취하는 생물이다. 기생충은 주로 음식과 물을 통해 우리 몸에 들어온다. 대체로 식당은 가정에서보다 음식이 오염될 수 있는 경로가 더 많기 때문에 외식을 많이 하는 사람들에게서 기생충이 흔하다. 외국 여행길에서만 감염되는 것은 아니다. 대장에 기생충이 기생한다는 단서는 염증이 많다는 것으로 기생충이 있으면 싸움이 시작되어 면역계가 괴로워진다. 에릭의 혈액검사결과를 보니 염증지표 중 하나인 CRP(C-reactive protein, 322쪽 참고)가 높았다. 그래서 나는 그에게 기생충 전문가를 만나서 상담을 해보라고 했다. 그 전문가는 면봉으로 직장의 세포를 긁어서 기생충을 확인했다. 3주 동안 기본 클린 프로그램을 하는 중에, 또는 끝낸 후에라도 집에서 기생충을 없앨 수 있는 자연요법이 몇 가지 있다. 파파야 씨를 갈아서 매일 먹는 것과 같은 요법도 효과가 있지만, 에릭은 과감한 방법을 쓰고 싶어 했다. 이 경우 항생제와 구충제가 가장 효과적이다. 나는 이 약들이 그의 건강한 장내 세균군에 피해를 줄 것이기 때문에, 약을 먹은 후 프로바이오틱스와 좋은 음식으로 장내 세균군을 다시 열심히 키워야 한다고 강조했다. 이 프로그램을 10일 동안 실시한 후 에릭의 습진은 완전히 사라졌다. 기생충이 박멸되면서 그의 염증수치가 떨어졌고, 몸 어딘가가 잘못되었음을 보여주던 피부의 따끔거리는 증상도 사라졌다. 침입자가 사라지자, 대장의 환경은 다시 균형을 이루었고 그는 다시 건강해질 수 있었다.

기생충은 클린 프로그램이 직접적으로 다루는 대상은 아니다. 그러나 특정 문제가 계속되면 균형을 깨뜨리는 문제에 기생충이 연관되어 있을지도 모른다.

목마르기 전에
우물을 파라

한의학에서는 사람이 도(道)라는 완전한 전체의 일부라고 생각한다. 도는 침술이나 약초, 식이요법을 통해 인체의 균형을 지키려고 애쓴다. 그 결과 인체의 질서는 유지되고 질병이 끼어들 틈이 없다.

기원전 2세기에 쓰인 유명한 글에 이렇게 적혀 있다.

"병이 생긴 후에 치료하는 것은, 이미 갈증을 느낀 후에 우물을 파는 것과 같고, 전쟁이 터진 후에 무기를 만드는 것과 같다."

현재 서양의학의 방식은 이미 갈증이 날 때 우물을 파는 식이다. 그리고 우리를 정말로 '건강하게' 유지시켜주지 못하고 있다.

의학 이외의 분야에서는 시장이 변하고 있다. 천연식품 산업이 폭발적으로 성장했다. 음식을 넘어서서 사람들이 살아 있는 생활방식을 선호하여 더 친환경적이고 더 깨끗한 집에 어울리는 혁신적인 제품들이 나왔다. 집에는 정수기를 들여놓고 자동차에는 공기청정기를 설치한다. 부엌 찬장에 영양제와 약초로 만든 약을 채워 넣고, 개수대 옆에는 친환경 세제를 놓는다.

하지만 불행히도 이런 방법만으로는 충분하지 않다. 그렇게 좋은 생활방식을 선택해도 여전히 수돗물로 샤워를 하고, 식당에서 외식을 하고, 독성이 있는 화학물질로 청소하고, 약품으로 소독된 건물로 들어간다. 사람들은 나름대로 최선을 다할지 모르지만, 혼자 힘으로는 어떻게 할 수 없는 많은 곳에서 쉽게 독소의 영향을 받는다.

예방수단과 친환경 제품은 현재와 미래를 개선시킬 수는 있어도 과거에 대해서는 어떻게 하지 못한다. 사람이 만든 어떤 독소는 인체 내에서 수년간 끈질기게 남아 있기 때문에, 인체 내부는 이미 손상을 입었거나 손상을 입고 있는 중이다.

의사들은 이론적으로는 심장병에 관해 거의 완벽하게 알고 있지만, 현재 미국인의 사망원인 1위는 심장병이다. 어마어마한 액수가 소위 현대문명병의 치료에 쓰이고, 특히 중년과 노년층에서 매일 처방약을 복용하는 인구의 비율이 하늘 높은 줄 모르고 치솟고 있다. 이런 시대에 당신 앞에는 한 가지 미래가 펼쳐져 있다. 건강이 계속 나빠지기만 하고 행복한 느낌이 희미해져가는 미래다. 지금 우물을 파면 미래가 달라질 수 있는데, 왜 그 선택을 하지 않는가? 당신의 몸이 완전히 망가지기 전에 아직은 우물을 팔 기운이 남아 있는 지금 선택해야 한다.

그 우물이 클린이다. 클린은 현재뿐만 아니라 앞으로도 오염된 인체의 내부환경을 깨끗이 해주고, 노화속도를 늦추고, 인체의 최적 기능을 가로막는 독소를 배출시키는 도구이다. 해독 프로그램이 만병통치약은 아니지만 분명 우리를 더 건강하게 만들고, 행복해질 수 있는 힘을 되찾아줄 것이다.

타고난 유전자는
과연 '운명'인 걸까?

사람의 유전자에는 생명유지에 필요한 모든 정보가 담겨 있다. 컴퓨터의 소프트웨어처럼, 유전자의 청사진에는 단백질과 호르몬, 그 외에 몸이 스스로를 만들고, 고치고, 환경과 상황을 바꾸고 적응시키는 데 필요한 모든 것을 만드는 단계별 설명서가 있다. 현재 일반인들이 유전자에 대해 알고 있는 지식은 유전학적으로 '나쁜 유전자'가 있을 경우 손쓸 수 있는 일이 거의 없다는 것 정도다.

눈동자 색깔을 결정하는 유전자처럼 일부 유전자는 결과를 바꿀 수 없다. 하지만 그보다는 그 결과가 나타나거나 나타나지 않게 할 수 있는 유전자가 더 많다. 여기에서 핵심어는 '발현'이다. 유전자는 발현될 수도 있고 발현되지 않을 수도 있다.

그 메커니즘은 다음과 같다. 유전자에는 어떤 순간에 이용되는 것보다 훨씬 더 많은 정보가 담겨 있다. 컴퓨터의 소프트웨어처럼 항상 작동하는 프로그램이 있고, 대기하고 있다가 특정 목적을 위해 우리가 클릭할 때에만 작동하는 프로그램이 있다. 어떤 유전자는 바로 옆의 유전자와 정반대의 정보를 담고 있다.

사람의 세포는 유전자의 일부를 휴지시키고, 비활성화시키고, 발현되지 않게 하는 한편, 다른 유전자를 이용하는 방식을 발달시켰다. 잠자는 유전자가 필요한 상황이 되면, 활동 중인 유전자 일부를 활동하지 못하게 하기도 한다. 발현된 유전자가 좌우하는 기능은 특정 시기에만 필요할지도 모르기 때문에, 필요하지 않을 때에는 대기상태에 있다.

유전자의 발현은
음식의 명령을 따른다

유전자의 발현 여부와 그 시기를 결정하는 것은 무엇일까? 인체 내부의 환경은 질병을 일으킬 수 있는 유전자를 자극하거나 억누르는 데 큰 영향을 미친다. 유전자는 세포핵에 있다. 유전자가 생명이라는 교향악을 지휘하는 곳인 세포핵의 주변은 세포질이 둘러싼다. 세포질의 미세환경은 유전자에 영향을 미친다. 그러면 세포질은 무엇의 영향을 받을까? 세포를 둘러싼 혈액이다. 혈액의 구성에 영향을 미치는 것은 무엇일까? 바로 우리가 먹는 음식, 현재의 감정과 생각, 그리고 몸에 쌓인 독소다.

이렇게 서로 다른 모든 영향들이 유전자를 나타나게 하거나 나타나지 않게 하는 잠재력을 갖고 있다. 정신이나 감정의 상태, 열과 습도, 빛, 소리 등과 같은 환경의 영향, 복사에너지, 심지어 양육환경까지 유전자의 활성화에 영향을 미쳐서 서로 다른 분자과정을 일으키는 것으로 밝혀졌다. 모든 영향요인 중에서, 음식이 체내의 화학적 환경에 미치는 영향이 가장 크다. 어쨌든 우리는 음식을 우리의 혈액에 주입하고 있다. 음식이 유전자의 발현방식에 어떻게 영향을 주는가를 연구하는 과학을 '영양유전학'이라고 한다.

우리는 유전자에 대한 지식을 이용해서 잠재력이 있는 유전자의 발현을 극대화시키고 공격당하기 쉽거나 병에 걸리게 하는 유전자의 발현을 최소화시키는 생활방식과 식습관을 선택할 수 있다.

예를 들어, 최근 존스홉킨스 대학교의 연구팀은 브로콜리 씨에서 발견된 황 함유 화합물인 설포라판(sulforaphane)이 특정 암 유전자의 발현을 낮춘다는 사실을 알아냈다. 그래서 연구팀은 브로콜리 씨에서 이 화합물을 추출하여 암 예방의 가능성이 높은 영양제를 만들었다.

영양유전학의 연구결과를 보면, 음식은 인체구성의 기초성분을 공급함으로써 말 그대로 '우리 자신이 된다.' 뿐만 아니라 어떤 대사물질을 증가시키거나 감소시키거나, 아예 중단시킬지를 아주 엄중하게 지휘한다고 한다. 음식은 유전자의 발현에 더 좋게, 아니면 더 나쁘게 영향을 미칠 수 있다. 덧붙이자면, "우리는 먹는 음식 그 자체다."라는 말에 "우리의 세포는 먹는 음식이 명령하는 대로 행동한다."를 추가해야 할 것 같다.

건강하게 생활한다면 대대로 내려오는 특정 유전자의 발현을 억제시킬 수 있다고 사람들은 오랫동안 생각해왔다. 유전자가 질병성향이 더 크다고 해서 실제로 질병으로 고통 받아야만 한다는 뜻은 아니다. 영양유전학은 우리의 미래를 바꿀 좀 더 강력한 방법을 제시하고 있다.

의사들은 간단한 정보 몇 가지만 수집하면 특정 유전자의 성향을 확인할 수 있다. 예를 들어, 부모 중 한쪽이 40세가 되기 전에 심장발작을 일으켰다면, 자식도 그렇게 될 가능성이 아주 크다. 하지만 미리 그것을 알고 그에 대비하는 생활방식을 선택하면 심장발작이 발생할 가능성을 최소화시킬 수 있다.

이미 심장발작을 겪고 있을 경우, 목숨을 구하기에는 유전자의 활성화(혹은 비활성화)가 너무 오래 걸릴지도 모른다. 이 경우에는 좀 더 즉각적인 효과를 볼 수 있는 도구가 필요할 것이다. 약물치료, 의료적 조치, 검사 등을 해야 짧은 시간 내에 생명을 구할 수 있다. 결국 장기적인 해결책을 원한다면 유전자가 발현되지 않게 해야 한다. 안전한 해독 프로그램은 이 과정을 시작하기에 좋은 방법이다.

대사를 바꾸고, 혈액의 산도와 염증수치, 스트레스 수준을 낮추고, 독소에 적게 노출됨으로써, 유전자의 발현을 좌우하는 세포의 환경을 개선시키기 때문이다.

유전자가 의사에게
처방전 쓰는 법을 알려준다면?

개개의 유전자 변이를 보면 지금처럼 처방약을 '누구에게나 똑같은 양'으로 처방하는 방법이 대부분의 환자에게 효과가 없고, 일부 환자에게는 위험한 이유를 알 수 있다. 유전자 발현에 중요한 역할을 하는 뉴클레오티드인 DNA 가닥의 구성성분은 아주 작다. 유전자에서 나타날 때, 특정 뉴클레오티드는 특정 처방약을 빨리 대사시키라고 간 효소 생성신호를 보낸다. 이렇게 단 하나의 뉴클레오티드 변이가 있느냐 없느냐에 따라, 똑같은 양의 혈액응고억제제를 투입해도 피를 흘리다 죽는 사람이 있는가 하면 응고가 되는 사람도 있다.

이런 뉴클레오티드가 없는 사람은 있는 사람보다 동량의 약이 몸에서 제거되기까지 최고 10배나 긴 시간이 걸릴지도 모른다. 그러면 약을 과용할 가능성이 커진다. 약물에 따라 그 약이 생명을 위협할 수도 있다.

유전자의 아주 작은 차이를 단일염기변이(Single Nucleotide Polymorphism, SNP)라고 한다. 그 메시지를 해독해야 개인화되고 개별적인 치료방법이 가능하다. 이 정보를 밝혀내는 유전자 검사가 가능하긴 하지만, 아직 건강보험이 적용되지는 않는다. DNA 검사비용이 비싸기 때문에 검사비율이 낮을 수밖에 없고, 의료계는 이런 추세를 문제 삼지 않고 있다.

PART 6

Before :
클린 프로그램 준비하기

REMOVE · RESTORE · REJUVENATE

우리 몸이 가진
놀라운 자연치유력

　　나는 새 환자를 만나는 첫 진료에서 환자의 현재 건강상태에 대해 1시간 이상 이야기를 나눈다. 흔히 환자들의 이야기를 들어보면, 어떤 병을 진단받아서 처방약을 받았는데 대부분 약을 먹고 증상이 완화되었다고 한다. 그런데 나는 그 전에 이런 말을 한다. 그 환자가 받은 진단이 맞든 틀리든, 그런 증상이 나타났다는 것은 몸의 어딘가가 제대로 돌아가지 않고 있음을 몸과 마음이 말해주는 것이라고 말이다. 그가 무슨 일을 하고, 무엇을 먹고, 어떤 생각을 하건 간에 그 모든 것이 불균형상태를 만들어냈으며 그들의 몸은 뭔가가 바뀌어야 한다고 비명을 지르고 있다.

　　인간은 환경에 적응하고 살아남아서 자손을 낳도록 설계되었기 때문에, 우리는 수천 년 동안 아주 성공적으로 대를 이어가며 진화해왔다. 그래서 환자들이 느끼고 있는 증상들은 일종의 생존본능이며, 인류의 생존과 진화에 가장 강력하고 정교한 추진력이라고 할 수 있다. 그러므로 증상의 원인을 바꾸거나 고치지 않고 증상만 없애는 것은 우리 몸이 가진 지능을 모욕하는 것이나 다름없다.

그중에서도 몇몇 특별한 증상들은 생사가 걸린 급박한 상황을 만들기 때문에 긴급조치를 취해야 한다. 그러한 응급상황을 위해 현대의학은 아주 기적적인 구명기술을 발전시켰다. 심장 전문의로서 내가 아는 지식에 따르면, 왼쪽 팔로 옮겨가는 가슴통증은 혈전이 동맥을 막아 심장근육으로 혈액이 흘러들어가지 못할 때 생기는 것이 일반적이다. 이런 응급상황이 발생하면 서혜부에서 심장으로 가는 동맥 안쪽에 카테터(체내에 삽입하는 도관)를 유도하여 이 진단을 확인할 수 있다. 또한 의사는 동맥을 넓게 확장시켜줄 풍선을 불어서 혈전 덩어리를 없앨 수 있다. 생명을 구하는 일이 일상적으로 일어나는 현대적인 심장 카테터실은 의학소설보다 더 감동적이다.

그러나 대부분 환자들이 불평하는 증상들은 무엇인가가 정말로 부러지거나 그들의 생명을 위태롭게 하는 것들이 아니다. 증상의 대다수는 사망과는 거리가 먼 문제들이다. 통계에 따르면 대부분의 사람들이 이런 만성병으로부터 자유롭지 않다고 한다. 정도는 다르지만 평생을 살면서 누구나 만성병을 겪을 수 있다는 말이다.

아주 많은 사람들이 이 질환들 때문에 많은 돈을 쓰고 고통 받지만, 이런 만성병과 거기에 관계된 증상들에 대해 현대의학은 해줄 수 있는 게 거의 없다. 응급상황에서는 아주 효과적인 마법의 화학물질과 수술이 있지만, 그런 처치들은 오래된 증상에 사용되면 고통이 더 심해지거나 심지어 사망원인이 된다.

자가치유능력을 되살리려면
현대의학의 맹점을 직시하라

우리 몸은 아주 똑똑하기 때문에 어떻게 해야 살아남을 수 있는지 잘 알고 있다. 몸에 나타난 증상은 경보시스템이다. 현재까지 먹어온 방식, 살아온 방식을 바꾸라고 말하는 것이다. 그것을 바꾸지 않고 경보시스템이 잠잠해지길 바라는가? 몸이 거부하는 해로운 짓을 반복하면서 다른 결과를 기대하는가?

나는 미봉책에 불과한 약물로 증상을 가라앉히는 대신, '환자가 살아남기 위하여 어떤 노력을 하고 있는가?'라는 질문에 집중했다.

인체는 스스로를 방어하고, 고치고, 치료하고, 심지어 원기를 회복시키는 놀라운 자연 능력을 갖고 있다. 사람의 피부를 한 컷 한 컷 찍어 확대한 후 아주 빠르게 돌려서 보면 마치 마법처럼 보인다. 예를 들어 피부에 상처가 난 경우, 혈소판이 응집하여 상처 난 자리의 혈관만 메워서 출혈을 막아주고, 그러면 곧 출혈이 멈춘다. 그 다음에는 보이지 않는 손이 이끄는 것처럼 상처 가장자리의 피부세포가 분리되어 상처 부위 전체가 새로운 피부세포로 덮이고, 흔적만 남아 상처가 완전히 사라질 때까지 분리는 계속된다.

몸속 깊은 곳에서 일어나는 치료과정 역시 방금 말한 피부재생 과정과 같다. 설사 보이지 않는다 해도 말이다. 건강한 몸이 내부에서 손상을 당하면, 몸속의 많은 메커니즘들이 자극을 받는다. 그 메커니즘들은 기능수행에 필요한 조건만 갖춰진다면, 손상된 곳을 치료하도록 완벽하게 설계되어 있다. 하지만 메커니즘이 자극을 받지 못하거나 조건이 갖춰지지 않으면 치료 과정은 성공하지 못하고 증상은 지속되거나 더 악화된다.

결국 만성병의 원인은 이러한 자가치유능력을 상실하는 것이고, 그러한 능력을 상실하게 만드는 것은 기본적으로 다음과 같은 두 가지 문제다. 첫째는 세포의 기능과 화학반응을 방해하는 장해물, 둘째는 이런 과정이 일어나기 위해 필요한 성분의 부족이다.

환자를 볼 때 나는 스스로에게 이런 질문들을 한다.

- 처음부터 자극이나 손상을 일으킨 원인이 무엇이었을까?
- 몸이 치유되지 못하게 막는 것은 어떤 장해물인가?
- 치료에 필요한데 현재 부족한 것은 무엇인가?

처음 두 질문에 대한 대답이 같은 경우가 가끔 있다. 그것은 바로 일상생활에서 노출되는 과도한 독소다. 숨 쉬는 공기, 마시고 샤워하는 물, 생활하고 일하는 건물, 화장품, 음식 등에는 사람은 물론이고 지구상의 모든 생명체에게 손상을 주는 화학물질이 들어 있다. 증상을 고칠 목적으로 처방하는 화학물질들이 실제로는 독소의 부담을 가중시키는 경우도 있다.

독성은 조직을 자극하고, 세포를 손상시키면서, 건강을 유지하는 데 필요한 다른 세포들을 죽인다. 우리 몸이 스스로를 방어하거나 치료하려고 할 때 그것을 방해하는 장해물이 되기도 한다. 독소는 몸에 이롭고 꼭 필요한 화학물질과 결합하여 그 물질들이 제 기능을 하지 못하게 하는 데다, 계속해서 세포를 자극하면서 염증과 알레르기까지 일으킨다.

세 번째 질문의 답은 무기질, 비타민 등 음식에 들어 있는 영양소들이다. 우리가 자연의 방식을 존중할 때, 자연은 우리 몸의 화학반응과 구성에 필요한 모든 화학물질을 공급해준다. 인류의 이기심과 탐욕은 자연이 설계해놓은 것을 억지로 바꿔 식물을 재배하고 동물을 사육했다. 덕분에 우리 몸에는 제대로 기능하는 데 꼭 필요한 영양소가 심각하게 고갈되었다.

척박해진 땅에서 대량으로 생산된 식물들은 이미 그 자체로도 영양소가 별로 없다. 사람들은 거기에다 방사선을 쪼이고, 왁스로 닦고, 방부제와 첨가물을 잔뜩 넣어 별별 희한한 가공제품으로 바꾸어 놓는다. 식물뿐만이 아니다. 소와 닭, 어류 역시 대량으로 사육하고 양식하면서 동물의 몸속에도 다량의 독소가 쌓이게 되었다.

이런 모든 이유 때문에 식품은 필수영양소가 형편없이 줄어들었고, 유독성 화학물질을 내뿜는 최대 원인이 되었다. 눈에 보이지 않는 독소의 영향(생각, 감정, 방사선)뿐만 아니라 그 외에 현대생활의 수많은 화학물질까지 더해지면, 만성병에 걸릴 수 있는 가장 완벽한 레시피가 완성된다.

질병을 일으키는 원인이 첫 번째든 두 번째든, 독소는 질병방정식에서 빠질 수 없는 구성성분인 것 같다. 거기에서 완전히 벗어날 수 있는 사람은 아무도 없기 때문이다. 이제 우리는 '불편한 진실'을 알게 되었다. 좀 더 편하게 생활하기 위해 발명했던 그 화학물질들이 우리 스스로를 죽이고 있다는 사실을 말이다.

클린은
어떤 효과가 있는가?

'몸을 정화시킨다는 것'은 우리 몸이 가진 자체적인 해독시스템의 효과를 강화시켜준다. 건강에 좋은 영양소로 그 과정을 뒷받침해주는 것이 안전하고 건강한 방법이다.

사실 요즘 인기를 끌고 있는 정화와 해독 프로그램들이 완전히 새로운 개념은 아니다. 고대로부터 내려오는 모든 건강관리 체계에는 규칙적으로 인체를 해독하고, 몸의 방어선을 제대로 작동하게 하는 방법들이 분명 포함되어 있었다. 물론 공장에서 나온 화학물질들이 공기 중에 가득하지 않았던 수백 년 전의 일이다.

규칙적으로 휴식을 취하고 몸을 충전시키면, 생활하면서 몸속에 들어온 노폐물과 독소가 배출될 것이라는 사실을 조상들은 본능적으로 알았다. 몸의 어느 부분에 부담이 가해져서 스트레스의 징조가 보이기 시작할 때 치료효과를 끌어올리는 방법이기도 하다.

사람뿐만이 아니다. 자연의 모든 창조물은 성장하고 활동하는 주기와 동면하며 쉬는 주기를 번갈아 보내면서 주기적으로 몸을 정화한다. 이것이 균형을 지키는 비결이다. 동물은 아프면 먹이 먹는 것을 중단한다. 에너지를 방어와 치유 쪽으로 전환시켜 사용할 수 있도록 소화계를 쉬게 하기 위함이다.

오래되고 꽉 막힌 것을 버리고 새로 시작하기

산스크리트어인 '아유르베다'를 번역하면 '장수과학' 정도가 될 것이다. 아유르베다의 핵심 철학은, 몸은 독소가 없이 깨끗하고, 마음은 안정되고, 감정은 행복하며, 노폐물을 계속 배출하고, 장기는 효과적으로 기능하고 있는 상태를 만드는 것이다. 그래서 아유르베다 의사들은 치료계획의 일부로 환자에게 균형 잡힌 식사와 약초를 처방해준다.

그 외에 특별한 처방이 하나 더 있다. 조직에서 독소를 빼내고 부산한 마음을 가라앉히는 실체적인 치료를 받는 동안, 환자에게 정기적으로 판차카르마(panchakarma)라는 좀 더 강한 해독기간을 가지라고 처방한다. 판차카르마는 수천 년 전에 고안되었다. 아유르베다 의사들은 정상적인 사람도 노폐물과 스트레스를 쌓아두는 경향이 있기 때문에, 좀 더 깊은 수준에서 이것들을 누그러뜨리는 시간을 갖지 않는다면, 우리 몸의 계통과 장기들이 피로해져서 아프게 된다고 생각한다.

아메리카 인디언들을 비롯한 전 세계의 토착 문화권 사람들은 산막에서 단식을 하고 땀을 흘리면서 몸과 마음, 정신을 깨끗이 씻었다. 산막에서 땀을 흘리는 체험을 한 사람은 몸과 마음이 맑고 깨끗해져서 돌아오고, 이들은 이 체험을 질병치료에도 전략적으로 이용했다. 과거에도 인류는 이렇게 건강을 유지해왔는데, 상황이 훨씬 더 열악해진 현대인들은 정화와 해독에 대해 잊어버린 듯하다.

여기서 중요한 것은 정화와 청소를 구분하는 것이다. '청소'는 여러 달에 걸쳐 식사나 생활방식을 점차적으로 바꾸는 것을 의미한다. 반면 정화는 기간을 설정하고 집중적인 해독 상태를 유지하는 프로그램이다. 시작과 끝이 있고 구체적인 목적이 있다.

또한 이런 종류의 집중적인 단기 해독 프로그램은 마음을 평화로운 상태로 되돌릴 수 있는 기회가 되기도 한다. 고대 사람들은 영적으로 맑아지기 위한 도구로 단식을 통해 몸을 정화했다. 몸뿐만 아니라 나쁜 기분과 생각이 스며든 정신까지도 정결하게 하는 과정이었다. 알다시피 예수는 40일 낮과 밤을 단식했고 마호메트와 간디, 부처도 모두 단식을 했다. 단식은 생명의 본성을 명백하게 깨닫기 위한 정신적 전통의 일부로, 수천 년 동안 사람들에게 깊이 스며들었다.

바쁘게 살아가는 대부분의 사람들이 정화와 해독을 해야겠다는 생각을 하게 되는 근본적인 동기는 좀 다르다. 현대의 생활방식과 스트레스 때문에 생긴 원기부족, 무거운 몸, 흐릿한 정신을 원래 상태로 회복시키기 위해서다. 하지만 좀 더 깊이 파보면, 일정 기간 동안 쌓이고 넘친 것을 비워버리고 단순화시켜서 빈 공간을 만들고, 오래되고 꽉 막힌 방식을 버리고 새로 시작하고 싶다는 열망이 깔려 있다. 몸이 아니라 마음과 감정으로 부득이하게 깨닫게 되는 경우도 있다.

똑똑한 우리 몸은 스스로를 정화할 수 있다

요즘 사람들은 '정화', '해독' 등의 키워드에 상당히 관심이 많다. 사람들은 서로 자기가 아는 정보를 교환하고, 신문과 방송, 온라인에서는 해독에 대한 정보가 무차별적으로 쏟아지고 있어서 그 어느 때보다도 혼란스러운 상황이다.

어떤 프로그램은 너무 까다롭고 엄격해서 아예 시도해볼 엄두조차 나지 않는다. 또 어떤 것은 막상 해보니 자신과 맞지 않거나, 마냥 힘들고 불편해서 며칠 하다 그만두는 경우도 많다. 그중에는 과학적으로 검증되지 않았거나 위험한 프로그램들도 상당히 많다.

앞에서도 말했지만 우리 몸은 아주 똑똑하다. '정화'란 똑똑한 몸이 가진 자연적인 지능을 이용하는 방식이기 때문에 그것을 구체적인 방식으로 조종할 수도 있다. 클린 프로그램을 실행하는 동안 우리는 몸과 생활방식에 가장 잘 맞게 해독작용의 강도와 속도를 조절할 수 있다. 이것이 다른 정화-해독 프로그램들과 다른 점이다. 클린은 분주한 라이프스타일에 맞춰 설계된 포괄적인 프로그램이기 때문에 효과가 빠르게 나타난다. 최선을 다하기만 한다면 결과를 빨리 얻을 수 있다.

간혹 특별한 사정이 있거나 어떤 이유 때문에 첫 번째 시도에서 클린 프로그램의 첫 주도 다 못하는 경우가 있다. 이유야 무엇이든 3~4일만 실천했더라도 잘 살펴보면 하기 전과 비교해 뭔가 달라졌음을 느낄 수 있다. 다음번 시도에는 첫째 주가 둘째 주로 넘어가고, 그러다 보면 클린 프로그램을 완료할 수도 있다. 정화요법이나 해독 프로그램을 평가할 때는 다음의 세 가지 요소들을 고려해야 한다.

• 해독 프로그램을 통해 몸이 해독상태로 얼마나 강하게 바뀌는가?
• 해독이 되는 동안 몸에 필요한 영양소를 충분히 공급했는가?
• 프로그램을 통해 장 기능 회복에 필요한 상태가 만들어졌는가?

클린 프로그램을 진행한다고 해서 고도의 의학적 지식을 갖춰야 할 필요는 없다. 하지만 프로그램을 실천하는 동안 내 몸에서 어떤 일이 일어나는지를 이해하면 큰 도움이 될 것이다. 이제부터 해독 작용의 메커니즘과 해독 프로그램이 몸의 자연적인 메커니즘을 어떻게 이용하고 촉진시키는지를 살펴볼 것이다.

해독작용은 한마디로 내부의 독소와 외부의 독소를 조화롭게 중화시키고 제거하는 작용이다. 내부의 독소란 정상적인 대사활동의 부산물이고, 외부의 독소란 호흡, 음식물 섭취 등을 통해 피부와 대장으로 흡수된 무언가를 말한다. 이 두 가지를 제거하는 해독작용은 간, 대장, 신장, 폐, 피부, 혈액, 림프 순환계 등 많은 기관과 계통이 반드시 서로 힘을 합해야만 제대로 이루어질 수 있다. 이것은 아주 복잡하고 훌륭하게 설계된 특별한 계통이다.

아마 이런 것에 대하여 깊이 생각해본 사람은 별로 없겠지만, 매 순간 우리의 세포는 숨을 쉬고, 일을 하고, 노폐물을 만들어낸다. 그것은 생명의 기본 공식에서 빠질 수 없는 필수적인 요소다. 사람의 몸은 살아 있는 한 상상도 할 수 없을 정도로 많은 기능을 매 순간 끊임없이 수행하고 있다.

인체를 구성하는 셀 수 없이 많은 세포들은 각각이 마치 공장의 축소판과 같아서 호르몬은 물론 연골, 머리카락, 효소, 단백질, 세로토닌 등 더욱 많은 산물들을 만들어낸다. 각 세포 공장은 음식에서는 당분을, 공기에서는 산소를 얻어 동력으로 이용한다. 당분은 연소되어 에너지를 발산하는데, 그와 동시에 반드시 내버려야 하는 노폐물도 만들어낸다. 그 노폐물은 순환계로 배출된 다음 중화기능을 맡은 세포에 의해 처리 기관으로 보내진다. 이런 중화과정은 노폐물 분자에서 독을 제거한다. 바로 지금 이 순간에도 몸속 노폐물은 피부에 의해(땀으로), 폐에 의해(이산화탄소로), 신장에 의해(소변으로), 간에 의해(담즙과 합쳐져서 대장으로 배출), 그리고 직접 대장에 의해(대변으로) 안전하게 몸 밖으로 제거된다. 노폐물을 제거하는 것은 에너지를 생성하는 것만큼 생명에 중요하다. 노폐물이 제거되지 않으면, 몸에 쌓여서 목숨을 빼앗을 만큼 유독해진다. 그러므로 해독작용은 몸이 지속적으로 활동하도록 훌륭하게 설계된 기능이다.

• 복잡하게 얽힌 노폐물 처리
생존을 위해 체내의 노폐물은 끊임없이 배출되고 있다. 다음과 같은 사실은 누구나 알 것이다.
– 이산화탄소를 배출하지 못하면 질식한다.
– 요산을 빼내지 못하면 통풍과 심장병이 생길 수 있다.
– 특정 아미노산이 분해될 때 나오는 호모시스테인을 없애지 못하면 알츠하이머병과 심장병이 생길 수 있다.
– 독소를 시기적절하게 처리하지 못하면 염증계가 혹사당한다.
– 몸속의 음식 찌꺼기를 제거하지 못하면 결장에 병이 생기거나 적어도 변비가 생길 수 있다.
– 마음속의 노여움이나 분노를 없애지 못하면 심장병, 암 등 다른 많은 신체적 손상으로 나타날 수 있다.

우리 몸의
에너지 경제학

해독작용을 이해하려면 인체의 '에너지 경제학'을 알아야 한다. 지구에 중요한 에너지는 우리 인체에도 귀중한 자원이다. 모든 세포가 에너지를 사용하는 것을 물질대사라고 하는데, 각각의 세포는 연료를 써서 에너지를 만든 다음 그 에너지를 인체의 기능수행에 모두 쓴다. 그러므로 물질대사는 '생명을 유지하는 에너지 비용'이다.

그런데 어떤 세포는 다른 세포보다 더 '중요하고 값비싼' 기능을 해서 더 많은 에너지가 필요하다. 공공시설에 예산을 배분해야 하는 도시행정처럼, 인체는 가지고 있는 에너지 예산이 있다. 하지만 준비된 에너지는 한정되어 있기 때문에, 인체는 에너지를 어떻게 분배해야 하는지 시시각각으로 우선순위를 매겨야 한다. 특정한 한 가지 기능에 너무 많은 에너지를 쓰면, 다른 어딘가의 에너지를 줄여서 보충해야 한다. 에너지는 대출받을 수 없기 때문에 준비된 에너지가 줄어들기 시작하면 활동을 멈추어야 한다. 그렇게 되면 피곤하고 졸릴 수도 있다.

때때로 많은 에너지가 한꺼번에 필요할 때도 있다. 그럴 때는 기본적으로 복잡한 예산의 균형을 순식간에 맞추어야 한다. 똑똑한 우리 몸은 어떤 기능은 일시적으로 중단시키고 또 다른 기능은 속도를 늦추어서, 가장 중요한 기능이 멈추지 않도록 계속해서 에너지를 전량 '운용'한다.

몸의 여러 기능 중에서도 1순위는 두뇌의 뉴런이다. 두뇌가 활동하지 않으면 생존은 끝나기 때문이다. 해독 과정은 우선순위의 중간쯤에 있다. 그래서 보류해두었다가 나중에 해독을 하는 경우도 아주 흔하게 일어난다. 예를 들어, 격렬한 운동을 하는 중에는 해독작용이 보류된다. 근육은 수축할 때 산소와 함께 당분을 연소시키는데, 그 노폐물이 이산화탄소다. 이산화탄소는 혈액에 탄산으로 녹아서 혈류를 타고 몸을 돌아다니다가 폐로 들어가면 기체로 변하여 호흡을 통해 밖으로 빠져나간다. 탄산이 이산화탄소 기체로 배출되지 못하면, 혈액에 축적되어 사망할 수도 있다.

그러나 더 격렬한 무산소 운동을 하면(산소가 유입되는 속도보다 더 빨리 연소시킨다는 뜻), 또 다른 노폐물인 젖산이 생긴다. 무산소 운동은 근육이 과도하게 일하기 때문에 에너지 소비가 비정상적으로 많다. 그래서 인체는 에너지를 재빨리 분배시켜서 조달한다. 그렇게 해독작용이 보류되면, 근육에 젖산이 모이게 되는데 운동을 곧 끝낼 것이라는 사실을 아는 인체는 젖산을 그곳에 잠시 놔두고 해독에 필요한 에너지를 다른 데 쓰는 것이다.

만약 근육이 멈추지 않고 계속 무리하게 움직인다면, 젖산이 근육을 극심하게 자극할 수밖에 없고, 그러면 결국 고통을 이기지 못한 근육은 운동을 멈추게 된다. 이 경우 근육통은 또 다른 생존 메커니즘이다. 일단 운동이 중단되면, 바로 해독작용이 재개되고 젖산을 배출한다.

이와 같이 더 중요한 다른 기능 때문에 해독작용이 미뤄지거나 중지되는 일은 건강한 몸이라면 아주 자연스럽게 일어난다. 특히 요즘은 외부의 독소까지 더해져 누구나 미처 해독하지 못하고 쌓여 있는 '빚'이 남아 있다.

영양가도 없는 것을 소화시키느라 에너지가 낭비되고 있다

일상생활에서 독소를 배출하는 데 필요한 에너지에 외부적인 독소로 인한 부담까지 추가되면 우리 몸의 에너지 운용을 재조정해야 한다. 특별히 진행되는 다른 활동이 없다면, 소근육 동작 같은 별로 중요하지 않은 신체기능 한두 가지를 그만 두면 아마 보충이 될 것이다. 그러나 현대인들에게는 필요한 에너지의 양이 너무 많다. 무리한 업무일정에 쫓기며 정신과 감정을 혹사당하고 있으며, 업무 외에도 생활 스트레스가 너무 많다. 그리고 현대생활에서 생기는 많은 '추가' 비용에 쓰기 위해 비축해 놓은 에너지를 이용하고 있다.

그중에서도 에너지 수요가 가장 많은 것은 음식물 소화다. 음식을 먹으면 에너지가 생기는 것이 당연한 상식 아니냐고 반문하겠지만 사실은 그렇지 않다. 현대생활에서는 음식물 처리가 에너지를 가장 많이 소비하는 기능으로 바뀌었다.

우리가 일단 몸속에 집어넣는 것은 무엇이든지 위에 도착하면 반드시 처리되어야 한다. 위장이 싫다고 해서 그 일을 피할 수 있는 것은 아니다. 그러나 오늘날 우리가 위에 집어넣는 것은 대부분 영양가치가 별로 없는 것들이기 때문에, 우리가 씹고 삼키고 소화시키고 흡수할 때 들어가는 모든 에너지의 '투자 대비 수익'은 최저다. 즉, 수입보다 지출이 더 크다는 소리다.

현대인은 하루 종일 자주 음식을 먹는 습관이 있기 때문에, 소화와 흡수에 너무 많은 에너지를 쓴다. 가끔은 소화 이외에 다른 일을 하기 위한 에너지가 하나도 남지 않는 경우도 있다. 추수감사절 만찬을 생각해보라. 그 많은 음식을 모두 먹고 난 후에 할 수 있는 일이라곤 꾸벅꾸벅 조는 것 밖에 없다. 사람뿐만 아니라 동물들도 이것을 증명해 보여준다. 사자는 큰 먹이를 사냥한 후에는 며칠 동안 잠만 잔다.

해독의 시작을 알리는
몸의 신호를 켜는 법

우리 몸은 이렇게 막대한 에너지가 필요할 때 우선순위를 다시 정하고 에너지를 재분배, 재편성해야 한다. 그렇게 많은 에너지가 모두 소화에 쓰이는 상황이 되면 해독작용은 일시 중단되고 모든 독소는 순환계와 다른 조직들에 쌓인다. 근육이 격렬한 일을 계속 하는 동안 젖산이 근육에 남아 있는 것과 같다. 이런 독소들은 자극을 주기 때문에, 세포는 그 위에 점액을 씌워서 자극을 완화시킨다. 그동안 인체의 '중앙은행'에서 해독에 쓸 수 있는 에너지가 오기를 간절히 기다린다. 에너지가 공급되면 이런 독소들을 다시 순환계로 돌려보낼 수 있기 때문에 괜찮아진다.

무산소 운동을 격렬하게 하는 동안 몸에 쌓인 젖산의 경우, 근육이 움직임을 멈추면 해독을 시작한다는 신호가 온다. 마찬가지로 조직에 쌓인 독소의 경우에는, 소화, 흡수, 동화가 완료되면 해독신호가 온다. 그 신호는 인체가 해독상태에 들어간다는 초록불이다.

해독 프로그램은 이런 신호를 정상보다 더 강하게 주도록 설계되었다. 그 방법은 주로 소화계통의 작업량을 줄여주는 것이다. 소화기관이 충분히 오래 쉬고 자주 쉬면, 해독신호는 더 자주 그리고 높은 강도로 들어온다. 이 신호가 오면 몸에 쌓인 독소와 그것을 잠시 덮어둔 점액이 함께 배출되기 시작한다.

그러나 그것은 시작에 불과하다. 박혀 있던 곳에서 일단 떨어져 나온 독소는 혈액을 타고 자유롭게 돌아다닌다. '완충' 작용을 하던 점액도 떨어져서 순환한다. 독소와 점막이 모두 빠르게 중화되어 배출되어야 하는데 그렇지 않으면 일반적으로 몸에 더 큰 손상을 일으킬 수도 있다. 조직에 자리 잡고 있으면서 점막에 둘러싸인 독소도 해롭지만, 한꺼번에 배출되어 처리되지 않고 돌아다니는 독소는 더 해로울 수 있다. 마치 갱생 프로그램이 없는 상태에서 수백 명의 수감자들이 거리로 풀려나오는 것과 같다.

　해독 프로그램은 독소를 빨리, 그리고 더 많이 제거한다. 그러나 첫 번째 조치(독소배출)를 촉진시킨다고 그에 맞추어 두 번째 조치(중화)도 자동적으로 빨라지는 것은 아니다. 이 두 과정의 메커니즘은 서로 다르기 때문에 안전하고 효과적인 해독 프로그램이 필요하다. 배출과 중화의 균형을 어떻게 맞추느냐에 따라 해독 프로그램이 유형별로 구별되고, 손상된 장 계통의 회복속도가 달라진다.

해독과정의
기본 메커니즘

우리가 먹은 음식의 처리과정은 마지막으로 음식을 먹은 지 약 8시간이 지난 후에 끝난다. 그때야 비로소 그 날의 더러움뿐만 아니라 수주 아니 수개월, 수년 동안 시간이 없거나 또는 에너지가 없어서 쌓아두기만 했던 쓰레기들을 '깨끗이 치우는 일'에 관심을 돌릴 수 있다. 일단 소화가 끝나면, 쌓인 독소를 조직에서 순환계(혈류와 림프계)로 배출시키라는 신호가 켜진다.

해독신호가 켜지는 것이 매 끼니마다 똑같은 것은 아니다. 음식의 양과 질에 따라 6시간 후에 켜질 수도 있고 10시간 후일 수도 있다. 일반적으로 많이 먹을수록 해독신호가 켜지는 데 오래 걸린다. 고형식은 먼저 소화되기 쉽게 용해되어야 하는데, 그러려면 시간과 에너지가 많이 필요하다. 유동식은 사실상 이미 흡수될 준비가 되어 있기 때문에, 분해될 필요도 없고 따라서 에너지 지출도 줄일 수 있다.

또한 조리된 음식을 먹으면 해독신호가 좀 더 지체된다. 어떤 음식이든 48℃ 이상으로 가열하면 그 안에 들어 있던 효소가 파괴되기 때문이다. 효소는 소화에서 가장 중요한 요소로, 효소를 대량으로 만들어내려면 너무 많은 에너지가 필요하기 때문에 자연은 그것을 이미 만들어서 우리에게 공급해주었다. 익히지 않은 채소, 과일, 견과류, 씨앗류에는 소화에 필요한 효소가 이미 들어 있다. 그러니 그런 식품을 조리하면 중요한 자원을 버리는 것이나 다름없다. 효소를 직접 만드는 것부터 시작하려면 소화에 필요한 에너지가 늘어나 해독은 자연히 미뤄진다.

그밖에도 언제부터 해독을 시작하는지, 얼마나 효과적인 방법으로 시작하는지에 영향을 주는 요소들이 있다. 알레르기 반응을 일으키는 음식을 먹으면, 더욱 많은 시간과 에너지가 소모된다. 장 벽에 있는 면역세포인 GALT는 자극을 받으면, 알레르기를 조정하는 물질인 히스타민과 면역 글로불린을 대량으로 만들기 시작한다. 이런 물질은 염증계통을 활성화시키는 반응들을 촉진시킨다.

알레르기를 일으키는 음식은 결국 몸의 세 가지 계통, 즉 소화계, 면역계, 알레르기 계통을 모두 활성화시킨다. 모두 에너지를 많이 소모하는 기능들이라서, 그 계통들이 가동되면 그 영향력이 눈덩이처럼 불어나기 시작한다. 한 가지 반응으로 다른 세포들을 불러 모으는 연쇄반응을 유발하여, 재채기, 가려움증, 구토, 혈관확장 등의 구체적인 결과를 일으킨다. 아주 많은 에너지를 소비함으로써 해독은 더 나중으로 미뤄진다. 심각한 경우 에너지 고갈사태를 만들어 온몸의 기능장애를 일으키기도 한다.

염증을 일으키는 음식은 몸에 여러 가지 혼란을 주는데, 일반적으로 그 혼란의 원인을 음식과 연결시키지 못하고 겉으로 드러나는 증상만 치료하려는 것이 문제다. 이 상황을 똑바로 보면 시간이 흐르면서 어떻게 우리 몸에 독소가 잔뜩 쌓일 수 있는지 분명해진다.

하지만 너무 비관적으로 생각할 필요는 없다. 해독신호를 늦추는 음식도 있지만, 어떤 음식들은 소화와 흡수의 많은 단계를 지원하고 증진시킴으로써 독소를 빠르게 내버린다. 예를 들어 마그네슘이 풍부한 식품은 장운동을 촉진시키고 음식물이 장을 지나가는 속도를 빠르게 한다. 또한 올리브유는 장벽을 매끄럽게 하여 음식물이 통과하기 쉽게 만들 뿐만 아니라 담즙의 분비를 자극한다. 담즙은 소화력 증진에 아주 중요하다. 효소가 풍부한 음식은 소화에 필요한 많은 효소를 몸에 공급함으로써 소화과정을 돕는다. 실제로 자연은 우리 몸에서 독소를 내보내는 데 필요한 많은 것을 공급한다. 우리가 자연의 규칙을 거스르지만 않는다면 말이다.

이것이 '제거식이요법'의 기본원리다. 소화시키기 어렵고 알레르기와 과민반응을 일으킨다고 알려진 음식을 피한다면, 우리 몸은 확실하고 착실하게 해독과정에 들어갈 수 있다. 클린 프로그램을 하는 동안 제거식이요법에 맞는 음식과 유동식을 함께 섭취한다면 평균 소화시간을 더욱 줄일 수 있다. 이 방법은 해독상태에 들어가는 시기를 자연스럽게 당기고, 그 상태를 더 오래 지속시키며, 따라서 더 깊은 곳까지 완벽하게 정화시킬 수 있다.

간 해독작업의 필수요소

해독상태에 들자마자 순환계에 들어온 독소와 점액은 반드시 중화되고 제거되어야 한다. 이런 독소들에는 자유라디칼(free radical)이 들어 있기 때문에 전기적으로 하전된 분자는 조직에 파고들어 접촉한 세포를 손상시킨다. 또한 다른 독소들은 세포분열과 번식, 호르몬 소집과 분비, 수용기의 민감성 같은 다른 기능을 방해한다.

앞에서 설명한 대로, 독소는 유전자의 발현에도 영향을 주면서, 몸의 중추적 작용을 지배하는 방식을 변경시키고 문자 그대로 명령이 시작되는 순간에 생명이 발현되는 과정을 바꾼다. 더욱이 독소, 특히 인공독소는 대체로 지방을 좋아하기 때문에(친유성), 중화되지 않고 오랫동안 몸속을 돌아다니면서 지방조직을 찾아 들어가 박힐 것이다. 지방비율이 높은 두뇌가 주된 목표다. 당연히 신경계의 장애는 독소가 축적되어 일어나는 증상이다.

알다시피 지방에 축적된 독소는 빠져나오기 힘들기 때문에 순환계에 들어온 독소, 즉 다시 자유로워진 독소는 반드시 지용성 분자에서 수용성 분자로 변형되어야 한다. 그래야 좀 더 쉽게 배출될 수 있다. 이때 중심적인 역할을 하는 것이 간이다. 간세포에는 시토크롬 P450시스템이라는 효소군이 함유되어 있다. 이것은 지용성 분자를 수용성 분자로 중화시키는 과정에 필요한 화학반응을 일으킨다. 그 화학반응은 간해독 1단계와 2단계의 두 단계에서 이루어진다.

1단계에서는 중화시키고 있는 독소의 구조를 사실상 바꿔 '중간 대사산물'로 만든다. 간혹 이 대사산물이 원래의 독소보다 독성이 더 강해질 때도 있다. 그래서 이제 간해독의 2단계로 긴급히 돌입한다. 2단계 해독작용에서는 독소의 성질을 중화시키고 수용성 산물로 변형시킨다. 그래야 다시 혈액으로 이동한 후 혈관을 통해 신장으로 들어갈 수 있다. 신장세포는 그 산물을 혈액에서 포획하여 마침내 소변의 형태로 배출한다. 그리고 소변을 보는 배설행위를 끝으로 해독작용의 여행은 끝난다.

이렇게 필수적인 간 해독작용에는 몇 가지 중요한 필요조건이 있다. 간이 해독작용을 하려면 에너지가 필요하고, 항산화제가 꾸준히 공급되어야 하며(자유라디칼을 중화시키기 위해서), 다른 무기질과 비타민, 영양소가 있어야 한다(1단계와 2단계의 화학반응에 필요한 재료를 준비하기 위해서). 이 모든 조건이 갖추어지면, 해독작용이 안전하게 일어난다.

1단계에서 2단계로 넘어가는 과정은 아주 빠르게 일어나기 때문에 중간 합성물이 밖으로 새어나가지 못한다. 하지만 필요한 지원을 받지 못하면 2단계는 위태로워진다. 2단계에서 충분히 중화되지 못하고 일부만 변형된 독소가 간에서 나와 혈액과 림프 순환계로 들어오면 다시 조직과 세포들을 돌아다니며 손상을 일으킨다.

다른 해독기관이 그 손상을 없앨 수는 없을까? 아쉽게도 간의 역할을 대신할 수 있는 기관은 없다. 혈액을 타고 돌아다니는 독소는 다른 계통들에 단계적으로 압박을 가할 수 있는데, 이렇게 되면 몸은 더더욱 긴장하게 된다. 이 사실을 알고 있으면 단식의 문제점을 이해할 수 있다. 아무리 조직에서 독소를 빨리 배출시킨다 해도, 간의 해독작용이 제대로 이루어지지 않고 단식만 하는 것은 건강에 해로울 수 있다. 배출 이후에 일어나야 하는 독소의 처리와 중화단계를 지원해줄 영양소가 없기 때문이다.

여러 가지 해독 프로그램들

해독작용의 기본적인 메커니즘만 알아도 해독 프로그램마다 왜 그 효과와 결과가 다른지 이유를 알 수 있을 것이다. 독소를 빨리 배출하는 데 초점을 맞춘 프로그램이 있는가 하면, 서서히 나오게 하는 프로그램도 있다. 그러나 중요한 것은 빨리 나오느냐 천천히 나오느냐가 아니라 해독의 강도(배출)와 간이 독소를 처리하는 강도(중화)를 얼마나 성공적으로 균형을 맞추느냐다. 물론 이는 해독 프로그램마다 다 다르다. 내 생각에는 그 '균형 잡기'

에 따라 보통 사람에 대한 안전성이 결정되는 것 같다. 이 점을 염두에 두고서 현재 가장 인기 있는 해독 프로그램을 몇 가지 소개하겠다. 클린 프로그램과도 관계가 있는 것들이다.

물단식　물단식은 가장 집중적으로 해독할 수 있는 방식이기 때문에, 예수와 부처를 포함하여 많은 영적지도자들이 이용했다. 물만 먹기 때문에 일단 해독모드에 들어간다는 신호가 들어오면 몸속의 조직은 독소와 점액을 순환계로 계속 배출하면서 멈추지 않는다. 실제로 시간이 갈수록 배출작용은 더욱 왕성해진다.

옛날에는 주로 영적인 이유 때문에 이 방법을 썼다. 당시에는 환경오염이나 독성 화학물질이 없었기 때문에 몸에 쌓여서 순환계로 배출해야 할 외부 독소가 거의 없었다. 따라서 현대인들의 몸에 축적된 독소의 수준과 영양결핍 상태로는 물단식이 위험할 수 있다. 독소가 많이 배출되면 간이 쉴 틈 없이 중화를 시켜주어야 하는데, 그 작용을 감당할 만한 영양소가 몸에 없기 때문이다.

나는 많은 사람들이 이 방법을 시도하는 것을 오랫동안 보아왔다. 물단식을 시도한 사람들은 모두 아주 쇠약해지고 생기가 없어져서 단식을 오래 지속할 수 없었다. 예외적으로 단 한 사람만이 물단식의 효과를 보았는데, 그는 25년 넘게 아주 착실하게 깨끗한 생활을 해왔던 사람이었다.

물단식을 한 사람들 중 일부는 그냥 피로하기만 할 뿐 다른 문제가 없었지만, 그들을 제외한 많은 사람들은 메스꺼움, 두통, 구토,

설사, 피부발진 등으로 고통을 겪었다. 심지어 암을 고치려고 물단식을 시도했던 한 남자는 결국 비극적인 죽음을 맞았다고 한다. 그의 사망원인이 단식이었는지 암이었는지, 아니면 두 가지가 함께 작용했는지는 확실하게 말할 수 없지만 말이다.

마스터 클린즈 마스터 클린즈는 액체만 먹는 해독 프로그램으로 최근 각광받고 있다. 이 방법은 레몬, 메이플시럽, 고춧가루가 섞인 물을 가능한 한 오래 마시는 것이다. 일반적으로 참고 견디는 것이 바람직하지만, 물단식과 마찬가지로 진행과정 내내 아주 고통스러워하는 경우도 많다. 하지만 마스터 클린즈는 신체적 이익보다는, 감정적인 측면이나 정신적, 영적인 측면의 이익이 더 크기 때문에 그런 이유로 정화를 하려는 사람들에게 더 좋은 것 같다.

앞에서 설명한 대로 독소와 점액이 일단 혈액으로 배출되면, 반드시 몸에서 제거되어야 한다. 그런데 마스터 클린즈 방법은 몇 가지 문제가 있다. 고춧가루가 장 점막을 자극해 독소제거는 원활히 이루어지지만, 재흡수를 막기 위하여 독소를 섬유질과 결합시키고 그것을 내보내는 활동은 돕지 않는다. 마스터 클린즈가 불완전한 이유는 현대인의 해독에서 가장 중요한 것, 즉 장내 세균군과 본래의 장벽을 회복시키지 못하기 때문이다.

주스단식 주스단식은 주스와 물, 허브차 외에는 아무것도 먹지 않는 방법이다. 주스는 채소와 과일을 갈아서 만든 것이라서 물단식처럼 격렬하게 해독이 일어나지는 않는다. 속도가 다소 느려진다고 보면 된다. 하지만 그렇다고 아주 많이 느려지는 것은 아니어서 해독은 상당히 격렬하게 진행된다. 주스는 간 해독작용의 두 단계에 필요한 영양소를 공급해준다. 이때 마시는 주스는 주로 채소로 만든 주스여야 하고, 달콤한 과일주스는 아주 조금만 마신다. 즙을 내는 채소 중에 가장 좋은 것은 케일이다.

그러나 주스단식을 결심했다면, 그리고 효과를 얻고 싶다면 영양소에 대한 확실한 지식이 필요하다. 주스 이외의 보조식품을 통해 무기질을 보충해야 하며, 주스에는 섬유질이 없기 때문에 좋은 섬유질이나 허브로 된 변비약이 반드시 필요하다. 허기나 배고픔은 자연스럽게 사라지지만, 대부분의 사람들은 단식원에 들어가서 해야 주스단식의 효과가 가장 크다고 말한다. 일상생활이 주는 스트레스가 없는 환경이어야 실천하기가 쉽고, 음식의 유혹을 피하려면 엄격한 규율이 필요하기 때문이다. 이 방법 역시 장내에 이로운 세균들을 다시 살아나게 하지는 못한다. 따라서 허브로 된 항균제와 프로바이오틱스를 복용하는 보조 프로그램을 추가하지 않는다면 불완전한 프로그램이다.

혼합단식 혼합단식은 채소와 과일로 즙을 내는 대신에 퓌레(재료를 삶아서 으깬 진한 수프)를 만들어 먹는 방법이다. 그러므로 거기에 들어 있는 섬유질이 포만감을 주고, 아보카도나 올리브유 등 유화제를 더하면 지방 함량을 늘릴 수 있다.

혼합단식은 소화에 필요한 에너지가 더 많기 필요하기 때문에 독소배출 속도는 좀 느리다. 하지만 이 방법의 장점은 배가 덜 고프고, 음료에 들어 있는 섬유질이 장에 있는 독소를 잡아채서 그것이 혈류로 재흡수되지 못하도록 밖으로 실어낸다는 것이다.

생식 일반적으로 생식(生食, 익히지 않고 날로 먹는 방법)은 해독 프로그램이라기보다 생활습관이라고 하는 편이 더 맞을지도 모른다. 하지만 나는 일부 환자들에게 해독 프로그램의 일환으로 생식을 권유한다. 이 방법은 주스단식과 혼합단식의 장점을 다 가지고 있으면서, 일상적인 식사에 약간만 변화를 준 것이기 때문이다.

생식에 열광하는 사람들은 효소가 풍부한 생식의 힘이 독소배출을 도와주고 간의 해독작용을 지원해준다고 확신한다. 한편 단점은 바쁜 도시생활을 하는 많은 사람들이 매 끼니 신선한 식재료를 구하고 준비하기가 힘들다는 것이다.

영양 클린즈 영양 클린즈는 최근에 등장한 해독 프로그램이다. 간이 필요로 하는 무기질과 비타민, 항산화제 등의 모든 영양소와 함께 단백질과 지방, 약간의 탄수화물을 공급해주도록 특별히 고안된 셰이크를 마시는 방법이다. 몸에 자극이나 부담을 주지 않는 고형음식도 제한된 양으로 먹는다.

이 방법은 소위 메디컬 푸드(medical food)라는 것을 이용하여 이루어진다. 메디컬 푸드란 천연성분과 천연 보조식품들로 만들어진

단백질가루를 물에 탄 셰이크다. 여러 주에 걸쳐 정화를 하는 동안 독소를 잘 중화시키기 위해 필요한 모든 지원을 받아 꾸준히 독소가 배출된다. 이 방법의 큰 이점은 단백질을 공급받음으로써, 돌아다니는 독소를 유인하여 독소가 다시 조직에 침착되는 것을 방지할 수 있다는 것이다. 특히 중금속 정화를 할 경우 알아야 하는 중요한 방법이다. 중금속은 단백질과 결합하는데, 이 과정은 뇌처럼 중금속이 좋아하는 장소로 중금속이 흘러들어가지 못하게 한다. 클린 프로그램은 일종의 영양 클린즈다.

아유르베다식 해독 프로그램 아유르베다식 해독 프로그램은 조리된 음식을 먹기 때문에 독소를 배출하는 속도가 다른 프로그램들보다 많이 느리다. 하지만 느리다고 해서 효과가 없다는 뜻은 아니다. 오랜 기간 동안 강도를 약하게 유지하면서 진행하는 방법이기 때문에 누구나 쉽게 할 수 있다.

제거식이요법 제거식이요법은 소화시키기 힘들거나 알레르기 반응을 유발하는 음식을 식단에서 배제하는 방법이다. 소화시키기 힘든 음식을 빼고, 주로 유기농 채소, 현미, 콩, 어류와 살코기, 과일, 견과류를 먹으면, 알레르기 반응이나 거부반응에 낭비되는 에너지를 해독에 이용할 수 있다. 이것만으로도 많은 사람들의 증상을 상당히 많이 완화시킬 수 있었다.

왜
클린인가?

건강을 유지하기 위한 '올바른' 방법이 하나만 있는 것은 아니다. 해독작용을 촉진시키기 위해 이용할 수 있는 여러 가지 도구들은 그 범위가 아주 다양하다. 그리고 경험자의 안내와 일부 거부반응에 대한 약간의 지식만 있다면, 이 방법들은 몸을 회복시키고 건강을 지키는 데 유용하게 써먹을 수 있다.

모든 방법을 다방면으로 연구하고 경험해본 결과, 나는 영양 클린즈가 가장 효과적이라는 사실을 알아냈다. 영양 클린즈를 통해 큰 성과를 얻은 사람이 가장 많았다. 앞서 설명했듯이 영양소를 꾸준히 공급받아가면서 계속 독소를 배출해내는 이 방법은 비교적 단기간 (3주)에 효과를 얻을 수 있다. 그보다 힘든 주스단식을 7~10일 동안

했을 때 얻는 성과와 비슷한 수준이다.

이 책에서 소개하는 클린 프로그램은 영양 클린즈의 원칙을 이용하여 집에서 만든 음식과 음료수로 쉽게 실천할 수 있는 해독 프로그램이다. 의학적으로도 안전하고 효과적이다. 실제로 내가 관리한 수백 명의 환자들을 대상으로 광범위하게 실험한 프로그램이기 때문이다.

클린 프로그램을 설계하기 위해 나는 다방면에 걸친 기능의학의 연구결과와 지식을 선별하여 수용했다. 클린은 해독작용의 필수기능 다섯 가지를 통합한 맞춤형 프로그램이다.

1. 소화기관의 과부하를 줄여라 매일 조금씩 빠져나가는 에너지는 알레르기 반응에 의해 소비된다. 우리가 명백히 느끼지는 못해도 알레르기 반응은 에너지를 조금씩 빼앗고 있으며, 우리들 대부분이 날마다 경험하는 '찌뿌드드하고 멍한' 느낌의 원인이 되고 있다. 딱딱한 음식을 덜 먹고 자극적인 음식을 먹지 않으면 소화에 쓰이던 과도한 에너지는 다시 해독과정에 분배된다.

2. 12시간 간격을 지켜 몸을 회복시켜라 식사를 마치고 약 8시간이 흐른 후에 우리 몸은 해독모드에 들어간다는 신호가 켜진다. 일반적으로 현대인의 몸속 깊숙한 곳까지 깨끗이 청소하려면 약 4시간이 필요하다. 하지만 요즘 사람들은 늦은 밤까지 간식을 먹고 음료수를 마시기 때문에, 일상생활을 하면서 12시간 동안 소화기관을 쉬게 하는 사람은 거의 없다.

3. 체내 환경을 재건하라 몸속의 산도를 낮추고, 몸에 좋은 박테리아를 위해 장내 세균군의 균형을 다시 잡고, 장벽을 치유할 기회를 마련하라. 이렇게 균형 잡히고 안정된 환경을 만들어내면 독성을 유발하는 음식을 먹고 싶은 생각이 줄어들고 깨끗한 상태를 오래 유지하는 데 도움이 된다.

4. 간 건강을 지켜라 간에 좋은 영양소를 공급하면 몸을 안전하게 지킬 수 있다. 해독에 꼭 필요한 성분을 충분히 공급해야만 간이 1, 2단계 해독작용을 더욱 효과적으로 수행할 수 있다.

5. 독소제거를 강화하라 일단 떨어져 나온 독소는 독소를 덮고 있던 점막과 함께 반드시 몸 밖으로 빠져나가야 한다. 클린은 보조식품과 몇 가지 기법을 통합하여, 확실하고 효과적으로 배출시켜준다.

클린은 독소로 가득 찬 세계에서 망가진 생활을 회복할 수 있는 효과적인 방법이다. 태어날 때부터 타고난 마법의 능력을 수십 년간 잊고 살다가 되돌려 받는다면 과연 어떤 일이 벌어질까? 지금 당신은 잊어버리고 있던 능력을 되살리려고 한다. 클린 프로그램은 직업에 상관없이 누구나 성공했다. 그러므로 당신도 할 수 있다.

클린은 3단계의 준비과정이 필요하다.

• 1단계 : 마음 준비하기 – 프로그램을 천천히 시작한다.

- 2단계 : 생활 준비하기 - 업무 스케줄을 조정하고 가족들의 도움을 청한다.
- 3단계 : 신체 준비하기 - 자극물을 제거한다.

이제부터 본격적으로 클린을 시작해보겠다. 클린은 3주를 꼬박 했을 때 가장 효과가 크다. 하지만 1~2주 후에도 크든 작든 성과를 얻을 수 있다. 나와 함께 클린 프로그램에 참가했던 수천 명의 사람들 중에는 3주를 철저히 마친 사람도 있고, 1주일 만에 포기해버린 사람도 물론 있다. 3주를 하든 1주를 하든, 아무리 작은 것이라도 몸에 변화가 생겼다면 그것을 느끼고 기억하는 것이 중요하다.

부디 클린 프로그램을 시작하기 전에 프로그램 전체를 설명하는 다음 내용을 끝까지 잘 읽어주길 바란다. 클린 프로그램을 성공적으로 계획하고, 성취하고, 거기에서 성과를 얻어내는 데 도움이 되는 정보들이다.

클린 프로그램을 하면 안 되는 사람

정화나 해독을 해서는 안 되는 조건을 가진 사람이 있다. 다음의 항목 중 하나라도 해당되는 사람은 프로그램을 진행해서는 안 된다.

- 임신 또는 수유 중인 사람.
- 제1형(인슐린 의존형) 당뇨병 환자.
- 현재 암이 상당히 진행된 환자.
- 갑자기 체중이 크게 줄어든 사람.
- 혈액의 농도를 안정시키는 약을 복용하는 사람. 예를 들어 쿠마딘 같은 혈전 예방약, 부정맥약, 테그레톨 같은 항경련약 등을 복용 중인 사람은 해서는 안 된다. 혈액의 농도를 안정시키는 약은 흡수율이 바뀌면 효능에 혼란이 생겨 1회 복용량이 너무 많거나 적어질 수도 있다. 반드시 의사와 상의하도록 하고, 전문가의 감독 없이는 어떤 종류의 해독 프로그램도 실시해서는 안 된다.
- 현재 면밀한 감시가 필요한 다른 질병이 있고, 몸의 화학반응에 대한 약간의 변화만으로도 위험에 빠질 가능성이 있는 사람.

클린이나 다른 해독 프로그램을 시작해서는 안 되는 사람들이 또 있다. '기진(spent)' 증후군이라는 이름의 이 증후군은 체력이 고갈되고 저혈압에, 신체의 스트레스 조절 계통인 시상하부-뇌하수체-아드레날린 축(Hypothalamic-pituitary-adrenal axis)의 소모로 인해 생긴 다른 증상들을 보인다.

일반 의사들은 아드레날린 계통이 소모되는 기진 증후군을 거의 진단하지 못한다. 그 주된 이유는 환자가 지속적으로 몸이 지치는 경험을 하는데도, 대부분의 혈액검사와 다른 실험평가에서는 정상으로 나오기 때문이다. 이는 부신기능을 전체적으로 다시 정상화시키느라 기진하는 것인데, 사실상 이 증후군의 환자는 스트레스로 인한 부담을 계속 받고 있으면서도 치료는 받지 못한다.

뉴욕에서 나는 주로 여성들에게서 이 증후군을 발견했다. 이것은 여성의 호르몬 계통이 더 복잡하기 때문일 수도 있고, 피로의 영향이 여성에게 더 민감하게 나타나기 때문일 수도 있다. 아니면 자기 몸보다 다른 사람을 더 챙기는 성격의 여성들이 신경쇠약에 걸릴 정도가 되어서야 남에게 도움을 청하기 때문에 그럴 수도 있을 것이다. 어쨌거나 남자든 여자든 우리 모두는 평생을 살면서 때때로 '기진'할 수 있다. 다음의 질문들은 부신기능에 문제가 있는지 알아보기 위한 것들이다.

- 질병이나 부상에서 회복되는 기간이 평균보다 오래 걸리는가?
- 아침마다 침대에서 빠져나오는 데 어려움이 있는가?
- 밤에 숙면을 취해도 계속되는 피로감이 사라지지 않는가?
- 누워 있다가 일어나면 어지러움을 느끼는가?
- 혈압이 정상보다 많이 낮은가?
- 추위에 아주 민감하거나, 다른 사람은 안 추운데 혼자 춥다는 기분이 드는가?
- 고질적으로 불안이나 공포를 느끼는가?
- 우울한 시기가 있거나, 자주 울고불고하며 법석을 떠는가? 혹은 중독증상이 있는가?
- 멍이 쉽게 드는가?

이런 증상들 중에서 일부는 중독증상과 비슷하기도 하지만, 전체적인 증상을 보면 부신이 약하다고 보는 것이 더 확실하다. 앞의 질문들에 대해서 '그렇다'가 2개 이상이면, 부신기능 검사를 받아보아야 한다. 그리고 의사와 함께 부신기능을 개선시키기 위해 방법을 찾아봐야 한다.

이처럼 기진한 상태라면 해독 프로그램을 시작하는 것이 오히려 역효과를 일으키고 심지어 해로울 수도 있다. 왜냐하면 해독과 장 회복을 지원해줄 에너지가 없기 때문이다. 먼저 휴식을 취하고 부신선을 다시 활성화시킨 후에 해독 프로그램을 시작하는 것이 좋다. 기운이 없고 우울한 것이 독성 때문인지, 아니면 지친 상태라서 그런 것인지 알 수 있다면, 병원을 찾아가거나 처방약도 먹지 않아도 건강해질 수 있다.

그 외에도 무엇이든 계속해서 건강에 문제가 있다면, 먼저 의사에게 상담부터 하고 해독 프로그램에 들어가기 바란다.

몸이 전하는 메시지를
제대로 해석하라

집을 고친다거나 이사를 가는 등 생활을 개선시켜줄 어떤 프로젝트에 착수할 때면, 시간을 들여 꼼꼼히 계획하고 준비해야 한다. 클린 프로그램도 다르지 않다. 일단 시작하면 간단하게 따라 할 수 있지만, 이 프로그램은 몇 주간 당신이 가진 어떤 습관을 바꾸어야 하고, 때로는 그 일이 힘들 수도 있다. 시작하기 전에 마음가짐과 스케줄을 준비하고, 가족들의 이해를 구한다면, 성공 가능성이 커질 것이다.

가브리엘라는 여러 위장병 전문의들을 찾아가도 상태가 좋아지지 않자 내 진료실을 찾아왔다. 그녀는 자가면역질환의 하나인 '궤양성 대장염'에 걸렸다는 진단을 받았다. 그녀에게는 어린 자녀가 두 명 있었는데, 아이들을 돌보는 데 다른 사람의 도움을 전혀 받을 수가 없었다. 그런 와중에 가장 큰 문제는 갑작스럽게 화장실에 가야 하는 대장의 문제였다. 한번은 정신을 차리고 보니 편의점 화장실이었는데, 오후 내내 두 아이와 함께 그곳을 떠날 수 없었다는 것이다. 나는 그녀에게 클린을 시작해보라고 권유했다.

1주일 후에 다시 진료실을 찾아온 그녀는 클린 프로그램을 그만두고 싶다고 했다. 증상은 좋아진 것 같지만, 도저히 시간을 낼 수가 없다는 것이 문제였다. 프로그램을 하기 위해 재료를 준비하고 음식을 만들 시간이 없다고 했다. '화장실이 급하다'는 기분은 거의 완전히 사라졌지만, 그녀는 바로 얼마 전까지만 해도 공공화장실에서 얼마나 오랜 시간을 보냈는지를 잊어버린 것 같았다.

나는 지난번에 그녀가 나를 찾아와서 나눈 대화를 상기시켜주었다. 기억을 생생히 떠올리기 시작하자 그녀의 얼굴에 일순간 "아하!" 하는 표정이 떠올랐다. 그 후론 건강식을 준비하는 데 드는 시간에 대하여 이야기하지 않았고 아무 불평 없이 3주 프로그램을 마쳤다. 그리고 지금도 제거식이요법을 따르면서, 생기 있고 건강한 모습을 유지하고 있다.

전체적인 상황을 생각하면 모든 것을 고려하여 통찰할 수 있고 바뀐 행동을 유지할 수 있는 힘을 얻게 된다. 그 반대도 마찬가지다. 계획을 끝까지 마무리하지 못하면 그것을 성공시켜야겠다고 결심해야지, 스스로를 심판하거나 벌하는 것은 도움이 되지 않는다. 죄책감 역시 유독한 감정이다. 자신의 실패를 깨달으면, 그것을 기회로 삼아 죄책감을 해독시키는 법을 배울 수 있다.

실패에 대한 좌절감과 죄책감으로 충격을 받고 나서, 자신을 위해 그 힘을 좋은 일에 쓰게 된 사람들도 많다. 그러면서 완전히 바뀐 사람들을 나는 많이 보았다. 그것은 일종의 감정적 씨름으로, 방어자는 공격자의 공격을 오히려 역이용한다. 변화는 항상 일어난다.

실패는 노력하고 있다는 증거일 뿐이다. 사람은 누구나 연습을 통해 완벽해진다. 한 번 시도할 때마다 하루씩 늘려보자. 올바른 마음가짐은 자신의 건강을 바꾸는 데 꼭 필요한 요인이다.

처음 사흘은 힘들지만 몸은 금방 적응한다

내가 클린 프로그램을 지도했던 첫 환자들 중에 내 친구인 모쉬가 있었다. 그는 내 지시사항을 아주 주의 깊게 들은 다음, 심각한 얼굴로 이렇게 말했다.

"알렉스, 큰 문제가 있어. 나 이거 할 수 없을 것 같아."

"왜 할 수 없는데?" 내가 물었다.

"난 정말, 정말로 빵이 좋아." 그가 대답했다.

나는 많은 환자에게 했던 말을 그에게도 해주었다. 남은 인생 내내 클린 프로그램을 하면서 식사와 생활습관을 '영원히' 바꾸라는 것이 아니다. 그래야만 한다면 솔직히 나라도 클린 프로그램을 할 생각이 없다. 그보다는 클린을 하나의 경험으로 생각하라. 당신은 아마 인생의 대부분을 자신의 자유의지에 따라 먹고 마시며 생활해 왔을 것이다. 그러므로 이 경험이 끝난 후 원래의 생활로 돌아갈 수 있다는 것을 안다면 스트레스가 줄어들 것이다.

하지만 클린을 하고 나면 당신이 자연스럽게 변화할 것이다. 프로그램을 마친 후에는 음식에 대한 생각이 지금까지와는 달라질지도 모른다. 과거에 먹었던 것들, 해왔던 패턴으로 절대 돌아가고 싶지 않을지도 모른다. 새로운 선택을 하고 싶을 것이다.

인생에서 추구해야 할 가치가 있는 것이 모두 그렇듯이, 이 프로그램은 헌신과 훈련이 필요하다. 처음 사흘은 힘들지도 모르지만 대부분의 사람들이 엄격한 음식 선택과 제한된 양에 금방 적응한다. 1주일이 지나면 예전에는 어떻게 그렇게 많이 먹었는지 모르겠다고 말한다. 종종 자신들의 생활이 얼마나 음식 위주로 돌아갔는지에 대해서도 깜짝 놀란다.

해독 프로그램을 통해 실제로 우리 몸이 잘 기능하려면 무엇이 필요한지를 새롭게 볼 수 있다. 그리고 폭식하는 버릇이 우리 몸을 얼마나 숨 막히게 하는지도 경험으로 알 수 있다.

내가 지켜본 바에 따르면 프로그램을 끝까지 해낸 사람들은 프로그램이 끝날 무렵에 바뀌었다. 음식에 대한 색다른 경험을 통해 새로운 태도를 가지게 되고, 혀끝의 미뢰가 원래의 자연상태로 돌아와서 더 건강하고 천연상태에 가까운 음식을 원하게 된다. 이것은 건강한 음식이 몸에 좋다는 것을 그냥 아는 것과는 완전히 다른 차원의 경험이며, 건강한 음식을 계속 먹도록 스스로를 다그친다.

내 친구 모쉬와 다른 많은 사람들의 경우 클린을 시작하기 전에는, 빵이나 설탕처럼 독성이 있고 몸을 피곤하게 만드는 특정 식품에 거의 자석처럼 끌려서 악순환에서 빠져나오지 못하고 있었다. 그러나 화학물질과 첨가물을 없애고 당분과 단당류, 자극물을 끊은 후에는, 체내 환경이 완전히 바뀌어서 전에 좋아하던 음식에 대하여 '미칠 듯이 먹고 싶다'는 생각이 사라졌다.

화학물질과 당분에서 벗어난 그들의 감각은 신선한 음식을 즐길 수 있는 더 많은 것을 찾아냈다. 그들은 부실한 정크푸드가 아니라 진짜 음식에 반응하는 몸의 방식을 '들을' 수 있었다. 마시멜로가 잔뜩 들어간 초콜릿 아이스크림에서만 느꼈던 기쁨을 갑자기 선명한 녹색의 브로콜리에서도 느끼게 된 것이다.

나쁜 식습관을 '대청소'하는 데는 정신력이나 긍정적인 사고의 힘만으로 버티는 것보다 체내 환경을 개선시키는 것이 훨씬 효과적이다. 그것은 일반적인 진리다. 체력이 좋고 건강한 사람은 그 상태를 유지해주는 양질의 음식을 원한다.

대체 왜 이렇게
아픈 사람이 많은 걸까?

거리나 쇼핑몰, 공항에서 주위 사람들을 둘러보라. 보통 사람은 얼마나 건강하고 행복해 보이는가? 하지만 건강 관련 기사나 방송, 웹사이트를 보면 아픈 사람들이 너무 많다. 약을 복용하고, 의사를 찾아가고, 특정 증상 때문에 고통스러운 사람들이 너무 많다. 내 생각에는 아마 미국인의 절반 정도는 심장병이나 암을 앓고 있는 것 같다. 나머지 절반도 제약회사를 부자로 만들어줄 질병이나 질환에 걸리게 될 것이다.

그러므로 당신이 클린 프로그램을 성공적으로 마칠 수 있을까 하는 의심이 들 때, 스스로에게 이렇게 물어보라. 아픈 사람에 포함되고 싶은가? 대부분의 현대인처럼 먹고 마시고 행동하고 있는데, 어떻게 다른 결과를 기대할 수 있는가?

내가 40세의 뉴요커 프랭크를 만난 것은 그가 담낭 제거 응급수술을 받고 6개월이 지난 후였다. 몸이 약간 무거워 보이고 피부는 칙칙하고 부석부석해 보이긴 했지만, 그를 수술했던 전문의는 그가 완치되었다고 자신 있게 말했다. 하지만 그는 그렇게 느끼지 않았다. 수술을 받은 이후 원인을 알 수 없는 복부 통증 때문에 고통스러웠기 때문이다. 프랭크는 그 통증이 왠지 복부에 종양이 생겨서 그런 것 같다면서 항상 걱정했다. 달리 뭐라고 충고해주는 사람이 없었기 때문에, 그는 평생 그래왔던 것처럼 고기를 많이 먹고, 기름기 많은 음식과 유제품을 먹었으며, 술을 마셨다. 이런 음식은 그의 불안한 위장을 채워주었고, 허전한 마음을 달래주었으며, 일시적으로나마 위안을 주었다.

나는 프랭크의 몸을 전부 검사했다. 검사를 통해 나는 그가 원래 건강한 체질이고 수술에서 잘 회복되긴 했지만, 그가 말하는 증상들은 장내 세균군이 심하게 바뀌었다는 신호라는 확신이 들었다. 그가 먹는 탄수화물 위주의 달콤한 음식들이 수술 후에 복용한 항생제, 마취제, 진통제와 결합하여 그의 장에 살던 이로운 박테리아를 초토화시켰다.

그 결과 독소들이 장내 불균형상태를 만들어냈고, 지금은 장에서 너무 많이 늘어난 이스트가 복부를 부풀리고 아프게 하는 독소를 배출하고 있었다. 더 심각한 것은 그 독소들 때문에 그가 달고 끈적거리는 음식을 더 많이 먹고 싶어 한다는 것이었다.

프랭크는 클린 프로그램을 마친 후 얼마나 많이 달라졌는지 스스로 크게 놀랐다. 늘 기운 없고 무겁던 몸이 가뿐해졌고 덩달아 처져 있었던 기분도 좋아졌으며, 통증이 사라지기 시작한 것이다.

그런데 얼마 후 그는 다시 카페인과 붉은 고기, 기름진 음식, 유제품을 먹고, 1주일에 한두 번은 술을 마시는 과거의 식사패턴으로 돌아갔다. 그러자 그 음식들이 다시 그의 소화계통을 자극해 복부통증을 일으키게 되었고, 프랭크는 이런 음식을 덜 먹을수록 통증도 줄어든다는 사실을 깨달았다.

그는 일찍이 자신의 몸이 전해주는 '메시지를 제대로 해석하지 못했던' 것이다. 통증은 종양의 징조가 아니었다. 그것은 장에 염증이 생겼다는 SOS 신호였다. 그가 클린 프로그램을 통해 얻은 커다란 수확은 이런 음식들에 대한 갈망을 끝냈다는 것이었다. 그리고 그는 자신의 건강한 체력에 대하여 새로운 확신도 얻었다.

몸속의 찌꺼기들을 깨끗이 씻어내자 프랭크에게 새로운 소리가 들리기 시작했다. 그의 몸은 다른 종류의 것에 굶주려 있었다. 위안을 주는 음식들 대신 신선한 채소와 깨끗하고 명확한 느낌을 주는 다른 음식을 원했다. 커피 한 잔을 마시는 대신에 단백질 파우더로 만든 스무디를 들고 체육관에 갔다. 그는 내게 이렇게 말했다.

"마침내 내가 내 몸의 소리에 귀를 기울이고 있는 것 같아요. 이제 알겠어요. 나는 내가 먹는 음식 자체이고, 음식은 내가 된다는 사실을 말이에요!"

• 식품산업이 조장하는 '영양과잉' 의 위험

인류의 역사에서 매일 하루에 세 끼를 먹는 것은 비교적 최근에 나온 문화적 발견이다. 수천 년 동안 사람의 유전자는 배불리 잔치를 벌이거나 아니면 쫄쫄 굶는 것이 일상인 세상에서 진화했다. 그러므로 인체는 여러 세대에 걸쳐서 구할 수 있을 때마다 남는 음식을 저장했다가 먹을 것이 부족할 때 우리의 몸에 연료를 공급할 수 있게 적응했다.

지금으로부터 150년 전부터 일어난 식품의 산업화로 '영양과잉'은 새로운 표준이 되었지만, 우리 몸은 아직 거기에 적응하지 못했다. 사람들은 아직도 기회가 있을 때마다 열심히 음식을 저장한다. 이렇게 내부적인 유전자의 설계와 외부의 급속한 변화가 서로 맞지 않고 불협화음을 내고 있는 것이 지금 우리가 음식 때문에 겪고 있는 많은 갈등의 근본적인 원인이다.

스케줄을 조정하고
주방을 청소하라

가정에서 클린 프로그램을 하는 것이 단식원에 들어가는 것보다 여러 가지 면에서 더 편리하다. 하지만 거기에는 어려움이 따른다. 어떤 수준에서 시작하든지 식습관과 생활습관을 바꾸는 것은 누구에게나 힘든 일이다. 그중에서도 먹고 마시는 것을 바꾸는 일이 가장 힘들다. 평소에 먹고 마시던 패턴에서 벗어나려고 시도하면, 우울해지고 예민해진다. 아니면 끊으려고 하는 것을 더 격렬하게 탐닉하기 시작한다. 클린 프로그램은 이런 문제를 영양학적으로, 그리고 생화학적으로 다루기는 하지만, 당신은 스스로를 응원하는 치어리더가 되어야 한다. 스케줄과 체계를 미리 정해놓으면 성공 가능성이 아주 커질 것이다.

당신의 스케줄에 클린을 넣어라

노력과 에너지를 투자할 가치가 있는 모든 것이 그렇듯이, 클린 프로그램에도 시간을 내야 한다. 자녀를 둔 부모는 물론이고 기업의 CEO, 학생, 연예인에 이르기까지 아주 많은 사람들이 클린 프로그램을 무사히 완수했다. 의무적으로 참석해야 하는 약속이나 사교모임을 일절 끊고 3주를 지내는 것이 쉬운 일은 아닐 것이다. 때로는 그런 일들에 너무 지쳐서 3주 동안 쉴 수 있다면 이 환상적인 프로그램을 당장 시작하겠다고 하는 사람도 있다.

마음 같아서는 아무 일도 벌어지지 않는 조용한 시간에 시작하고 싶겠지만 그런 완벽한 시간을 기다리다가는 영원히 시작할 수 없을 것이다. 하지만 밖으로 나갈 일이 비교적 적은 기간을 택해서 그 기간 동안 이 프로그램을 계획해보자. 주중에 업무와 사교모임이 있다면, 일단 주말에 시작하면 된다.

토요일부터 프로그램을 시작하면 새로운 메뉴에 익숙해지고 집에서 하루이틀 적응할 시간을 가질 수 있다. 또 한 가지 주의해야 할 점은 동시에 너무 많은 것을 바꾸려고 하면 계속 유지하기가 힘들다는 것이다. 그러므로 이사나 이직, 이혼 등 다른 중요한 변화의 계획이 없을 때 시작하도록 하라. 간혹 사람에 따라 전체를 모두 바꿀 때 가장 크게 변하는 사람도 있긴 하다.

시작할 날짜를 정했으면 그것을 달력에 표시하라. 여행이나 업무 프로젝트 등 약속이 있을 때 하는 것처럼 말이다. 제거식이요법 준비단계를 시작할 날짜를 적어 넣고, 1주, 2주, 3주를 표시하라. 주간계획표는 244~255쪽에 나와 있다. 하지만 당신이 매일 보는 탁상용 달력에도 운동이나 마사지 같은 선택활동을 적어두는 것이 좋다. 또한 매주 계획된 식재료를 쇼핑할 시간도 필요할 것이다. 바쁜 주중에 텅 빈 냉장고와 마주치는 것처럼 기운 빠지는 일도 없으니까 말이다.

일단 프로그램이 중간까지 진행되었다면, 비교적 쉽게 일상생활을 계속할 수 있다. 업무 스케줄을 조정하고, 며칠 동안만 친구들과의 술 약속이나 가족들과의 식사모임에 참석하지 않도록 한다. 부득이하게 정말로 빠질 수 없는 경우라면 저녁식사로 먹을 유동식을 병에 담아 가지고 약속장소에 가는 것도 방법이다.

가장 시급한 것은 주방 청소

클린 프로그램을 무사히 마치려면 기능적이면서도 프로그램 실천에 도움이 되는 시스템을 마련하는 것이 아주 중요하다. 이 시스템의 본거지는 바로 주방이다. 요즘 사람들은 대부분 집에서 거의 요리를 하지 않는다. 대부분의 끼니를 밖에서 해결한다. 그런 사람들에게는 매일 식단을 짜고, 주방에서 식사준비를 할 시간을 내는 것부터가 힘든 도전이 될 것이다.

그들을 제외하고는 일반 가정집이라면 주방이 분주한 집의 중심지다. 만약 당신이 집에서 요리를 도맡아 하는 사람이라면, 자신이 먹을 것을 따로 준비하면서 동시에 다른 가족들이 먹을 맛있는 음식을 준비하는 것이 힘들지도 모른다. 하지만 기간을 정해놓고 가족들의 양해를 구한다면 그리 어려운 일만은 아니다.

목표를 두고 자신과의 약속을 지키겠다고 굳게 결심하라. 의지가 강해지면 혼자 채소즙을 홀짝이면서도 다른 식구들의 식사를 얼마든지 즐겁게 준비할 수 있다. 게다가 첫 주만 지나면 이 모든 일이 쉬워질 것이라는 점을 기억하기 바란다. 그러나 또 한 가지 잊지 말아야 할 것은 당신의 건강이 곧 가족의 행복이라는 점이다. 당신 자신을 위해 하는 일은 무엇이든지 온 가족을 돕는 것이다. 조금은 당신에게 맞춰달라고 다른 식구들에게 요구하라. 이제껏 헌신해온 당신에게는 충분히 그럴 자격이 있다.

잠시만 시간을 내서 주방의 서랍과 찬장을 모두 열고 체크해보자. 포장된 상품이 얼마나 많은지 살펴보라. 상자, 병, 봉투, 튜브, 캔에 들어 있는 제품은 어떤 것이 있는가? 그 성분표를 읽어보고 이제까지 당신이 과연 무엇을 먹었는지를 똑똑히 봐두도록 하라. 앞으로 바꿔나가야 할 방식에 어긋나는 것은 무엇이든지 버려라. 클린 프로그램을 하는 동안 당신을 유혹할 것 같은 것도 모두 버려야 한다.

이 프로그램을 제대로 끝내기 위해서는 기본적으로 갖춰야 할 게 세 가지가 있다. 값비싼 제품이 좋을 수도 있지만, 꼭 비싼 것이 필요한 것은 아니다. 각자 형편껏 마련하면 된다. 클린을 끝낸 후에도 도움이 될 테니까 행복에 대한 투자라고 생각하도록 하자.

블렌더 클린 프로그램에서 스무디와 수프는 아주 중요하다. 반드시 고속으로 갈리는 게 필요한 것은 아니다. 가격대가 다양하니 적당한 선에서 마련하도록 한다. 간혹 요리법에 따라 딱딱한 재료를 다루기 위한 푸드 프로세서가 필요할 때도 있다.

주서기 시중에는 좋은 주서기가 많이 나와 있다. 힘이 좋고 씻기 편한 것으로 고른다.

깨끗한 물 클린 프로그램을 하는 동안에는 깨끗한 물을 마셔야 한다. 수돗물에는 화학물질이 많아서 독소를 활발히 해독 중인 당신의 몸이 견디지 못할 수도 있다. 프로그램을 하는 동안 슈퍼마켓에서 파는 생수를 사거나 배달시킬 수도 있지만, 이 방법은 오래 하기에는 비용도 많이 들고 페트병이 발생하니까 환경에도 나쁜 영향을 준다. 브리타 같은 주전자형 정수기는 염소만 걸러낼 뿐 해로운 물질들은 그대로 남는다고 알려져 있다.

클린 프로그램은 주방에 좋은 정수기를 들여놓을 수 있는 좋은 기회다. 역삼투 여과방식 정수기를 설치하면 식품을 깨끗한 물로 씻을 수 있다. 깨끗한 물을 마시고, 클린 프로그램에 맞는 수프와 스무디를 편리하게 만들 수도 있다. 이런 정수기는 성능이 좋아질수록 가격도 올라가는데, 어떤 선택을 하든 프로그램을 하는 동안만이라도 가장 깨끗한 물을 사용하도록 하자.

깨끗한 병과 도시락용 밀폐용기 뚜껑이 달린 깨끗한 병과 밀폐용기를 준비하여 직장에 출근할 때나 다른 곳에 갈 때 유동식과 점심 도시락을 싸서 가지고 다닐 수 있도록 한다. 유리로 된 것이면 더욱 좋다. 주스류는 냉장고에 차게 보관해두었다 보온병에 담으면 이상 없이 먹을 수 있다.

식사와 스무디, 주스, 수프에 필요한 재료를 잘 알아본 후, 농산물 직판장, 건강식품점, 유기농 코너가 잘 갖춰진 슈퍼마켓 등 건강에 좋은 재료를 어디에서 살 수 있는지를 조사하라. 덧붙여서 무엇인가를 막 먹고 싶을 때 도움이 될 만한 식품, 예를 들면 견과류와 허브 티를 사두도록 한다. 견과류는 소금 간이 되어 있지 않고, 기름에 볶지 않은 것을 선택한다.

생활 속 독소를 없애라

클린 프로그램을 시작하기 전에 미리 해야 할 일이 있다. 클린을 시작하기 전에 며칠 동안 제거식이요법을 하면, 알레르기를 일으키거나 민감한 반응을 일으킬 수 있는 음식과 화학물질을 몸에서 제거하고 해독에 에너지를 자유롭게 쓸 수 있어 프로그램에 수월하게 적응할 수 있다.

시작하기 며칠 전부터라도 주변 환경과 식단에서 독소에 노출될 기회를 줄여야 한다. 조금만 주의를 기울여도 큰 변화가 일어날 것이다. 생활 속에서 우리를 위협하는 다양한 독소에 대한 더 많은 정보는 부록에 수록해두었다.

우리는 매일 일상적으로 독소에 노출된다. 자동차 배기가스, 정원과 잔디밭에서 쓰는 농약이나 화학물질, 드라이클리닝 제품, 난방시설, HEPA 필터를 사용하는 에어컨, 수영장의 염소, 방화제가 들어간 매트리스, 납 함유 페인트, 청소용품과 왁스, 알루미늄 함유 탈취제, 불소 함유 치약, 화장품, 알루미늄이나 테플론으로 코팅된 냄비나 프라이팬, 전기제품에서 나오는 전자기파, 휴대전화 등등 생활 속 독소는 이루 말할 수 없이 많다.

우리는 가정과 직장에서 불필요한 독소에 노출되고 있다. 가장 확실하게 독소를 내뿜는 것은 아마 가정의 청소용품일 것이다. 식품을 살 때처럼 청소용품의 성분표도 유심히 읽어보길 바란다. 가정용 무독성 청소제품을 한두 가지 골라서 시험해보라. 한 주 동안 언제 어디에서 가장 흔하게 독소에 노출되는지 신경 써서 체크해보자. 직장뿐만 아니라 주방, 욕실, 차고에도 상당히 많은 유독성 제품들이 있을 것이다.

준비단계는 현재의 식생활과 생활습관에 따라 기간을 조절할 수 있다. 더 깨끗한 상태에서 시작할수록, 준비기간은 짧아진다. 자신의 현재 상태를 점검해보고 제거식이요법의 기간을 알아보자.

• 최근에 해독 프로그램을 끝냈거나 자연식품 위주로 먹어왔다면 제거식이요법을 3~4일 정도만 하면 된다. 또한 육류, 유제품, 밀가루 음식을 최소한으로 먹는 사람, 포장되어 있는 가공식품과 캔에 들어 있는 음식, 패스트푸드를 거의 먹지 않은 사람 역시 3~4일이면 된다.

• 포장된 음식, 붉은 고기, 구운 요리, 유제품, 설탕이 들어간 음식, 카페인, 알코올을 보통 사람들처럼 먹는 사람은 1주일 정도 제거식이요법을 한다.

• 패스트푸드, 포장된 음식, 탄산음료, 정크푸드, 알코올을 일반인보다 많이 섭취하는 사람은 클린을 시작하기 전에 2주일 정도 제거식이요법을 따르는 게 좋다. 그렇게 하면 클린 프로그램의 효과를 극대화시킬 수 있다.

준비단계에서는 평소와 다름없이 생활하되, 카페인과 다른 화학물질의 섭취를 최소한으로 줄인다. 이런 것들은 해독 프로그램을 하는 동안에 나타날지도 모르는 두통, 메스꺼움 등 각종 불쾌한 증상의 원인이 될 수 있다. 미리 카페인 등의 섭취를 줄이고 준비를 해두면 그런 증상들이 일어나지 않을 가능성이 커진다.

지나친 가공식품 섭취로 체내 균형이 무너지고 영양결핍 상태에 빠진 사람의 몸은 독소를 제거하고 영양소를 충분히 보충해주면 다소 격렬한 반응을 보이는 경우도 있다. 면역계와 회복계통이 갑자기 전체적으로 가동되어, 피부 부스럼이나 열이 나고 마치 병이 난 것 같은 여러 증상들을 일으키면서 외관상으로 불안정해진다.

하지만 사실 이런 증상은 둔해져 있던 인체가 이제 제정신을 차리고 게임에 복귀했다는 신호다. 궁극적으로는 이런 명현반응이 좋은 현상이긴 하지만, 그 때문에 생활이 혼란스러워지거나 불편해지고, 심지어 스트레스를 받을 수도 있다. 하지만 며칠만 기초적인 제거식이요법을 따르면서 준비한다면 이런 문제를 피할 수 있다.

준비단계에서 먹는 음식은 클린 프로그램의 음식과 유동식의 중요한 재료이기도 하다. 이 단계를 마치면 몸이 가벼워지고 정신이 맑아지며, 강력한 의지와 자신감이 생길 것이다.

• 자주 하는 질문들 - 흡연과 처방약

Q : 저는 담배를 피웁니다. 끊어야 하나요?

A : 클린 프로그램을 하는 동안 흡연자들은 비흡연자들과는 조금 다른 체험을 합니다. 이 기회에 담배를 끊는 사람이 있는가 하면, 독소에 대한 과민반응이 나타나면서 점점 흡연욕구가 줄어들기 시작했다는 사람도 있습니다. 어쨌든 많은 사람들이 음식에 주의하는 것처럼, 자연스레 담배 한 개비에도 더 주의를 기울이게 됩니다. 설사 담배를 완전히 끊지 못한다 해도, 프로그램을 진행하면서 당신은 지금 자신의 해독능력을 높이고 자신의 몸을 '하얀 도화지'로 만들고 있음을 잊지 마십시오. 당신의 몸이 이제까지와는 다르게 담배의 영향을 느끼기 시작할지도 모릅니다. 흡연은 간의 1단계 해독작용에 영향을 미치기 때문에 클린 프로그램의 효과를 떨어뜨립니다.

Q : 저는 의사가 처방해준 약을 복용합니다. 약을 먹지 말아야 하나요?
A : 어떤 약이든 처방약을 복용하고 있다면, 클린 프로그램을 하는 동안에도 계속 복용하십시오. 안전하게 끊을 수 있는 처방약이 많지만, 그렇지 못한 약도 있습니다. 상태에 따라 위중한 증상인 경우 혈액 내에 그 약의 농도를 꾸준히 유지해야 합니다. 식단에 변화가 생기면 그 약의 흡수율이 변할 수 있고, 그 결과 혈액 내 농도가 낮아지거나 높아질 수 있습니다. 혈액 희석제, 항부정맥약, 항간질제, 화학요법 약품의 경우 이로 인해 생명이 위험해질 수 있습니다. 클린 프로그램을 하기 전에 반드시 의사와 상의해보셔야 합니다.

제거식이요법으로
미리 준비하기

제거식이요법은 본격적인 클린 프로그램에 들어가기 전에 하는 준비단계다. 식단에 약간만 주의를 기울임으로써 몸을 준비시킬 수 있다. 아침, 점심, 저녁을 규칙적으로 먹는 것이 중요하기 때문에, 한 끼를 건너뛰거나 폭식하지 말고 적당한 양을 제시간에 먹도록 한다.

229쪽 표의 'YES! 먹어야 할 것'과 'NO! 먹지 말아야 할 것' 목록을 유심히 살펴보고 '먹어야 할 것'에 있는 것만 선택해서 먹고, '먹지 말아야 할 것'에 있는 음식은 모두 제외시켜라. 'YES' 쪽의 음식들은 평소에 당신이 자주 먹었던 음식들이 아닐 가능성이 높으므로, 평소 먹는 음식을 대신하여 먹을 수 있는 음식을 만들어야 할 것이다. 부록에 클린 레시피가 있는데, 준비단계에서부터 이것을 활용하기 바란다. 거기 소개된 레시피는 모두 제거식이요법의 레시피이므로, 도움이 되는 것들이다.

빵, 시리얼, 우유, 달걀을 먹을 수 없기 때문에 아침식사를 바꾸는 게 가장 힘든 일일 것이다. 아몬드버터와 카다멈(생강과의 다년생 식물)으로 만든 에너지 스무디 같은 유동식을 시도해보는 것도 좋다. 또한 전날 저녁에 먹고 남은 생선이나 닭고기, 채소를 먹을 수도 있다. 현미나 퀴노아(안데스 산맥의 고원에서 자라는 곡물로 쌀보다 조금 작고 둥근 모양이다)로 지은 밥과 과일, 견과류를 함께 먹거나 과일에 아몬드버터를 얹어 먹을 수도 있다.

점심식사로는 샌드위치나 부리토(토르티야에 콩과 고기 등을 넣어 만든 멕시코 요리) 같은 일반적인 점심메뉴 대신에 '먹어야 할 것' 리스트에 있는 단백질 종류가 들어 있는 샐러드나 수프를 먹는다. 강낭콩과 렌즈콩 같은 곡물로 만든 요리도 좋다.

저녁식사는 이 책에 소개된 클린 레시피를 이용하여 준비한다. 흰쌀이나 파스타, 감자 대신에 녹색채소와 현미, 퀴노아를 먹는다. 생선찜, 닭고기구이, 구운 채소가 일반적인 메뉴다.

이번이 카페인 섭취량을 줄일 수 있는 기회임을 명심하기 바란다. 필요하면 녹차를 마실 수도 있고 예르바 마테차(남미의 전통차로 풍부한 미네랄과 비타민을 함유하고 있어 장수식품으로 널리 알려져 있다)를 시도해볼 수도 있다. 예르바 마테차는 커피처럼 자극효과가 있지만 카페인은 없다. 카페인은 가급적 피하는 것이 좋다는 점을 기억해 두기 바란다.

	YES! 먹어야 할 것	NO! 먹지 말아야 할 것
과일	싱싱한 과일, 얼렸거나 물에 채워진 무가당 과일, 희석한 천연 주스.	오렌지, 오렌지 주스, 자몽, 딸기, 포도, 바나나.
유제품 대용품	아몬드밀크와 코코넛밀크처럼 쌀, 귀리, 견과류로 만든 우유 대용품.	유제품과 달걀, 우유, 치즈, 코티지치즈, 크림, 요거트, 버터, 아이스크림, 넌데어리 크리머(식물성 크리머).
글루텐이 함유되지 않은 곡물과 전분	현미, 기장, 퀴노아, 아마란스(페루산 1년생 식용작물), 메밀.	밀, 옥수수, 보리, 스펠트밀(밀의 일종, 청동기부터 중세까지 유럽에서 많이 먹었던 주요 작물), 카무(고대 마카로니밀의 일종), 호밀, 쿠스쿠스(좁쌀처럼 생긴 노란 알갱이 곡물로 북아프리카의 주식), 귀리.
동물성 단백질	차가운 심해성 어류, 사냥한 야생동물, 기름기 없는 양고기, 오리고기, 닭고기, 칠면조고기.	날생선, 돼지고기, 쇠고기, 송아지고기, 소시지, 콜드 컷(차갑게 식힌 육류를 얇게 저민 것), 통조림 고기, 핫도그, 조개류.
식물성 단백질	말려서 쪼갠 완두콩, 렌즈콩, 각종 콩류.	대두로 만든 제품(간장), 가공식품에 있는 콩기름, 템페(인도네시아 콩요리), 두부, 두유, 콩요거트.
견과류와 씨앗류	참깨, 호박, 해바라기씨, 헤이즐넛, 피칸, 아몬드, 캐슈, 호두.	땅콩, 땅콩버터, 피스타치오, 마카다미아.
채소	신선한 생채소, 찌거나 볶거나 굽거나 즙을 낸 채소.	옥수수, 크림으로 요리한 채소, 토마토, 감자, 가지, 고추.
지방	올리브, 아마, 홍화, 참깨, 아몬드, 해바라기, 카놀라, 서양호박, 호두를 냉압착한 기름.	버터, 마가린, 쇼트닝, 가공 기름, 샐러드드레싱, 마요네즈, 스프레드.
음료수	여과 또는 증류한 물, 녹차, 허브차, 셀처 탄산수(독일 셀처 마을에서 나는 천연 광천수) 또는 광천수, 예르바 마테차.	알코올, 커피, 카페인 함유 음료수, 소다수, 청량음료.
감미료	현미시럽, 아가베시럽, 스티비아(단맛이 나는 허브).	정제 설탕, 백설탕과 황설탕, 꿀, 메이플시럽, 과당 콘시럽, 사탕수수 주스
양념	식초, 각종 향신료, 천일염, 후추, 바질, 캐롭(지중해에서 나는 콩과 식물, 열매로 만든 가루는 코코아 대용 건강식품을 만들 수 있음), 계피, 쿠민(카레 등에 혼합 향신료로 소량 첨가되는 향신 식물의 씨앗), 시라(유럽 동부나 스칸디나비아에서 계절 음식으로 쓰이는 잎이나 말린 열매, 씨앗), 마늘, 생강, 겨자, 오레가노, 파슬리, 로즈마리, 심황, 타임.	초콜릿, 케첩, 조미료, 처트니(인도 음식에 함께 나오는 민트 소스), 간장, 바비큐소스, 데리야키 소스, 그 외 비슷한 양념류.

일반적으로 이 준비단계에서는 깨끗한 물을 많이 마시는 것이 좋다. 물병에 레몬이나 오이, 민트 등을 넣으면 맹물만 마시는 것보다 훨씬 수월하게 마실 수 있다. 허브차는 홍차나 커피 대신 마시면 도움이 되지만, 동시에 물도 많이 마셔야 한다. 허브차가 물을 대신해서는 안 된다.

가능하다면 유기농 제품을 구입하라. 그중에서도 가장 중요한 것은 '유기농 육류'인데 육류는 먹이사슬의 상부에 있어서 독소가 축적되기 때문이다. 호르몬이 첨가되지 않은 유기농 닭고기와 육류를 구입하고, 생선은 양식 대신에 자연산을 선택하라.

농산물을 구입할 때도 껍질이 얇거나 씻어서 그냥 먹는 것은 유기농으로 사는 것이 좋다. 복숭아, 사과, 딸기 같은 과일과 셀러리, 시금치, 당근, 오이, 강낭콩 같은 채소는 유기농을 사도록 하자. 아보카도와 호박처럼 껍질이 두꺼운 농산물은 신경을 조금 덜 써도 된다. 그리고 구입한 농산물은 항상 아주 잘 씻어야 한다.

방해물은 없애고
모자라는 것은 채우기

다음과 같은 제거식이요법의 기본규칙을 따르면 클린 프로그램 역시 성공적으로 마칠 수 있을 것이다.

1. 식단에서 첨가제, 방부제 및 기타 화학제품이 들어간 가공식품

과 음료수, 조리되어 포장된 음식을 없애라. 양념이나 소스처럼 평소에는 미처 생각하지 못한 '숨은 첨가제'가 많이 들어 있다.

2. 자극성이 있고 알레르기 반응을 일으킬 가능성이 있는 음식을 식단에서 없애라. 식탁에서 흔히 볼 수 있는 재료들 중 토마토, 피망, 가지, 감자 등의 가짓과 채소들은 과민반응을 일으킬 수 있다. 아유르베다 의학에서는 체질에 따라 이런 채소를 지나치게 많이 먹으면 소화력이 떨어지는 사람도 있다고 경고한다. 딸기, 초콜릿, 조개류, 특정 견과류 역시 흔히 알레르기를 일으키는 식품이다.

3. 산도를 낮추고 체내환경을 알칼리성에 가깝도록 만들어라. 붉은 고기, 유제품, 바나나, 밀가루 등은 모두 산성 식품이다. 이들은 또한 '점액을 많이 생성시키는' 식품이기도 해서 영양소의 흡수와 독소 제거를 방해한다. 되도록 산성 음식을 먹지 않고 식단을 알칼리성 음식으로 채우는 것이 좋다.

4. 우리 몸에 염증을 일으키는 음식을 없애라. 설탕과 정제곡물(하얀 밀가루와 백미)과 같은 단순 탄수화물은 당분이 세포로 흡수되는 것을 조절하기 위하여 엄청난 양의 인슐린 분비를 유도한다. 인슐린은 염증 유발성 호르몬이다. 트랜스지방으로 알려진 조리용 경화유 역시 염증을 일으킨다. 냉압착한 기름은 경화유가 아니다.

5. 식단을 항염증 영양소로 채워라. 생선의 오메가-3 지방산, 블루베리의 폴리페놀 같은 식물성 화합물은 간의 해독효과를 높인다.

6. 자몽처럼 간의 해독기능에서 특정 반응을 막는 식품을 없애라.

7. 표면에 균류가 있거나(땅콩) 장내 불균형을 일으키는 이스트의

먹이가 되는 식품(설탕, 알코올, 유제품)을 없애라. 술은 곡류나 과일의 당분을 에탄올로 발효시켜서 만드는데, 이스트가 들어간 혼합물은 장내 불균형의 원인이 된다. 또한 자체적인 보존제(와인의 아황산염 같은 것)가 장의 기능을 저하시킨다.

8. 카페인과 술을 끊고, 담배도 끊으면 더할 나위 없이 좋다. 이들은 모두 부신에 부담을 주고 간의 해독작용에 부정적인 작용을 한다. 그리고 특히 매일 다량 섭취할 경우, 세포(특히 DNA와 RNA)를 손상시킬 수 있는 자유 라디칼이 생성된다.

9. 살충제를 많이 뿌린 곡류, 호르몬과 항생제를 먹고 자란 육류와 유제품, 달걀제품을 식단에서 없애라. 또한 분류표시 없이 공급되는 유전자변형 식품도 없애라. 이들이 사람에게 미치는 손상효과는 지금도 연구 중이다(특히 대두, 옥수수, 밀 등을 유의해야 한다).

신중하게 접근해야 할 pH의 문제

일부 음식은 실제로 산 또는 알칼리(가성소다)를 함유하고 있으며, 다른 음식들은 우리 몸에서 소화액 및 소화산과 결합하여 산성 또는 알칼리성을 만들어낸다. 신맛을 낸다고 해서 산성인 것은 아니다. 레몬은 알칼리성 식품이다. 앞에서도 말했지만, 알칼리성 식품이 풍부한 식단이 건강유지의 비결이다. 이미 우리 몸은 대사작용에서 나온 산성 노폐물을 제거하기 위해 일련의 해독활동을 하는데, 이때 알칼리성 음식은 해독에 도움이 된다. 몸은 중성보다 약 알칼리성인 상태가 바람직하다. 리트머스 종이에 침을 묻히면 자신의 pH상태를 쉽게 검사할 수 있다. 리트머스 종이는 약국이나 비타민 판매점에서 살 수 있다.

아래 표에 일반적인 산성 식품과 알칼리성 식품이 나와 있다. 산성 식품을 많이 섭취하는 식생활이 우리 건강에 어떤 영향을 미치는지 알고 싶다면 현재 감소 추세인 골밀도를 보면 알 수 있다. 골감소증이나 골다공증을 진단받은 여성이 점점 늘어나고 있다. 대부분의 의사들은 이에 대해 칼슘 보조식품을 처방하고 '뼈를 형성하는' 칼슘을 얻기 위해 유제품을 더 많이 섭취하라고 환자들에게 말한다. 이미 산성이 된 혈액에 그 뼈는 녹고 있는데, 산성 음식인 유제품을 치료방법으로 처방하는 것이다.

더욱이 비타민D가 충분하지 않으면 칼슘은 뼈에 축적되지 않는다. 아직까지 1차 진료기관의 의사들이 체내 비타민D의 양을 검사하라고 지시하는 일은 거의 없다. 먼저 독성을 진단하고 지나치게 산성화된 상태를 검사한다면 생명을 구하는 프로토콜을 만들 수 있을 것이다.

산성 식품	알칼리성 식품
술, 바나나, 거의 모든 콩류, 쇠고기, 닭고기, 옥수수, 유제품, 달걀, 생선, 곡류, 양고기, 돼지고기, 자두, 말린 자두, 쌀, 탄산음료, 조개류, 설탕, 고구마, 토마토(가공된 것), 칠면조, 설익은 과일.	충분히 익은 과일, 거의 모든 채소류, 보리, 메밀, 대두, 리마콩, 아즈키콩, 브라질너트, 발아 아몬드, 꿀, 수수.

고치지 못하는 병은 없다,
고치지 못하는 환자가 있을뿐

한 가지 걱정이 될 것이다. 어떻게 매 끼니를 집에서 손수 만든 음식으로만 먹을 수 있을까? 외식을 해야 할 사정이 생길 수도 있는데, 정말 외식을 하면 안 되는 걸까?

제거식이요법을 하는 동안 외식하는 것은 그리 어렵지 않다. 그러나 장소를 현명하게 선택하고 메뉴를 고르기 전에 잠시 생각해야 한다. 피자와 파스타 전문점이 절대로 안 되는 것은 아니지만, 아마도 '먹지 말아야 할 음식'을 피하기가 더 어려울 것이다.

음식점에서 파는 것 중 제거식이요법의 조건에 맞지 않는 메뉴는 샌드위치, 햄버거, 피자, 밀가루 파스타, 초밥, 토마토소스가 들어간 음식, 두부 요리, 밀가루 국수 종류, 간장이 들어간 아시아 요리, 구운 감자, 오믈렛, 달걀이 들어간 아침식사 메뉴, 밀가루와 옥수수로 만든 토르티야, 부리토, 엠파나다(감자, 파프리카, 건포도 등을 넣어 만두처럼 만든 남미 음식), 라테와 카푸치노를 포함한 모든 커피, 온갖 종류의 디저트(과일이나 과일 샐러드 제외)이다.

먹을 수 있는 게 아무것도 없다고 실망할 필요 없다. 외식할 때 선택할 수 있는 것이 꽤 많다. 단백질과 채소, 현미가 들어간 메뉴를 선택하라. 만약 인도 음식점에 간다면 다양한 채소 음식과 렌즈콩, 강낭콩 요리가 있기 때문에 쉽게 선택할 수 있다. 그리고 웨이터에게 빵이나 콘칩은 가져오지 말아달라고 부탁하라. 이런 식이면 생각보다 훨씬 쉽게 외식할 수 있을 것이다.

이탈리아 사람 마르코는 폐암이 상당히 진행되었다는 진단을 받고 며칠 후 나를 찾아왔다. 암은 이미 다른 기관으로 전이가 되었다. 그는 계속 기침을 하고, 숨을 헐떡거렸다. 지치고, 우울한 상태인 데다, 피부색도 거무튀튀해져서 한눈에 보기에도 아파 보였다. 유럽의 의사들은 살날이 몇 주 안 남았다고 말하며 마지막 치료수단으로 화학요법을 권했다. 그는 당장 비행기를 타고 뉴욕으로 왔다.

나는 마르코의 이야기를 듣고 단어 하나하나를 신중하게 생각하며 대답했다. 마르코는 평생 골초였다. 그리고 주로 붉은 고기, 파스타, 와인, 빵, 버터, 치즈를 먹었고, 단것을 좋아해서 디저트도 풍성하게 즐겼다. 가끔은 채소도 먹었지만, 샐러드조차도 느끼한 크림을 잔뜩 얹어서 먹었다.

의사의 예상을 뒤엎은 '기적의 주인공'들을 자세히 살펴보면, 거의 대부분 한 가지 공통점이 있다. 그들은 질병과 싸우기 위해 생활을 철저히 바꾸었다는 점이다. 스트레스를 많이 받는 사람들은 진지한 명상가가 되었고, 무신론자들은 열성적인 신앙인으로 바뀌었으며 햄버거광(狂)은 스스로를 채식주의자로 개조했다.

내가 영양소와 항산화물을 공급하고 혈액을 알칼리성으로 만들어주는 채소주스에 대해 이야기했을 때 마르코는 눈살을 찌푸렸다. 그는 매일 와인을 마시고 고기를 먹는 즐거움을 빼면 자신의 인생에서 무엇이 남을지 상상이 안 된다고 말했다. 물론 목숨도 포기하고 싶지 않다고 했다. 하지만 그가 정말로 포기하고 싶지 않은 것은 자신의 습관이었다. 나는 그에게 이렇게 말했다.

"마르코, 고치지 못하는 병은 없습니다. 고치지 못하는 환자가 있을 뿐이죠. 지금까지 당신이 해온 것은 모두 당신의 몸에 좋지 않았어요. 그런데도 계속 그렇게 산다면, 이젠 정말 얼마나 더 살 수 있을지 장담할 수 없어요."

그는 내 말에 충격을 받은 듯했다. 그리고 갑자기 태도를 바꾸었고, 생각까지 바꾸었다. 무언가 새로운 것을 시도해봐야겠다는, 음식을 즐거움의 수단이 아니라 몸을 고치는 약으로 섭취하겠다는 깨달음의 순간이 온 것이다.

그는 음식을 화학요법으로 받아들이겠다고 했다. 식생활을 완전히 바꾼다고 해서 모든 병이 치유된다는 보장은 없다. 나는 그에게 기존의 암 치료를 다시 받으라고 강권하지는 않았다. 내가 마르코의 이야기를 하는 이유는 하나다. 과거에 하던 방식으로 건강이 좋아지지 않는다면, 가장 효과적인 방법은 새로운 방식을 시도해보려는 의지(열린 마음)를 갖는 것이다.

PART 7

Start :

클린 프로그램 따라 하기

REMOVE · RESTORE · REJUVENATE

클린 프로그램
시작하기

이제 당신은 몸과 주변 환경, 마음이 준비되었을 것이다. 당장이라도 생활을 변화시킬 수 있다. 클린을 하려면 음식에 대한 태도와 먹는 습관을 새로 세팅하고, '배고픔'이라는 것에 대해 아주 철저하게 다시 적응해야 한다. 제거식이요법을 먼저 실천했다면 몸도 마음도 깨끗한 상태에서 시작하게 될 것이고 오래된 생활방식을 성공적으로 바꾼 데서 오는 자신감도 갖고 있을 것이다.

잠깐 시간을 내서 당신이 클린을 하려는 목적을 깊이 생각해보도록 하라. 목적을 뚜렷하게 정하는 것이 성공의 기초다. 당신은 클린을 '해야만' 하는가, 아니면 '하고 싶은가?'. 해야만 하는 것이 아니라 하고 싶어서 할 때 더 큰 효과를 볼 수 있다. 의무감보다는 욕구의 추진력이 더 강하기 때문이다.

우리는 '하고 싶은' 일을 위해서는 언제든지 기꺼이 시간을 낸다. 어떤 것에 대하여 열정이 있다면, 그것을 얻기 위해 왔던 길을 되돌아갈 수도 있고 지구를 거꾸로 들 수도 있을 것이다.

무언가에 대한 욕구를 키우거나 늘리는 데는 방식이 있다. 심지어 초기에 그것에 대하여 주저하거나 거부할 때도 그렇다. 목적을 정하는 것은 욕구를 크게 키우는 방법이기 때문에, 목적을 정하면 당신은 성공을 향해 가면서 장애물도 쉽게 넘을 수 있다.

한 가지 테스트를 해보겠다. 이 테스트는 일견 간단해 보이지만, 지금은 어려워 보이고 심지어 불가능해 보이는 목표를 몇 주라는 짧은 기간 내에 달성하는 비결이다. 나는 이것을 환자들에게 여러 차례 사용했다. 두 눈을 감고 지금과는 다른 당신을 상상해보라.

- 지금 당신의 생활을 그려보라. 어떤 모습이고 어떤 기분인가? 자신의 어떤 면이 가장 실망스러운가?
- 더 젊어 보이고 더 활기차게 느껴진다는 것이 당신에게는 어떤 의미가 있는가? 그것이 어떤 기분일 것 같은가?
- 현재 당신의 건강상태가 실망스럽다면, 그것은 당신이 사랑하는 사람에게 어떤 의미가 있는가?
- 에너지가 생동하고 정신이 맑은 상태에서 생활하는 것이 당신에게 사회적으로나 정서적으로, 영적으로, 경제적으로 어떤 이익이 되겠는가?

이런 가능성들을 마음속으로 그려보라. 어떤 기분이 드는가. 변화의 가능성을 느끼기 시작할 때 욕구의 불꽃이 어떻게 삽시간에 산불로 바뀌는가를 깨닫기 바란다. 딱 3주만 전념해서 프로그램을 마치겠다는 목표를 세우고, 그 이유를 확고하게 인식하도록 한다.

클린일지를 쓰고 사진을 찍어둔다

'클린일지'를 만들고 자신의 체험을 기록하는 것이 중요하다. 부가적인 효과를 톡톡히 경험할 수 있을 것이다. 클린일지는 자신의 목적, 현재의 컨디션, 프로그램을 따르는 동안 경험한 것과 진전 상황 등을 기록하는 것이다.

클린일지만큼은 꼭 작성하라고 권하고 싶다. 일지를 쓴 사람과 쓰지 않은 사람은 결과에서도 큰 차이를 보이기 때문이다. 일지를 쓰다 보면 클린 프로그램을 마친 후에 다시 평소에 먹던 음식으로 돌아올 때도 음식이 우리 몸에 미치는 영향에 대해서 느끼는 바가 많을 것이다. 꼭 수첩이나 일기장에 기록하지 않아도 된다. 컴퓨터에 파일을 하나 만들어서 계속 기록해도 좋다.

그리고 일지의 맨 앞에는 프로그램을 끝낼 때, 신체적으로나 정신적으로 달성하고 싶은 목표나 성과를 목록으로 만들어 기록해둔다. 이 목록에는 새로운 습관도 넣어야 한다. 특히 이제 더 이상 당신에게 효과가 없거나 당신의 건강과 잠재력까지 갉아먹었던 예전

클린일지	
날짜	2010년 4월 2일 (클린 프로그램 1주차 5일째)
최종목적	5kg 감량, 피부 트러블 개선
아침	그린 스무디 (아침 8시)
점심	메밀국수 볶음과 닭고기 (낮 1시)
저녁	냉오이 수프 (저녁 7시)
물	1.5L
간식	녹차 1잔, 루이보스티 2잔, 생아몬드 1줌
운동	출퇴근할 때 15분씩 걷기 (총 30분)
기타	냉온수 샤워 1회 (저녁), 브러시를 이용한 피부 마사지 10분, 5분 명상
오늘의 컨디션	배고픈 느낌이 많이 사라졌고, 오히려 몸이 가뿐해졌다.
어제와 달라진 점	커피를 마시고 싶어서 미칠 것 같았는데, 그런 느낌이 없어졌다.
	두통과 멍한 느낌도 사라졌고 오히려 머리가 맑아졌다.
수면 시간	어제 밤 11시부터 아침 7시까지 8시간
배변	아침 8시에 힌 번. 아주 시원하게!

의 나쁜 습관 대신에 얻고 싶은 새로운 식습관이 들어가야 한다. 대부분의 사람들은 이것이 무엇인지 스스로 잘 안다.

프로그램을 진행하면서 자신의 기분에 대해, 그리고 변하고 있는 것에 대해 매일 또는 2~3일에 한 번씩 기록하라. 매일매일 체험을 기록하면 아주 큰 도움이 된다. 하루하루 변화되는 자신의 모습에 깜짝 놀랄 것이다. 외모, 신체기능, 에너지, 기분, 사고방식에 어떤 변화가 일어나는지도 체크해보기 바란다. 그리고 평소에 가지고 있었던 특정 증상이나 불편하던 상태가 호전됨을 느낄 수 있을 것이다. 그 모든 것을 기록해두면, 프로그램이 끝난 후에도 다시 나쁜 습관으로 돌아가게 하지 않게 해줄 것이다. 그리고 어떤 식이요법과 생활방식이 자신에게 가장 좋은가를 알아내는 데도 도움이 된다.

한 가지 더 있다. 자신의 모습을 사진으로 남겨라. 기억은 변한다. 특히 시각적인 기억은 더 쉽게 변질된다. 프로그램을 시작할 때와 끝낼 때 자신의 모습을 사진에 담아라. 변화된 모습을 보면 재미있을 것이다. 사진을 찍을 때는 두 사진 모두 똑같은 거리에서 똑같은 각도로 찍도록 한다. 배경은 너무 복잡하지 않은 곳을 선택해서 시선이 딴 데로 흐트러지지 않게 한다.

주변의 도움을 받을 수 있는 시스템을 만들어라. 사람은 사회적인 존재이기 때문에 다른 사람들로부터 지지를 받을 때 무슨 일이든 제일 잘한다. 가까운 사람들에게 당신이 무엇을 하려고 하는지를 반드시 알려주고 응원해달라고 부탁하라. 친구나 동료들과 함께하면 재미있을 뿐만 아니라 성공 가능성도 높아질 것이다.

프로그램을 시작하고 끝낼 때는 1장 27쪽에 나온 '클린 질문지'를 다시 작성해본다. 클린을 시작하기 전에 당신의 모습과 기분을 적어두고, 또 클린을 끝낼 때도 그렇게 한다면, 당신에게 일어난 변화를 증명해주는 확고한 증거자료가 될 것이다.

식사의
규칙

클린 레시피를 고안한 질 페티존은 간호사이자 생식 요리사이고, 정화 전문가다. 질은 자신이 고안한 '주스 해독요법'으로 유명한데, 뉴욕에 사는 고객들에게 주스를 배달한다.

그녀와 나는 함께 정화와 해독작용에 대하여 공부했고 수많은 사람들이 해독 프로그램을 마칠 수 있도록 안내했다. 이 책을 위해 그녀가 만든 42개의 클린 레시피는 맛있고 간단해서 누구나 쉽게 따라할 수 있을 뿐만 아니라 해독작용에 필요한 기본 영양소를 아주 정확하게 공급해줄 수 있다. 다음 쪽의 클린 프로그램 사례와 같이 스스로 계획을 세우면 된다.

클린 프로그램에서 가장 중요한 식사의 규칙을 알아보자.

	일요일	월요일	화요일	수요일	
1주일 계획표					
아침식사	그린 스무디	망고와 코코넛 밀크 스무디	열대과일 스무디	냉오이 수프	
점심식사	샐러드와 구운 참치	농어찜	구운 참치와 채소볶음	채소 메밀국수 볶음과 닭고기	
저녁식사	그린 주스	시금치 주스	펜넬 사과 주스	사과 케일 주스	
간식	블루베리 1/2컵	생아몬드 한 줌	녹차	당근, 오이	
약속	없음	업무상 점심약속	없음	저녁모임 (8시 이후)	
체크 리스트	☐ 5분 명상 ☐ 운동 ☐ 브러시 마사지 ☐ 냉온수 샤워	☐ 5분 명상 ☐ 운동 ☐ 브러시 마사지 ☐ 냉온수 샤워	☐ 5분 명상 ☐ 운동 ☐ 브러시 마사지 ☐ 냉온수 샤워	☐ 5분 명상 ☐ 운동 ☐ 브러시 마사지 ☐ 냉온수 샤워	
기억해야 할 것	섬유질 보조제 먹기	30분 동안 걷기	요가센터 가기	30분 동안 걷기	

목요일	금요일	토요일	쇼핑 목록
시금치 수프	당근 생강 수프	케일과 파인애플 스무디	생아몬드, 케일, 아보카도, 망고, 파인애플, 블루베리
치킨 현미밥 샐러드와 샐러드 믹스	닭가슴살 구이와 채소구이	김말이 너트밥	오이, 레몬, 잣, 시금치, 호박, 미역, 셀러리, 양파, 생강, 당근
당근 비트 양배추 주스	그린 주스	오이 양배추 파슬리 주스	연두색 사과, 양배추, 브로콜리, 파슬리, 쪽파, 마늘, 양송이, 아스파라거스
사과 1개	당근 1개	생아몬드 한 줌	참치, 농어, 메밀국수, 닭가슴살, 현미, 해바라기씨, 호두, 김
없음	없음	없음	
□ 5분 명상 □ 운동 □ 브러시 마사지 □ 냉온수 샤워	□ 5분 명상 □ 운동 □ 브러시 마사지 □ 냉온수 샤워	□ 5분 명상 □ 운동 □ 브러시 마사지 □ 냉온수 샤워	
요가센터 가기	30분 동안 걷기	마사지 받기	

12시간 단식,
작전이 필요하다

매일 한 끼는 고형식으로, 두 끼는 스무디, 수프 같은 '유동식'이나 주스를 마시게 된다. 아침과 저녁식사로는 유동식을, 점심식사로는 고형식을 먹도록 계획하라. 야식은 먹으면 안 된다. 저녁식사 후에는 12시간 동안 '단식'을 하는데, 그 효과가 유동식을 먹은 후에 가장 크기 때문이다. 유동식은 소화에 필요한 에너지를 아껴주며, 해독작용을 위한 시간을 연장시킨다.

하지만 일정을 바꿀 수 없는 사업상의 식사약속이나 사교모임이 저녁에 있다면, 아침과 점심에 스무디나 주스, 수프를 먹고 저녁식사로 그날의 고형식을 먹도록 한다. 점심과 저녁을 바꾸는 것이다. 그다음 날에는 다시 점심에 고형식을 먹는다.

12시간 단식을 꼭 기억하기 바란다. 해독신호는 마지막 식사를 마친 뒤 약 8시간이 지난 후에 켜지고, 해독작용이 잘 이루어지려면 적어도 4시간이 필요하다. 늦은 밤에 위를 가득 채우고 다음날 아침 일찍 식사를 한다면 당신의 몸은 음식을 소화시키는 데 기진맥진해서 해독작용을 할 틈이 없다. 3주 동안은 매일 밤 약간 일찍 잠자리에 드는 것이 더 낫다.

아침식사(breakfast)는 문자 그대로 지난밤 이후부터 계속된 '단식(fast)'을 '중단(break)'하는 것이다. 실제로 클린 프로그램을 하지 않더라도, 저녁식사를 좀 더 가볍게 하고 다음 날 아침까지 12시간 동안 아무것도 먹지 않고 소화기관을 쉬게 해준다면, 더 활기 있고 전반적으로 건강해지는 것을 깨닫게 될 것이다.

　클린을 하는 동안 당신은 깊은 곳까지 정화가 되도록 저녁식사로 유동식을 먹고 다음 날 아침까지 적어도 12시간은 아무것도 먹지 말아야 한다. 저녁식사를 마친 시간이 저녁 7시라면, 아침식사는 아침 7시 이후에 시작해야 한다. 마찬가지로 저녁식사를 마친 시간이 밤 11시라면, 다음 식사시간은 오전 11시 이후여야 한다.

클린 레시피에
소개된 음식들

유동식은 부록에 소개된 레시피 중에서 선택하여 직접 만든다. 주스 7종, 스무디 7종, 여러 가지가 섞인 수프 7종 등 유동식 레시피는 총 21종이다. 이 모든 마실 거리에는 영양소와 효소함량을 최대한 높이기 위해 재료를 익히지 않고 날(生)것으로 사용한다. 심지어 수프도 가열하지 않고 채소즙을 섞어서 만든다(하지만 일부는 따뜻하게 먹을 수 있다). 이런 식으로 먹는 것이 처음이라 해도 겁낼 필요 없다. 이런 한 컵 식사는 다음의 목적에 맞게 특별히 고안된 것이다.

• 몸에 필요한 영양소를 모두 공급한다.
• 공급받은 영양소가 쉽게 흡수될 수 있게 전달한다. 유동식은 분해되는 데 필요한 에너지가 적기 때문에, 큰 노력 없이도 그 성

분이 혈류에 쉽게 흡수될 수 있다.

• 각 음식에 들어 있는 영양소들을 잘 결합하여 대사작용으로 이동시키기 때문에 공복감을 줄일 수 있다.

간단한 점심메뉴 레시피도 21가지가 있다. 그중에서 고르면 그 날의 한 끼 고형식으로 얻어야 할 영양소를 알맞게 섭취할 수 있다. 익히지 않은 것도 있고, 익힌 것도 있다. 생선요리가 7가지, 고기(닭고기와 양고기)요리가 7가지, 채식요리가 7가지다.

이 레시피들 중에서 취향대로 골라 매일 유동식 두 끼와 고형식한 끼를 정하면 된다. 다시 한 번 강조하지만, 단 한 가지 규칙은 하루에 유동식 두 끼와 고형식 한 끼를 먹고 고형식은 점심에 먹으라는 것이다.

필요하면 간식을 먹을 수 있다. 생채소와 블루베리나 라즈베리 같은 신선한 과일이 가장 좋다. 단, 과일을 먹을 때는 비교적 당분이 적은 것으로 선택해야 한다. 약간의 아몬드나 브라질너트도 좋다. 배가 고파서 참을 수가 없을 지경이라면 끼니로 먹었던 스무디를 조금 더 먹을 수도 있다. 그러나 고형식이든 유동식이든 늦은 밤에는 먹지 않아야 한다. 특히 저녁식사 후에 출출하다면 그냥 일찍 잠자리에 들어 다음 날 아침까지 참도록 한다.

이런 유동식과 고형식 레시피는 하나의 종합계획으로 완벽하게 만들어졌다. 이 음식들은 3주 동안 성공적으로 해독작용을 수행하는 데 꼭 필요한 모든 영양소를 공급할 것이다. 이 말은 한 가지만 계

속 먹지 말고 레시피를 다양하게 바꿔가면서 먹는 게 더 좋다는 뜻
이다. 다양하게 변화를 주면 클린 프로그램이 더욱 즐거워질 것이다.
그리고 중요한 것이 또 있다. 미각을 되살리는 것이다. 신선한 채소
를 다양하게 맛보다 보면 장기적으로 건강한 식이요법의 중요한 초
석이 될 새로운 재료와 그것들의 고유한 맛에 흠뻑 빠질 수 있다.

상황에 맞게 변형시킬 때
지켜야 할 규칙

클린 프로그램이 당신의 바쁜 생
활에 잘 맞아야 한다는 것은 당연한 사실이지만, 오히려 당신의 라
이프스타일을 좀 더 건강하게 변화시켜줄 수도 있다. 이제 이 프로
그램을 당신만의 생활방식에 맞추고 최고의 성과를 얻는 데 도움이
될 만한 몇 가지 제안을 하겠다.

- 시간이 별로 없거나 도저히 여러 가지 음식을 만들 엄두가 나지
않는다면, 레시피에 나온 유동식과 고형식을 서너 가지만 정해서
1주일 내내 번갈아가면서 먹어도 상당히 효과가 클 것이다.
- 가급적 점심식사는 클린 레시피에 있는 음식으로 먹는 것이 좋
지만, 상황이 여의치 않다면 제거식이요법에서 먹었던 것과 같은
간단한 음식을 먹어도 된다. 바쁠 때는 슈퍼마켓이나 식당에서 파
는 음식도 잘 고르면 괜찮다. 하지만 클린의 기본원칙은 화학물

질에 노출되는 것을 피하는 것임을 명심해야 한다. 따라서 음식을 살 때는 주머니 사정이 허락하는 한 가능하면 모든 것을 유기농으로 구입하기 바란다.

그리고 모든 점심메뉴에는 소스나 시중에서 파는 드레싱, 토핑을 곁들여서는 안 된다는 점을 잊지 말자. 먹기가 너무 고역스럽다면, 제거식이요법에서 허용했던 몇 가지 조미료와 양념, 올리브유, 레몬주스 등을 사용하기 바란다. 그리고 클린 레시피를 잘 보고 분량을 맞추어야 한다.

점심으로 식당에서 파는 음식을 먹는다고 해서 식사량까지 마음껏 늘려도 된다고 생각해서는 안 된다.

• 먹기 직전에 만든 음식이 아무래도 영양소의 효과는 더 크다. 하지만 다음 날 출근할 때 가져가려고 전날 밤에 요리를 해둔다고 해서 밤사이에 영양소가 크게 파괴되는 것은 아니다. 또한 한 끼에 먹을 유동식을 2배 분량으로 만들어두면 아침과 저녁에 두 번 먹을 수 있다. 이렇게 할 경우, 반드시 냉장고에 보관하고 이틀 이내에 모두 먹어야 한다. 단 주스는 하루 이내에 먹어야 한다. 모든 음식은 보온병 등을 이용해 차가운 상태로 보관할 수 있다면 어느 곳에나 가져갈 수 있다.

• 제거식이요법과 마찬가지로, 가능하다면 유기농 재료를 쓰는 것이 바람직하다. 유기농이 아닌 일반 농산품이라 해도 효과가 없는 것은 아니다. 클린 레시피대로 만든 음식을 먹으면 활력이 생기고 기운이 올라가는 느낌을 받을 것이다. 특히 평소 가공식품

이나 조리된 음식을 많이 먹어왔던 사람이라면 더욱 그럴 것이다. 다시 말하지만 주머니 사정이 허락하는 한 유기농 제품을 이용하기 바라고, 재료들은 모두 아주 깨끗이 잘 씻도록 하자.

• 과일과 채소 통조림에는 일반적으로 방부제가 들어 있고, 때때로 과당이 높은 콘시럽이나 소금이 많이 들어 있다. 따라서 그런 통조림은 반드시 피한다. 하지만 냉동 과일, 특히 유기농 냉동과일류는 유동식을 만들 때 써도 된다.

• 레시피를 선택할 때는 융통성을 발휘하자. 개인적인 취향과 주변 환경에 따라 달라질 수밖에 없다. 예를 들어, 추운 겨울 아침에는 얼음이 들어간 과일 스무디보다 여러 가지 채소가 섞인 수프가 더 당길 수 있다. 유동식은 묽을수록 해독효과가 강해지고 여러 가지가 섞인 수프보다는 주스가 해독작용을 약간 더 촉진시킨다.

• 식사시간이 되었는데 먹고 싶은 생각이 들지 않는다 해도, 끼니를 거르지 마라. 최소한 원래 먹던 분량의 절반이라도 먹어두어야 한다. 해독작용이 계속 유지되려면 영양소가 필요하기 때문이다.

• 고형식인 점심을 준비할 때는 제거식이요법에서 알려준 '먹어야 할 것과 먹지 말아야 할 것'의 목록(229쪽)을 냉장고 문 앞에 계속 붙여두고, 먹지 말아야 할 것을 먹지 않도록 주의한다.

마실 것을 고르는 기준과
해독에 도움을 주는 음식들

유동식과 고형식 외에도, 매일 깨끗한 물을 많이 마셔야 한다. 그래야 신장의 독소제거 기능이 활성화되어서 해독작업의 효율이 높아진다. 얼마나 많은 물을 마셔야 하는지는 시간별 소변량으로 추산한다. 일반적으로 클린을 하는 동안 하루에 섭취해야 하는 물은 약 2.3L다. 물에 신선한 레몬이나 오이, 민트 등을 띄우면 맹물보다 훨씬 수월하게 마실 수 있다.

클린 프로그램을 하는 중에는 카페인이 함유된 음료수를 피하는 것이 좋다. 카페인을 뺀 커피도 마시지 않는 것이 좋다. 허브차와 레몬을 넣은 뜨거운 물은 괜찮지만, 그것으로 물을 대신해서는 안 된다. 별도로 깨끗한 물을 충분히 마시기 바란다.

시중에서 파는 과일 주스나 저칼로리 탄산수, '천연' 탄산수, 에너지 음료도 안 된다. 소다수는 몸의 산도를 높이기 때문에 이것 역시 제외시키는 것이 현명하다. 무엇을 마셔도 되는지 잘 모르겠다면, 한 가지만 기억하라. 생수를 제외하고 슈퍼마켓에서 파는 것, 라벨이 붙은 병에 들어 있는 것을 다 피하면 된다. 길고 긴 인생에서 고작 며칠에 불과하므로 지금은 생활을 최대한 단순하고 순수하게 유지하기 바란다.

클린 프로그램의 몇 가지 규칙만 지킨다면 나머지는 개인의 취향과 스타일에 따라 달라질 수 있다. 매일 아주 다양하게 할 수도 있고, 아니면 자기만의 방식을 찾아서 3주 동안 그것을 고수할 수도

1일

아침	그린 스무디, 레몬을 넣은 뜨거운 물이나 허브차.
오전 중간	간식 또는 허브차(선택).
점심	회향, 파슬리, 케이퍼(식초나 소금에 절여서 시큼하고 강한 맛이 나며 연어 등 생선 요리에 쓰임)를 곁들인 농어찜.
오후 중간	간식 또는 허브차(선택).
저녁	민트를 곁들인 냉오이 수프.

※ 하루 종일 깨끗한 물을 충분히 마신다.

2일

아침	당근·비트·양배추·물냉이로 만든 채소즙, 레몬을 넣은 뜨거운 물이나 허브차.
오전 중간	간식 또는 허브차(선택).
점심	채소 메밀국수 볶음.
오후 중간	간식 또는 허브차(선택).
저녁	회향과 사과를 간 즙.

※ 하루 종일 깨끗한 물을 충분히 마신다.

3일

아침	아몬드버터와 카다멈을 넣은 에너지 스무디.
오전 중간	간식 또는 허브차(선택).
점심	슈퍼마켓에서 파는 샐러드와 그냥 구운 닭고기.
오후 중간	간식 또는 허브차(선택).
저녁	아몬드버터와 카다멈을 넣은 에너지 스무디.

※ 하루 종일 깨끗한 물을 충분히 마신다.

4일

아침	파인애플과 아보카도로 만드는 가스파초(스페인 안달루시아 지방의 차가운 수프).
오전 중간	간식 또는 허브차(선택).
점심	연어찜 한 조각과 집에서 만든 여러 가지 채소찜.
오후 중간	간식 또는 허브차(선택).
저녁	채소즙.

※ 하루 종일 깨끗한 물을 충분히 마신다.

있다. 일반적으로 클린 프로그램의 계획표를 며칠만 소개하자면 253쪽에 나온 표와 같다. 244~245쪽에 나오는 주간 계획표는 무엇을 만들고 무엇을 사야 하는지 등을 계획할 때 도움이 될 것이다.

자연은 우리에게 해독에 필요한 모든 영양소를 충분히 공급해준다. 하지만 그것들을 선택하여 몸에 받아들이는 것은 우리들 스스로에게 달려 있다. 클린 레시피에는 3주 동안 해독작용을 '고효율(high)' 모드로 돌리는 당신에게 필요한 모든 영양소가 들어 있다. 간식과 클린 레시피 이외의 점심을 선택할 때도 이런 영양소를 유념하면 된다.

프로그램을 하고 있는 동안과 그 후에도 부록에 나온 '해독작용 영양소' 표를 활용하면, 매주 이런 영양소를 음식에 많이 포함시킴으로써 간에 필요한 모든 것을 확실하게 공급할 수 있다.

쉽게 구할 수 있는 천연 보조식품을 매일 함께 섭취하면 클린의 효과를 극대화시킬 수 있다. 필수사항은 아니지만, 나는 섬유질, 프로바이오틱스, 항균제 같은 보조식품을 강력 추천하며 그것들은 많이 비싸지도 않다. 주변의 건강식품점에 가서 물어보면 믿을 만한 보조식품을 구입할 수 있을 것이다.

섬유질 섬유질은 독소를 배출시키는 데 중요한 역할을 한다. 섬유질이 물을 흡수하여 부피가 커지면 꿈틀거리는 장운동을 자극하고 배변을 촉진시키기 때문이다. 섬유질은 독성이 있는 노폐물에 착

달라붙어서 독소가 장으로 재흡수되지 못하게 한다. 섬유질은 몸에 좋은 박테리아에게 먹이를 주면서 장을 건강하게 만들어준다.

또한 나쁜 콜레스테롤을 공략하고 콜레스테롤이 지나치게 많이 흡수되는 것을 막아준다. 동시에 포만감을 느끼게 하기 때문에 과식하지 않게 도와준다. 섬유질이 많이 함유된 음식은 결장암과 심장병 발생률을 낮추는 데 연관이 있다는 연구결과도 있다.

클린 프로그램에는 과일과 채소가 많이 들어 있긴 하지만, 평상시에 하던 식사에 비해 먹는 양이 적어지기 때문에 섬유질 역시 부족할 수도 있다. 대부분의 사람은 클린 프로그램을 하면서 별도로 섬유질을 추가로 섭취하기도 한다. 질경이 씨앗과 그 껍질, 프룬(말린 자두), 구아검(구아나무에서 채취한 천연고무), 아마씨 같은 천연 섬유질 식품을 찾아보라.

일부 해독 프로그램에서는 중금속을 포함한 독성 화학물질을 배출시키고 장에 찬 가스를 줄이기 위하여 벤토나이트 클레이(bentonite clay)를 사용한다. 섬유질 섭취량은 변을 얼마나 많이, 그리고 규칙적으로 보느냐에 따라 조정되어야 한다. 대부분의 제품에는 복용법이 함께 나와 있다.

프로바이오틱스 프로바이오틱스는 몸에 좋은 수많은 종의 장내 세균군을 회복시키는 데 아주 귀중한 수단이다. 시중에 판매 중인 생균 보조식품 중에는 좋은 제품들이 많이 있다. 이 중에는 개봉 후에 냉장보관해야 하는 것도 있다. 프로바이오틱스 1회 복용량에 적어도 150억 마리의 균이 있어야 한다. 클린 프로그램을 하는 동안에는 하루에 1회만 복용해도 충분하다. 더 많이 복용한다 해도 별다른 부작용은 없는 것으로 알려져 있다.

항균제 항균성분(antimicrobials)은 몸에 침투한 안 좋은 병원성 박테리아를 죽인다. 마늘, 레몬, 올리브유, 양파, 브로콜리, 코코넛오일, 각종 양념류 등 클린 레시피에 들어 있는 많은 식품이 항균작용을 한다. 그러나 때때로 장내 세균군이 심각한 불균형상태라면 약간 더 강한 무기로 장을 청소해야 하는 경우도 있다. 그래야 몸에 좋은 박테리아가 다시 장으로 돌아올 수 있기 때문이다. 나는 사람들에게 클린 프로그램을 실시하는 동안 다음 중 하나 이상을 섭취하라고 권한다.

• 오레가노 농축기름은 특히 이스트에 잘 듣는다. 알약이나 정유를 찾아보라.

• 매일 생마늘 1쪽을 먹어도 된다. 얇게 저민 마늘을 얇은 사과 조각 사이에 넣어서 먹는다. 이 방법은 몸에 나쁜 박테리아와 이스트, 기생충을 없애는 데도 도움이 될 것이다. 뿐만 아니라 혈당을 조절하고, 지방의 연소를 높이며, 공복감을 줄여주고, 콜레스테롤을 낮춰주며, 관절통을 덜어주고, 복부의 가스를 줄여주기도 한다. 이 방법이 내키지 않으면, 알약이나 환(丸)약 형태로 나온 마늘도 있다. 비싸지도 않고 마늘을 쉽게 섭취할 수 있다.

• 항균효과가 있는 허브 항균제도 있다. 구할 수 있다면 베르베린(황련의 뿌리 속에 있는 항균성분), 감초 뿌리, 대황 뿌리, 골무꽃 뿌리, 생강, 세이지 잎, 타임오일 등을 추천한다.

• 올리브유를 밤에 먹으면 장이 부드러워지고, 배변이 원활해진다. 또한 우리 몸은 항염증성 지방을 공급받을 수 있기 때문에 세균을 죽이고 지방연소를 높일 수 있다. 또한 올리브유의 도움을 받아 쓸개와 간을 자극하여 간 계통을 깨끗이 하는 담즙을 이동시킬 것이다. 올리브유는 뼈 형성을 촉진시키고, 혈전 형성을 막으며, 호르몬 균형을 맞춰준다. 매일 밤 잠자리에 들기 전에 밥숟가락으로 2스푼을 먹고, 곧바로 레몬을 띄운 물을 마시면 좋다.

끝으로 클린 프로그램을 하는 중에 간의 기능을 북돋우고 지원해주는 것이 중요하다. 간을 지원해주는 가장 흔한 약초는 밀크티슬(milk thistle, 큰엉겅퀴, 실리마린이라는 활성물질이 들어 있다), N 아세틸 시스테인, 민들레 뿌리, 웜우드(wormwood, 다북쑥) 잎이다. 건강식품점에 가서 물어보면 자세히 알려줄 것이다.

• 자주 하는 질문들 – 운동과 저체중

Q : 저는 야외에서 일을 하고 평소에 운동도 열심히 합니다. 그래도 클린을 할 수 있나요?
A : 네, 할 수 있습니다. 운동선수들도 클린을 성공적으로 마쳤고, 체중을 감량하는 것과 동시에 경기성적도 좋아졌습니다. 시합 직전에

격렬하게 훈련할 때는 클린을 권하지 않지만, 그 외에는 어느 때고 훈련과 클린 프로그램을 병행할 수 있습니다.

운동을 많이 한다면 유동식의 양을 2~3배 정도 드세요. 주스보다는 수프와 에너지 스무디를 더 많이 마시고, 점심때는 반드시 살코기와 아보카도, 코코넛 같은 몸에 좋은 지방을 챙겨 드세요. 제거식이요법에서 추천한, 먹어도 되는 곡류를 포함시키는 것도 좋습니다.

Q : 저는 체중이 쉽게 줄고, 이미 약간 저체중 상태입니다. 클린을 해도 되나요?

A : 물론 안전하게 할 수 있습니다. 우리 몸은 균형이 가장 잘 맞는 상태를 찾으려고 애씁니다. 그렇기 때문에 체중감소는 항상 체중을 줄여야 하는 사람들에게 더 잘 일어납니다. 저체중인 분들도 몸에 좋은 지방과 오염되지 않은 단백질, 통곡류를 많이 먹으면 계획적으로 체중을 늘릴 수 있습니다. 그러나 클린을 하는 중에는 유동식을 2배로 늘려서 먹되, 일일 고형식의 양은 반드시 1인분만 먹는 것이 좋습니다. 간식은 견과류를 드세요.

몸속 해독작용을
응원하라

클린 프로그램의 성공여부는 '효과적인 배출'에 달려 있다. 음식물의 소화, 흡수, 운반에 소모되는 에너지가 적을 때, 몸의 에너지는 해독과 정화에도 쓰일 수 있다. 이때 우리가 해야 할 일은 독소와 노폐물이 원활하게 몸 밖으로 빠져나갈 수 있도록 돕는 것이다.

그 일은 간단하면서도 아주 중요하다. 여러 번 강조했지만, 배출이 안 된다면 아무리 완벽하게 독소를 몸에서 떼어내도 재흡수되어 버리고 말기 때문이다. 그렇게 되면 경우에 따라 해독작용이 일어나기 전보다 더 불편한 느낌이 들거나 심지어 건강에 문제가 생길 수도 있다.

몸 밖으로 배출시키기

독소가 배출되는 경로는 피부, 폐, 신장, 창자, 순환계가 있다. 순환계는 보조계통인 혈관계와 림프계를 통해 다른 기관들을 연결한다. 그 기능을 강화시키는 도구들을 소개하겠다. 이것들을 개별적으로 또는 두세 가지를 결합하여 실천해보기 바란다.

배변 조직에서 떨어져 나온 후 혈액 속에 들어갔다가 혈액에서 걸러진 많은 독소와 점액은 창자를 통해 대변으로 빠져나온다. 장을 통한 노폐물의 이동을 촉진시키는 것은 언제나 중요한 일이지만, 특히 해독 프로그램을 할 때는 더더욱 중요하다. 이때에는 대변에 점액이 섞여 나올 확률이 높다. 대변이 끈적거리기 때문에 당연히 변비를 일으킬 수 있다. 따라서 매일 원활한 배변을 위해 할 수 있는 일은 무엇이든 해야 한다. 일반적인 섬유질 보조식품으로는 충분하지 않을 수도 있다.

독소가 섞인 대변은 장벽에 얇은 막으로 붙다가 시간이 갈수록 점점 두꺼워지는 경향이 있다. 이것이 건강한 대변으로 배출되지 못하면, 꽉 막힌 이 덩어리 때문에 독소가 다시 몸에 흡수되고, 장벽에 있는 병원성 박테리아는 그 영양분으로 더 강력한 독소를 배출한다. 이렇게 되면 장내 불균형상태가 악화될 수밖에 없다.

클린을 하는 중에는 단 하루라도 변비가 생기지 않도록 유의해야 한다. 섬유질 보조식품을 먹고, 깨끗한 물을 많이 마시고, 가벼운 운동을 하면 배변이 원활해질 것이다.

'최적의 배변'은 '신체 계통에 부정적인 영향을 주는 물질을 처리하는 데 필요한 만큼'을 뜻한다. 사람마다 다르긴 한데, 평소에 독소를 많이 섭취하지 않고 건강한 사람은 끼니때마다 식사 후에 배변이 이루어져야 한다. 대부분의 사람들은 변을 보는 횟수가 그보다 훨씬 드물다. 일반적으로 우리는 변비에 걸린 상태인 셈이다. 그리고 요즘은 하루에 한 번 배변하는 것을 정상으로 여기며, 그보다 드문 사람도 많다.

가장 건강한 상태의 대변은 색깔이나 농도가 땅콩버터와 비슷해야 한다. 그러나 암녹색 채소 같은 건강에 좋은 식품을 먹으면 색이 더 짙어진다. 대변이 이보다 딱딱하면 변비에 걸렸다는 초기 신호다. 건강한 대변은 냄새가 지독해서는 안 되며, 변을 보는 일이 너무 힘들어서도 안 된다.

변비 치료제로 피마자유가 사용되기도 한다. 피마자유는 독성과 점액의 배출을 촉진하는 세계에서 가장 오래된 비결이다. 이 방법은 수백 년 전에도 효과가 좋았고, 지금도 효과가 좋다. 옛날에는 의사들이 사실상 모든 상황의 치료약으로 이 기름을 썼다.

작은 양주잔으로 1/2컵의 피마자유를 먹고, 그 다음에 물과 레몬주스를 섞어서 1컵을 마신다. 30분에서 45분 정도 기다리면 아랫배에서 신호가 올 것이다. 만약 효과가 없으면, 다시 기름과 물을 마신다. 가끔 심하게 나올 수 있으므로, 직장에서 바쁠 때, 또는 화장실이 멀리 있을 때는 이 방법을 쓰지 않는 것이 좋다.

콜로닉 하이드로 테라피(colonic hydrotherapy, **결장관주법**) 클린을 하는 동안 떨어져 나오는 점액 플라크를 효과적으로 제거하기 위해서 콜로닉 하이드로 테라피를 권유하고 있다. 실력 있는 치료사가 하면 이 방법은 별로 위험하거나 나쁜 방법이 아니다. 깨끗한 물을 저압으로 결장에 주입했다가 빼내는 방법인데, 이렇게 하면 결장이 자극을 받아 노폐물을 배출시키는 데 도움이 된다.

이 방법은 개방형과 폐쇄형, 두 가지 방법이 있는데, 둘 다 위생적이고 특별한 불편함도 없다. 해독 프로그램을 하는 기간은 신체의 다른 어느 부위보다 결장이 가장 큰 혜택을 보는 시간이다. 특히 변비에 걸려본 사람에게 좋다. 관장액 주입은 자신이 직접 결장하단을 자극하는 방식으로 이 방법 역시 유용한 방법이다.

영양소가 부실한 음식들을 먹어오다가 갑자기 좋은 음식으로 바꾸면 장운동이 활발해지면서 효과가 금세 나타날 것이다. 그것은 단지 신체적인 측면뿐만 아니라 정신적인 면에서도 중요한 문제다. 그리고 클린을 마친 후에도 장운동이 무뎌지지 않도록 잘 관리할 수 있다. 장을 자극하지 않고 점액을 만들지 않은 음식을 계속 먹고 마시고, 장 속에 좋은 세균이 잘 자라도록 관리하면 된다.

중요한 것은 저녁식사 후 12시간 동안 음식을 먹지 말아야 한다는 규칙을 잘 지키는 것이다.

신장을 통한 배출 클린을 하는 동안에는 반드시 자주 소변을 보도록 한다. 독성분자는 지방을 좋아하는데, 지방에 붙어 있던 독성분자를 간이 열심히 수용성 분자로 변형시킨다. 이렇게 바뀐 수용성 분자는 신장을 통해 여과되어 소변으로 배출되어야 한다. 그래서 소변을 잘 볼 수 있도록 물을 충분히 마시는 것이 중요하다. 원활하게 배출된다면 클린 프로그램을 하는 동안에는 거의 매시간 요의가 느껴질 것이다. 그렇지 않으면 물을 충분히 마시고 있지 않다는 뜻이다. 클린 레시피에서 사용하는 레몬, 오이, 코코넛 등에 들어 있는 성분들은 배뇨과정을 도와주는 천연 이뇨제다.

폐를 통한 배출 호흡은 독소를 배출하는 중요한 방법이다. 우리가 이산화탄소를 내뱉으면 혈액의 산도가 낮아진다. 각각의 세포가 탄산을 만드는 작은 공장이라는 사실을 기억하는가?

숨을 들이마시고 내쉴 때는 반드시 자신의 폐를 완전히, 그리고 깊게 이용하도록 한다. 숨을 들이마실 때마다 우리가 살아가는 데 필요한 가장 필수적인 영양소 즉, 산소가 우리 몸에 공급되고 숨을 내쉴 때마다 반드시 제거되어야 하는 노폐물이 처리된다. 그 과정을 상상하면서 깊이 들이마시고 천천히 내쉬다 보면 자동적으로 더욱 충만하고 고요한 호흡이 될 것이다.

많은 사람들이 호흡 운동으로 신경계와 두뇌 속에 있는 독소를 배출시킨다. 간단한 운동이지만 몇 분 동안 주의 깊게 호흡에 전념해보라. 입이 아닌 코로 숨을 들이마시고 내쉬는 것부터 연습을 시작해본다. 들이마시고 잠시 멈추고 내쉬는 3단계 호흡이다.

- 1단계 : 천천히 숨을 가득 들이마시면서 배를 풍선처럼 팽창시킨 다음 등과 가슴까지 부풀려본다. 몸통 아래쪽부터 공기를 가득 채운다는 느낌으로 들이마신다.
- 2단계 : 숨을 한꺼번에 훅 하고 토해내는 것이 아니라, 천천히 나누어서 뱉는다는 느낌으로 반만 내쉰다. 이때 가슴과 등을 먼저 수축시키고 배는 부풀린 상태를 유지시킨다.
- 3단계 : 남은 숨을 모두 내쉬면서 배를 처음 상태로 되돌린다.

가능한한 느리고 규칙적인 리듬을 유지하는 것이 좋다. 가장 중요한 점은 단 5분이라도 호흡에 정신을 집중해보는 것이다. 지금 당신이 숨을 들이마시고 있는지 아니면 내쉬고 있는지를 항상 의식해야 한다. 코로 호흡하고 있는지 항상 체크하기 바란다. 사실 호흡에 집중한다는 것이 생각처럼 쉬운 일은 아니다.

비행기의 자동조종장치가 작동하는 것처럼 우리 몸은 계속 호흡을 하겠지만, 주의는 다른 곳에 있을 것이고, 이내 호흡은 짧고 얕아질 것이다. 이 사실을 알아차릴 때마다 다시 호흡에 집중해보기 바란다. 이 운동은 언제 어디서나 할 수 있으며 심지어 중요한 회의를 하는 중에도 가능하다. 깊고 느린 호흡으로 폐를 맑게 하는 동안 머리가 맑아지면서 마음도 진정되고 잡념도 사라질 것이다.

피부를 통한 배출 땀을 흘리는 것은 독소를 제거하는 또 다른 메커니즘이다. 건강한 사람의 피부는 대개 잘 떨어지지 않는 독소와 점액을 제거하는 일을 맡으며, 주로 몸에 남아도는 수분과 무기질, 염분을 배출한다. 물론 장이 그 기능을 하고 있지만, 장이 다 처리하지 못할 경우 몸은 다른 기관을 동원하여 그 일을 수행해야 한다. 일종의 보충병력 같은 것이다.

피부를 통해서 몸속 찌꺼기가 원활하게 빠져나가려면, 피부를 막고 있는 장애물이 없어야 한다. 피부에 생기는 트러블은 대부분 노폐물 배출을 방해하는 화장품 등이 원인이 될 수 있다. 거꾸로 독한 세제나 옷감에 처리된 화학약품이 피부로 들어와 문제를 일으키는 경우도 있다.

클린 프로그램을 하는 중에는 피부관리에 신경을 써야 한다. 클린을 시작하고 처음 며칠은 피부에 발진이나 부스럼이 날 수도 있는데, 흔한 일은 아니다. 그러나 이런 피부 트러블은 해독작용이 아주 활발하게 일어나고 있다는 증거이고, 피부를 통해 평소보다 많은 양의 노폐물이 빠져나오고 있다는 뜻이다.

• 클린을 하는 동안 사우나를 하면 피부를 통한 독소제거가 극대화된다. 특히 적외선 사우나는 발한을 촉진시키는 좋은 방법이다.
• 브러시로 피부를 부드럽게 자극하는 것도 독소배출에 도움이 된다. 매일 쉽게 할 수 있는 간단하고, 저렴하며, 효과적인 방법이라고 할 수 있다. 사람의 피부에서는 죽은 세포가 쉴 새 없이 떨어져 나오고 있다. 그러므로 해독 프로그램을 하는 중에는 죽은 세포가 모공을 막지 못하도록 신경 써서, 죽은 세포가 떨어져 나

오는 과정을 더욱 **빠르게** 해주는 것이 좋다.

• 온탕과 냉탕에 번갈아 들어가는 것은 해독작용의 비밀병기다. 장수하는 사람들의 오랜 습관이기도 하다.

효과가 가장 좋은 것은 적외선 사우나이다. 이 방법은 전통적인 핀란드 사우나처럼 수증기로 공기를 가열하는 대신에 우리 눈에는 보이지 않는 긴 광파(적외선)에서 방사열을 만들어낸다. 이런 광선은 보통 사우나의 열보다 더 깊이 피부 아래로 침투하면서 지방분자를 자극하여 진동하게 만들고 독소를 배출시켜준다.

적외선은 또한 혈액순환을 촉진시킨다. 특히 클린을 하는 중에는 혈액이 독소를 간으로 효과적으로 운반해야 하기 때문에 더욱 유용하다. 보통 사우나를 이용했던 사람들이 적외선 사우나를 이용해보면 땀이 더 많이 난다는 것을 알 수 있다. 그러나 적외선 사우나를 할 수 있는 시설이 가까운 곳에 없다면 보통 사우나를 이용해도 좋다. 어느 쪽이든 사우나를 하고 난 후에 깨끗한 물을 많이 마셔서 수분을 보충해주어야 한다.

피부 솔질은 목욕이나 샤워를 하기 전에 손잡이가 길고 부드러운 천연 강모(짐승의 털)로 된 브러시를 이용해서 건조한 피부를 문질러주는 것이다. 이런 브러시는 건강식품점이나 약국, 화장품가게 등에서 살 수 있다. 발부터 머리까지 건조한 피부를 부드럽게 자극하고 원을 그리며 길게 문지른다. 몸의 앞과 뒤, 팔, 목도 **빼놓지** 말고, 항상 말단에서 심장 쪽으로, 바깥쪽에서 안쪽으로 마사지를 해준다. 매일 5~10분 정도 하면 아주 좋다.

피부가 얇은 부분은 부드럽게 문지르고 등이나 발바닥처럼 두꺼운 부분은 더 세게 문지른다. 브러시 대신 수세미도 효과가 있다. 피부를 부드럽게 자극해주면 죽은 세포를 빨리 제거할 수도 있지만, 그 외에 림프계, 호르몬계, 선(腺)을 자극할 수도 있다.

온탕과 냉탕에 번갈아 들어가거나, 온수와 냉수를 이용해 샤워를 하면 최고의 성과를 얻을 수 있다. 뜨거운 물과 차가운 물에 반복해서 번갈아 접촉하면 혈액순환과 해독작용이 촉진된다.

피부는 사람의 몸에서 가장 큰 기관이다. 피부밑에는 그 길이가 수km에 달하는 혈관이 있다. 혈액이 가득 찬 소동맥과 소정맥이다. 소정맥은 열에 이완하고 팽창하며 추위에 수축한다. 이렇게 이완과 수축현상이 일어나면 피부는 심장만큼이나 많은 혈액을 뿜어낸다.

물론 이를 위해 꼭 온천이나 대중목욕탕에 가야 하는 것은 아니다. 그냥 샤워할 때, 참을 수 있을 정도의 뜨거운 물을 1분 동안 튼 다음, 견딜 수 있을 정도의 차가운 물을 1분 동안 트는 것을 4~5회 반복한다. 이것을 매일 실시하면 혈액순환이 원활해지면서 피부의 독소배출에 큰 도움을 줄 수 있다.

목욕을 마친 후에 피부를 촉촉하게 해야 한다면, 화학물질 범벅인 바디로션 대신 참기름이나 코코넛오일 같은 천연오일을 조금만 바르도록 한다. 클린을 하는 동안 비누를 쓸 때와 쓰지 않을 때는 어떻게 다른지, 소금 스크럽과 수세미는 어떻게 다른지 비교해보고, 자신에게 가장 잘 맞는 것을 찾아보기 바란다.

운동은 효과를
극대화시킨다

운동은 혈액과 림프의 순환을 증진시키고, 땀이 나게 해서 피부를 통한 배출도 원활하게 한다. 또한 장을 자극해서 배설을 원활하게 해준다.

알다시피 운동을 하면 칼로리가 소모되고 호흡이 더 깊어지면서 온몸에 산소가 충분히 공급된다. 하지만 신체적인 효과 외에도 운동은 마음의 긴장과 스트레스를 풀어주고, '지금 이 순간'을 깨닫게 해준다. 끝으로 중요한 것은 운동을 하면 엔도르핀이 분비된다는 것이다. 엔도르핀은 스트레스와 걱정을 없애주는 자연 해독제로 기분을 좋게 해주는 호르몬이다.

상식적으로 생각해보자. 해독 프로그램을 하는 기간에 마라톤 같은 격렬한 운동은 당연히 안 된다. 특히 처음 며칠은 절대 금물이다. 몸이 무엇을 하고 있는지, 어떤 기분이 드는지 어느 정도 익숙해질 때까지는 느린 운동을 해야 하고 점차 운동량을 늘리도록 한다.

처음에는 일상생활 속에서 좀 더 많이 걷고, 엘리베이터 대신 계단을 이용하는 정도로 시작할 수 있다. 운동시간을 늘리면 신진대사가 빨라지고 체중감소에도 도움이 될 것이다. 과학자들의 논문을 언급하지 않아도, 운동이 만성질환을 고치는 데 얼마나 큰 도움이 되는지를 알고 있을 것이다. 클린을 하는 동안, 그리고 그 이후에도 어떤 형태로든 매일 운동을 하도록 한다.

해독에 도움을 주는 요가 해독작용에 도움을 많이 주는 운동이 있다. 몸을 비틀고 구부리는 동작이 연달아 있는 하타요가는 몸의 각 기관들을 마사지하고 그 기능을 제대로 수행하도록 촉진시킨다. 줄넘기와 미니 트램펄린처럼 위아래로 뛰는 운동 역시 혈액과 림프의 순환을 자극하기 때문에 해독에 좋다.

몸을 이완시켜주고 영양소를 원활하게 공급해주는 것 외에도 마사지는 림프순환을 도와 독소배출을 향상시킨다. 림프는 림프절을 통해 노폐물과 찌꺼기, 독소, 병든 세포 등을 운반하는 액체다. 이 '치유부서'는 병든 세포를 제거하고 바이러스나 박테리아와 싸우면서 필터의 역할을 한다.

해독에 가장 효과가 좋은 것은 조직 깊숙한 곳까지 마사지해주는 것이지만, 마사지라면 어떤 것이든 클린에 도움이 된다. 독소배출의 필수요소인 장과 신장의 기능이 정상적이고, 기본적인 운동을 꾸준히 하는 사람이라면 누구나 클린 프로그램을 성공적으로 마칠 수 있다.

휴식과 수면

요즘 사람들이 겪는 가장 큰 어려움 중의 하나는 휴식을 취하고 몸을 회복시킬 충분한 시간이 없다는 것이다. 현대인들은 대부분 수면부족에 시달리고 있다. 클린을 기회 삼아 이를 바꾸어보기 바란다.

클린 프로그램을 하는 중에는 에너지 수준이 계속 오르내리며 변덕스럽게 변한다. 그래서 처음에는 평소보다 더 졸리고, 더 많이 피곤해질 수도 있다. 그만큼 몸에 잠이 필요하다는 신호다. 가급적 필요한 만큼 충분히 쉬도록 하고 일찍 잠자리에 들어라. 잠을 자는 중에 몸속에서는 중요한 회복이 많이 이루어지기 때문이다.

처음 며칠만 잘 쉬고 나면, 프로그램을 하는 중에 자연스레 피곤이 풀리기 쉽다. 보통은 어느 순간 평소보다 일찍 일어났음에도 불구하고 훨씬 개운한 느낌이 들 것이다. 피곤함도 사라지고 더 누워 있고 싶다는 생각도 안 든다. 충분한 휴식을 취하는 것을 우선으로 생각하기 바란다. 그러기 위해서는 TV를 끄고, 독서나 사교활동도 잠시 중단해야 할지도 모른다. 하지만 그보다 더 큰 것을 얻을 테니 너무 섭섭해하거나 억울해하지 말자.

보이지 않는 독,
스트레스 비우기

동서양을 막론하고 요즘은 스트레스가 가장 큰 문제다. 옛날 사람들은 신체의 조화는 마음의 균형에 달려 있다고 생각했기 때문에 마음 상태가 바뀌면 몸 상태도 바뀐다고 생각했다. 동양의 한의학자들 역시 환자의 마음이 깨끗하면 마음의 질서가 신체에 나타나서 몸의 순환이나 여러 기능도 질서정연해진다는 것을 알고 있다.

서양의 과학자들 역시 신체와 정신의 관계에 대해 끊임없이 연구해왔다. 과학자들은 지속적인 스트레스가 몸의 여러 가지 변화에 정확하게 어떻게 반응하는지를 관찰하고 측정해왔다. 예를 들어 스트레스를 받으면 우리 몸은 생화학적 변화를 일으키는데, 싸우거나 도망칠 때 코르티솔이 아주 많이 분비된다. 또한 스트레스는 건강하지 못한 식습관과 수면습관에 빠지는 것과 같은 행동변화를 일으키기도 한다.

내가 응급실에서 교대근무를 하던 시절에 발견한 한 가지는, 월요일 아침에 심장발작과 심장마비 환자가 특히 많이 밀려들어온다는 사실이었다. 주말 내내 편안하고 즐거웠던 마음이 업무와 관련된 스트레스와 걱정으로 바뀌면서 월요일 아침에 몸의 반응으로 나타나는 것이다.

통합의학적 관점에서 보면, 우리는 그 두 가지 사실을 묶어서 이렇게 이야기할 수 있다. 스트레스나 분노, 실망을 경험하면 정신이 손상될 가능성이 너무 크기 때문에, 똑똑한 몸은 가끔 우리의 관심을 끌기 위해 정신적인 스트레스를 신체증상으로 가시화시키는 것이라고 말이다. 특히 이런 정신적인 스트레스는 몸에서 가장 취약한 부위부터 찾아내서 그곳의 기능을 중단시키기 시작한다.

이 모든 이유 때문에 해독작용은 우리가 보거나 만지거나 판단할 수 있는 한두 가지 독소를 없애는 것으로 끝나지 않는다. 그것은 또한 나쁜 생각과 저조한 기분, 부정적인 관계나 감정, 직업, 심지어 유독한 정치인들까지 영향을 미친다는 뜻이기도 하다. 그것은 단순히 몸을 깨끗이 하고 간 기능을 높이는 것보다 훨씬 더 많은 것을 뜻한다.

마음이 깨끗해지면 몸도 깨끗해지지만, 몸이 먼저 깨끗해지면 마음도 평온해질 수 있다. 신체적인 해독작용이 보이지 않는 정신의 해독작용을 촉진시키고, 그 반대도 마찬가지다.

클린은 3주 동안 당신이 해왔던 삶의 방식을 변화시킬 것이다. 여기에는 사고방식의 변화도 포함된다. 마음에 가득 찬 나쁜 생각과 유독한 감정을 깨끗이 지우면 맑은 정신으로 자신의 몸과 마음에 집중할 수 있다. 내가 환자들에게 3주 프로그램에 포함시키라고 부탁하는 몇 가지 연습이 있는데, 이것을 소개하겠다.

'긍정적으로 생각하기'는 전 세계에 퍼진 일종의 트렌드로, 많은 사람들이 가급적 긍정적으로 생각하려고 애쓰고 있다. 하지만 긍정적인 사고 역시, 부정적인 사고보다야 훨씬 유쾌한 일이긴 해도, 우리의 집중력과 에너지를 빼앗아간다. 굳이 긍정이냐 부정이냐를 나누지 말고, 그냥 편안하게 '지금 이 순간' 당신의 마음에서 어떤 생각이 일어나고 있는지에 집중하면 억지로 긍정적인 생각을 만들어내는 데 스트레스를 받거나 에너지를 낭비할 필요가 없다.

생각을 멈추고 느낌에 집중하라

'주의를 기울이는 것(attention)'의 진짜 의미를 아는가? '집중'이 바로 보이지 않는 독소를 제거하는 마음해독의 비결이다. 지금 당장 이 페이지를 읽으면서, 당신의 오른손에 주의를 기울여보라. 책 읽는 것을 멈추지 말고 오른손의 느낌에 집중해보고 왼손으로 오른손을 만져보라. 쳐다볼 필요는 없다. 그냥 책을 읽으면서 만져본다. 손의 체온이 느껴지는지, 손이 축축한지, 손가락 끝이 서로 닿는지 느껴보라.

내가 당신에게 오른손에 주의를 기울여보라고 말하기 전부터, 당신의 손은 거기에 있었지만 당신을 그것을 느끼지 못하고 있었다. 오른손을 의식하지 못하고 있었다는 말이다. 당신의 손은 당신이 거기에 주의를 기울이자마자 당신의 인지 속에 들어가게 되었다. 당신의 손은 당신이 느끼는 현실이 되고, 당신의 경험이 된다. 이와 같이 주의를 기울이고 있는 순간이 당신의 경험을 결정한다고 결론지을 수 있다. 삶은 이런 순간들이 하나하나 모인 총합이다.

이렇게 생각해보자. 손에 주의를 기울이기 위해 당신은 뇌와 손을 연결하는 뉴런(신경세포)으로 만들어진 케이블을 작동시켰다. 당신이 이 케이블에 보낸 전기적 신호는 방금 전까지 정지해 있었고 사용되지 않았던 것이다. 이 전기적 신호는 전자의 흐름이며, 양자물리학이 밝힌 것처럼 그냥 에너지, 또는 빛이다. 이 에너지는 이제까지 다른 곳에 사용되고 있었다.

모든 것은 끊임없이 흐르고 있다. 당신이 이 에너지를 뇌와 손을 연결시키는 데 사용하기로 마음먹은 순간, 당신은 사실상 에너지를 재분배, 또는 재배치하고 있는 것이다.

'생각'이라는 것은 과거 또는 미래에 머무르며, 상상의 장소와 상황 속에 있다. 생각의 지배에 사로잡힌 당신은 '깊은 생각에 빠지게' 된다. 흥미로운 점은 몸이 그 사실을 모른다는 것이다. 몸은 생각이 진짜인 것처럼 거기에 계속 반응한다. 누군가와 싸웠던 일에 대한 생각에 열중하면 아드레날린이 분비되어 몸은 싸우거나 도망갈 준비를 한다. 몸은 사실상 보이지 않는 생각을 물리적인 현실로 받아들이고서 쓸데없이 에너지를 낭비하고 있다.

당신이 손에 주의를 기울이고 있을 때, 손은 바로 지금 여기에 있는 '현재'다. 그것은 과거나 미래의 손에 대한 생각이 아니다. 손은 다른 신체 부위와 똑같이 현재에 존재한다. 계속 손이나 다른 신체 부위에 주의를 기울이는 것은 자신을 현재에 묶어두는 방법이다.

보이지 않는 마음의 독소를 없애기 위한 수련방법을 소개하겠다. 클린 프로그램을 하는 동안 꼭 함께 해보기 바란다.

5분 명상 전 세계적으로 엄청나게 많은 명상 센터가 있고, 이들은 수백 가지의 서로 다른 명상법을 가르치고 있다. 여기서 소개하려는 5분 명상은 나에게 어마어마한 도움이 되었던 것으로, 내 환자들에게 권하는 방법이다.

일단 이 방법은 5분만 시간을 낼 수 있으면 누구라도 할 수 있다. 이렇게 말하면 5분이 아주 짧은 시간처럼 들리겠지만, 조용히 앉아 있으려면 굉장한 의지와 노력이 필요한 긴 시간이다. 5분 명상을 하기에 가장 좋은 시간은 아침에 잠에서 깬 직후, 생각하는 활동이 전속력으로 가동되기 전이다. 하지만 낮이든 저녁이든 아무 때고 명상을 하는 것이 아예 안 하는 것보다 훨씬 낫다.

이 명상수련은 꾸준히 할 때 아주 큰 효과를 발휘한다. 매일 5분씩만 해도 자기 인식의 변화를 알아차리기 시작한다. 어쩌면 기분이 나빠지거나 스트레스를 받기 직전에 잠깐 멈추게 될 수도 있는

데, 그 잠깐 동안의 멈춤은 더 유독한 생각과 기분이 일어나지 않도록 막을 기회다. 그렇게 되면 당신은 과거에 집착하거나 미래를 불안해하는 대신 '현재'에 더욱 집중하게 된다. 시간이 더 느리게 가는 것 같고, 똑같은 시간에 전보다 더 많은 일을 할 수 있다는 사실을 깨닫게 될 것이다. 몰라보게 차분해지고 안정된 당신의 모습을 주변 사람들도 알아차리게 될 것이다.

지금 당장은 별 흥미를 느끼지 못한다고 해도, '명상은 나와 맞지 않아' 하고 성급하게 결론내리지 말기 바란다. 내 스승들의 말대로, 명상을 통해 어떤 경지에 오르는 일은 여러 해, 아니 평생 해도 일어나지 않을지도 모른다. 하지만 3주, 즉 21일 동안 매일 아침 5분간 이 수련을 하면 오랫동안 꾸준히 명상수련을 해온 것과 비슷한 변화의 경험을 하게 될 것이다. 변화의 경험이 어떻게 느껴지는지는 사람마다 다르다. 딸기의 맛을 말로 설명하기 힘든 것처럼 그냥 자신이 직접 경험해야 한다.

규칙적으로 명상을 하면 스트레스와 관련된 몸의 화학반응이 줄어들고, 행복한 호르몬이 더 많이 분비되고, 몸은 깊이 휴식하며 치유될 수 있는 기회를 얻는다. 하지만 이런 식으로도 생각할 수 있다. 당신은 낭비되고 있거나 잃어버린 정신 에너지를 되찾고 있다. 이렇게 되찾은 정신 에너지는 목적도 없이 어느 방향으로 가는지도 모른 채 마음에서 빠져나가던 '생각'들이다. 명상은 낭비되던 그 에너지를 몸이 유용하게 쓸 수 있도록 돌려놓는다.

등을 곧게 펴고 의자에 반듯하게 앉는다. 무릎이 직각이 되도록, 발목을 무릎 아래에 놓는다. 어깨와 팔에 힘을 빼고 손바닥이 천장을 향하도록 손을 느슨하게 펴서 허벅지 위에 놓는다. 팔도 편안하게 편다. 앞을 똑바로 쳐다보되 특별히 어느 지점에 집중하지 않는다. 숨을 깊게 천천히 들이마시고 내쉬면서, 발의 느낌에 집중해본다. 발과 바닥이 닿은 느낌(혹은 신발 안쪽과 닿은 느낌)을 느껴본다. 촉감만이 아니라 온도와 습도까지 느껴본다. 양말의 촉감은 어떠한가? 온 신경을 집중하여 발을 안쪽에서부터 느껴보라. 발에 대하여 '생각'하려 하지 말고 그냥 느껴지는 것에만 집중한다.

몇 차례 천천히 호흡을 한 후, 이번에는 주의를 자신의 종아리와 다리로 이동시켜본다. 깊이 호흡하면서 아까와 같은 방식으로 종아리와 다리를 느껴본다. 같은 방법으로 몸의 이 부위, 저 부위로 바꿔서 주의를 집중해본다. 처음에는 허벅지, 그 다음에는 의자에 댄 엉덩이, 배, 허리, 가슴, 등, 어깨, 팔, 손, 목, 얼굴, 끝으로 머리로 의식을 옮겨서 느껴본다.

그런 다음에는 당신의 인식에 온몸을 동시에 맡겨라. 깊이 호흡하면서 '생각'을 멈추도록 노력해보자. 이 수련은 의식적으로 주의를 어느 곳으로 향하게 하여 거기에 계속 머무르게 하는 연습을 할 수 있다. 당신은 의자에 앉자마자 이런저런 다른 생각들이 떠오르면서 집중력이 흐트러질지도 모른다. 이런 현상은 집중하는 과정의 일부일 뿐이다. 그런 생각이 떠오르고 주의력이 몸에서 벗어나려고 할 때는 그냥 조용히 자신에게 이렇게 말한다. "함께해주어서 고맙다." 그리고 다시 자신의 몸에 주의를 기울여본다.

불쾌감이나 실망감이 느껴져서 멈추고 싶으면, 그냥 계속 조용히 앉아 있어도 좋다. 그 불쾌감은 명상 자체에서 기인하는 것이 아니다. 그것은 자신의 한계 상황을 인식했을 때 일어나는 감정이며 아주 시끄러운 외부 세계에 있을 때나, 몸과 마음에서 의식이 멀리 떨어져 있을 때는 대개 인식하지 못하는 근원적인 불안이다. 이런 근원적인 불안을 의식하게 되는 것은 문제를 해결하고, 낭비되는 에너지를 되찾기 위한 첫 번째 단계다.

다시 말하지만, 발에 주의를 기울인다는 것은 자신의 발을 '생각하는' 것이 아니라 '느끼는' 것이다. 자신의 신체 부위를 느껴보는 일을 틈날 때마다 자주 해보기 바란다.

이 방법은 다른 사람과 함께 있으면서 한참 스트레스를 받고 있는 상황에서도 이용할 수 있다. 업무회의 등과 같은 상황을 예로 들 수 있다. 긴장은 해석하고, 판단하고, 평가하고, 예상하는 무의식적인 사고 과정에서 발생한다. 내 개인적인 경험에 비춰볼 때, 극도의 스트레스 순간에 침착하게 자신의 몸이나 호흡에 집중해보면 그 상황의 에너지는 대개 더 나은 쪽으로 즉시 이동한다. 당신이 '지금 이 순간'에 집중하면서 안정을 찾을 때, 같은 공간에 있는 다른 사람들도 그것을 느낀다. 정확한 이유는 모르지만 그들 역시 안도감을 느낀다. 그 결과 당신을 더욱 믿고 더욱 존중한다. 그리고 업무회의 역시 원활하게 진행될 가능성이 커진다.

배고픔
다루기

배고픔을 다루는 것도 마음청소의 한 부분이다. 섭취하는 음식물의 양이 줄어들 때 나타나는 가장 큰 문제는 당연히 배고픔이다. 사람들은 배고픔에 대한 두려움과 불안감 때문에 겁이 나서 해독 프로그램을 시작하지 못하는 경우가 있다. 진짜 싸움은 마음과 감정에서 비롯한다.

사실 사람의 몸은 음식 없이도 며칠 정도는 지낼 수 있다. 우리 몸은 비교적 쉽게 섭취량의 변화에 순응한다. 음식물 섭취가 중단되면서 소화계가 쉴 수 있고, 소화시키느라 쓰던 많은 에너지를 절약할 수 있기 때문에 몸이 사태를 완전히 감당한다면 큰 문제는 없을 것이다.

그러나 문제는 마음의 저항이다. 클린 프로그램을 시작하고 처음 며칠이 지나면 컨디션이 좋아지고 몸이 가벼워졌다는 느낌이 든다. 이처럼 하루 중 두 끼는 유동식이나 주스로, 한 끼는 고형식으로 먹는 것이 기분 좋게 만들어준다는 것을 알게 되면 마음의 저항이 사라진다.

클린 프로그램 중에 부딪히는 배고픔은 장애가 아니다. 배고픔은 사실상 훌륭한 기회다. 자신에게 배고픔이 어떤 의미인지를 다시 생각해본다는 것은 아주 중요한 일이며, 어쩌면 인생을 바꿀 수 있는 일이기도 하다. 우리가 배고픔이라고 부르는 것에 대해 다시 생각해보고, 거기에 의문을 품고, 다시 정의를 내릴 때, 우리는 음식과 관련된 함정에서 벗어나게 될 것이다.

어쩌면 당신은 오늘날 대부분의 사람들처럼 음식을 너무 많이 먹어서 과체중일지도 모른다. 또 어쩌면 잘못된 종류의 음식을 먹으며 몸과 마음을 고생시키고 있지만, 식단을 어떻게 바꾸어야 할지 이제까지 아무도 알려주지 않았을지도 모른다. 아니면 인생에서 음식이 영양소 공급 이상의 다른 역할을 하기 때문에, 생각 없이 음식을 먹는지도 모른다. 이번 기회를 계기로 자신의 인생에서 음식의 진짜 목적이 무엇인지 잘 생각해보기 바란다.

낮 또는 저녁에 배고픔이 점점 커질 때, 배고픔이 사실은 무엇을 의미하고 있는지 스스로에게 물어보자. 당신은 정말로 배고파본 적이 있는가? 아니면 실제로 '굶주려본' 적이 있는가? 우리는 '바로 지금' 정말로 무언가가 먹고 싶다고 친구에게 이야기할 때, 무의식적으로 이 '굶주리다'라는 단어를 사용한다. 진실을 말하자면 아마 당신은 한 번도 굶주려본 적이 없을 것이다.

'지금 배고프다'라고 인지하고 그런 느낌이 들 때마다 음식을 먹고자 하는 신체의 감각은 실제 몸이 요구하는 칼로리와 아무 상관이 없을지도 모른다. 아마 음식을 먹지 않고 계속 그 상태로 있으면서 지켜본다면, 그 느낌은 몇 분 만에 사라질 것이다.

이런 일을 겪어본 적은 없는가? 당신은 지금 운전 중인데 갑자기 배고픔을 느꼈다. 사실 당신은 배가 고파 죽을 지경이고, 당장 뭐든 먹어야 한다는 것은 분명하다. 그러나 고속도로에서 차를 세울 곳이 없고 계속 운전을 할 수밖에 없다. 20분 후 마침내 휴게소에 도착했을 때에는 이미 배고픔이 사라졌다는 것을 깨닫는다. 배고프다는 생각의 강도는 희미해졌고, 몸은 여전히 제대로 기능할 수 있다. 이런 일이 자연스럽게 일어난다는 것을 알면 클린 프로그램을 하는 동안 도움이 될 수 있다. 배고프다는 기분이 들면, 우선 물 한 잔을 천천히 마셔라. 그러면 잠시 후에 음식에 대한 다급한 요구가 없어질 것이다. 그 감각이 너무 강해서 불안해지면, 배고픔에 반응하기 전에 스스로에게 물어보라. 지금 내가 느끼는 이 기분은 무엇인가? 내가 배고픔이라고 부르는 신체감각은 어디에 있는가? 그것은 내 위장과 가슴, 심장에 있는가? 그 감각이란 무엇인가?

'배고픔'이라고 부르는 이 경험에 대한 설명은 사람마다 다르다.

배고픈 상태로 있으면서 그것을 지켜보고, 그 특성을 구별해보라. 그것은 뜨거운가 아니면 차가운가, 그것은 통증 같은가 아니면 압박 같은가, 고정되었는가 아니면 움직이는가, 그것은 파도처럼 주기가 있는가 아니면 일정한가? 스스로에게 이런 질문들을 하면서, 주의를 신체감각 쪽으로 돌려보라. 그 감각을 더 잘 볼 수 있도록, 문자 그대로 거기에 빛을 비춰보라는 말이다.

아마 그 감각은 영양소가 필요하다는 몸의 외침이 아니라는 사실을 알게 될 것이다. 그것은 실제로 음식과는 아무 상관이 없는 아주 다른 종류의 요구다. 친구가 필요하다는 요구, 사람들과 접촉하고 싶다는 요구, 용서해달라는 요구, 자기를 인정해달라는 요구, 어떤 목적이 있는 요구, 안전의 요구 등등…. 일단 이 사실을 알아차리면, 배를 채우는 행동을 하지 않고 그냥 다음 끼니때나 간식시간까지 기다리기로 결심할 수 있다.

또한 근원적인 요구에 대해 조치를 취해야 하는지 아닌지도 정할 수 있다(예를 들자면 친구에게 전화를 걸거나 스스로를 위로해줄 어떤 일을 하는 것 같은 활동). 때로는 그냥 걷는 것만으로도 주변 환경을 바꿀 수 있다. 당신이 '배고픈' 이유는 자극이 필요하다거나 어떤 변화가 절실하다는 요구이기 때문에, 음식이나 마실 것으로 배고픔을 해결할 필요가 없다.

배고픔에 대해서 이런 식으로 다루다 보면, 우리가 이제까지 얼마나 습관적으로 배고픔을 '즉시 없앴는지' 알 수 있다. 배고픔을 나쁜 것이라고만 생각해왔던 우리는 배고프다는 느낌이 들면 무조건

즉시 무언가를 생각 없이 입에 집어넣었다. 가끔은 바쁜 생활에 너무 정신이 없어서 사실 음식이 필요하지 않은데도 반사적으로 음식에 손을 뻗곤 했다. 아니면 그 신체감각이 불쾌해서 그냥 그것을 없애버리고 싶었을 수도 있다. 그것도 아니면 그냥 지루해서 먹었을 수도 있다.

클린을 마친 후, 내 환자들은 배고픔을 반사적으로 없애는 대신에 배고픔과 함께 있는 법을 배웠다고 말한다. 그것은 인생에서 꼭 필요한, 아주 강력한 도구다. 이 문제를 해결할 때, 당신은 무엇을 먹을지, 언제 먹을지, 기분을 좋게 하기 위해 얼마나 먹어야 하는지에 대한 조절능력을 얻게 된다.

• 소화는 입에서부터 시작된다

음식을 잘 씹는 것이 중요하다. 유동식도 씹어야 한다. 씹는 행동은 침의 생성과 분비를 자극한다. 그 다음에는 침을 음식과 섞어서 소화를 시작하고, 알칼리성인 위에 집어넣기 위한 준비를 한다. 세균을 죽이며, 삼켜진 음식이 식도를 잘 통과하도록 음식을 미끄럽게 한다. 또한 씹는 행동은 배고픈 느낌을 줄여주는 화학물질을 뇌에서 분비시킨다. 다이어트를 하는 사람들이 껌을 즐겨 씹는 이유가 이 때문이다.

• 한눈에 보는 클린 프로그램

이 표를 복사하여 매일 볼 수 있는 곳에 붙여두면 좋다.

필수사항 : 매일 할 일

1. 하루 세 끼를 계획하고 준비한다. 아침에는 유동식, 점심에는 고형식, 저녁에는 유동식으로 하고 자신이 선택한 보조식품도 함께 준비한다.

2. 먹는 것에 대해서는 모두 제거식이요법의 지침에 따른다.

3. 하루의 마지막 식사에서 그다음 날 첫 식사까지 12시간의 간격을 둔다. 그 사이에는 물 이외에 아무것도 먹지 않도록 한다.

4. 하루를 끝내기 전에 반드시 배변을 하도록 한다. 자연적으로 배변을 할 수 없으면, 허브 변비약이나 피마자유를 쓴다.

5. 소변을 자주 볼 수 있도록 깨끗한 물을 충분히 마신다. 1시간 이상 소변을 보지 않는다면 물을 충분히 마시지 않고 있다는 뜻이다.

6. 몸을 많이 움직인다. 걷거나, 뛰거나, 계단을 이용한다. 더 많이 움직이고, 가능한 자주, 오래 움직인다. 자동차로 출퇴근한다면 목적지에서 두 블록 떨어진 곳에 주차한다. 대중교통을 이용할 때도 내려야 할 지하철역이나 버스 정류장보다 한 정거장 앞에서 내려서 걷는다.

7. 휴식을 취한다. 잠을 충분히 자고, 하루 종일 깊이 호흡하는 데 신경 쓴다.

선택활동 : 클린 프로그램을 하는 동안 다음과 같은 활동을 가능한 한 많이 한다.

1. 운동을 한다. 일상생활에서의 활동량을 늘리는 것 외에도, 계획적으로 운동시간을 정해두고 운동을 한다. 강도가 낮은 것부터 시작해서 서서히 늘린다.

2. 5분 명상을 한다. 몸을 깨끗이 하면서 마음과 감정도 깨끗이 비운다.

3. 매일 변을 본다. 매일 변을 보기 어렵다면 콜로닉 하이드로 테라피를 하는 것도 좋다. 콜로닉 하이드로 테라피는 배변활동을 촉진시켜준다.

4. 브러시를 이용해서 피부 마사지를 한다. 샤워하기 전에 5~10분 동안 죽은 피부 세포를 제거한다.

5. 뜨거운 물과 차가운 물에 번갈아 가며 피부를 접촉시킨다. 샤워할 때, 뜨거운 물과 차가운 물을 번갈아 쓰면 혈액순환이 활발해지고 해독작용이 빨라진다.

6. 적외선 사우나를 한다. 가능한 한 땀을 많이 흘리는 게 좋다.

7. 마사지를 받는다. 시간과 주머니 사정이 허락하는 한 1주일에 1번 정도 마사지를 받는다.

8. 많이 웃는다. 일부러라도 크게 웃으려고 노력한다. 웃음은 몸의 화학작용을 좋은 쪽으로 변화시키고 스트레스를 줄여준다.

9. 올리브유를 먹는다. 매일 밤 자기 전에 엑스트라 버진 올리브유를 1~2숟가락 먹는다.

10. 자기 전에 클린일지를 쓴다. 그날 하루 동안 무엇을 먹었는지, 어떤 생각을 끊임없이 했는지, 기분이 어떤지, 전날 밤에 얼마나 잤는지 등을 일지로 작성한다.

11. 자신의 달라지는 모습을 사진으로 남긴다. 매일 똑같은 각도에서 똑같은 거리를 두고 자신의 사진을 찍는다.

12. 매일 생마늘을 한 쪽씩 먹는다. 마늘만 먹어도 좋고, 얇게 저민 사과 두 쪽 사이에 넣어서 먹어도 된다.

13. 건강, 행복, 식품시스템, 환경에 대한 책을 읽는다. 이 기회에 지금 당신의 몸에서 어떤 일이 진행되고 있는지를 공부한다. 지식을 쌓다 보면 아마 클린 프로그램을 마친 후에도 계속 성과를 유지하고 싶은 결심과 각오가 굳어질 것이다.

14. 예술적인 표현활동을 한다. 춤, 노래, 악기 연주, 그림, 조각 등 무엇이든지 괜찮다. 무엇이 되었든 그것은 당신의 갈증을 해소시켜줄 것이다. 예술활동은 우뇌를 활성화시키고, 이 모든 경험을 뇌 속에 더욱 강하게 남길 것이다. 이것은 본능과 더 큰 관계가 있다. 먼 훗날 클린에 대한 생각이 희미해져도, 본능은 이성적 사고보다 더 강해질 것이며 당신이 건강에 좋은 것을 선택하도록 안내해줄 것이다.

클린
계획표

클린을 준비하고 끝마치는 방법이 한 가지만 있는 것은 아니다. 체계나 계획에서 벗어나 자유롭게 하고 싶은 사람은 그냥 매일 레시피 부분을 보면서 아무거나 먹고 싶은 걸 만들어 먹으면 된다. 단, 그러려면 재료가 미리 갖추어져 있어야 한다. 244~245쪽에 나온 주간계획표를 이용하여 미리 계획을 세우는 것도 좋은 방법이다.

한 주일을 시작하기 전에, 레시피 몇 개를 고른다. 이때 현실적으로 실현가능한 것을 고르는 것도 중요하지만, 가능하면 모험적인 레시피를 고르는 것이 좋다. 먹어본 것만 고르지 말고 낯설고 새로운 재료도 이 기회에 접해보라는 뜻이다. 레시피를 정했다면 어떤 재료가 필요한지를 체크하고 쇼핑목록을 작성한다. 한두 가지 재료를 구할 수 없다면 빼도 좋지만, 그래도 가능하면 필요한 모든 재료를 꼼꼼히 준비하도록 한다. 선택한 레시피가 여러 가지라면 준비해야 할 재료도 다양해질 것이다.

계획표의 빈 칸을 채우고, 먹으려고 계획한 보조식품을 메모한다. 마사지나 요가 등 집 밖에서 하는 활동 등 포함시키고 싶은 선택운동도 적는다. 잊어버리기 쉬운 내용을 적고 그 계획표를 냉장고나 식탁 등 잘 보이는 곳에 붙여둔다.

첫째 주 : 가장 힘들지만 금방 괜찮아진다

첫째 주는 가장 큰 변화가 오는 때라서 일반적으로 가장 힘들다. 낯선 음식과 음료에 익숙해져야 할 뿐만 아니라, 그 음식들을 스스로 준비하고 어떻게, 어디에서, 누구와 함께 먹는가에 대한 습관도 바꾸어야 한다. 정해 놓은 목표를 다시 떠올리고 계속 사기를 북돋워줄 무언가가 필요할지도 모른다. 사기충전에 필요한 일은 무엇이든지 하고, 휴식을 취하라.

또한 첫째 주는 사람에 따라 설탕, 카페인, 음식에 들어 있는 화학물질을 끊음으로써 생기는 몇 가지 금단증상을 겪는 시기이기도 하다. 특히 제거식이요법 단계를 미리 거치지 않은 사람이 심하다. 처음 며칠은 두통이나 과민반응에 시달리고, 감정기복이 심해지거나 기분이 가라앉는 등 심리적인 변화를 겪을 수도 있지만, 이런 증상은 곧 사라진다.

결심이 흔들릴 때 어떻게 대처할지 준비하기 바란다. 유머감각을 갖고 전체 과정을 다시 한 번 천천히 생각해보면 좋다. 한순간 흔들린다 해도 세상이 끝나는 것은 아니다. 하지만 단호하고 강인한 태도는 중간에 포기하지 않도록 하는 데 큰 도움을 줄 것이다. 또한 중간에 그만둘까 말까 고민하느라 에너지를 낭비하지 않아도 된다.

예전에 내 환자 중 한 사람이 첫째 주 중간에 이런 질문을 했다.

"어젯밤에 와인과 빵을 조금 먹었는데요. 정말이지 배가 고파 견딜 수가 없어서요. 전체 프로그램을 망친 건가요? 저는 여기서 포기해야 하나요?"

나는 그에게 아니라고 말했다. 비록 한 걸음 퇴보하기는 했지만, 전체를 망친 것은 아니다. 그냥 그런 일이 없었던 것처럼 프로그램을 계속 진행하라.

실수로 벌어진 일의 의미를 해석하고 있다는 사실은 변화를 바라는 욕구에서 생기는 것이므로 그 자체는 긍정적인 일이다. 죄책감에 빠지거나 스스로를 비판하지 말기 바란다. 그냥 더 크게 결심하고 남은 프로그램을 따르는 일에 다시 전념하면 된다. 그리고 한 걸음 퇴보한 것을 만회하고 싶다면, 하루나 이틀 정도 유동식만 먹으면서 조금씩 정화의 속도를 높일 수 있다.

둘째 주 : 체내에서
가장 격렬한 적응이 일어난다

이제 새로운 습관에 익숙해지고 배고픔을 넘기는 일에 익숙해졌으니까, 둘째 주는 체내에서 많은 적응이 일어나는 시기다. 고무적인 일일 수도 있고, 반대로 불안한 일일 수도 있다. 인체는 새로운 상태에 적응하면서, 소화기능에 혹사당하던 에너지를 되찾고 약간의 회복작업을 시작하고 있다. 예전의 상태에서 벗어나는 상황이라면, 이런 변화가 거북하게 느껴질 수 있다. 수면, 배변, 식욕, 감정 등의 방식이 방해를 받을 수 있다.

이 책에 소개된 정보를 이용하여 자신에게 필요한 것을 조절하기 바란다. 일시적인 변화를 거부하지 말고 일상생활에서 조금쯤 벗어나는 일도 대범하게 용인하는 것이 좋다. 새로운 환경에 적응하는 당신의 몸을 받아들이기 바란다. 보통 장내 세균균을 회복시키는 데는 10~14일 정도 걸릴 수 있다. 시작하기 전에 1주일 동안 제거식이요법을 했다면, 둘째 주가 되면서 몸도 어느 정도 익숙해질 것이다. 그래도 변화는 일어나고 있다.

악몽 밤에 악몽을 꾸거나 하루 종일 기분이 나쁠 수도 있다. 이상한 일이 아니다. 제거되는 것은 화학물질로 인한 독소뿐만 아니라 스트레스와 걱정이라는 보이지 않는 독소도 있다. 언제든지 우리 몸의 긴장이 풀어지게 두면, 부정적인 감정과 트라우마를 포함하여 생체기능을 방해했던 모든 것이 사라질 것이다. 이런 일이 일어날 때는 스스로에게 다정해져야 한다. 그리고 이런 일이 곧 지나갈 것이라는 사실을 알고 스스로를 다독이기 바란다.

기분이 별로 안 좋은데도 괜히 집이나 직장에서 아무것도 모르는 방관자들에게 친절하려고 애쓸 필요 없다. 기분이 오락가락하더라도 자책감을 갖거나 스스로를 비판해서는 안 된다. 지나치게 심각하게 생각할 필요도 없다. 이렇게 눈에 보이지 않는 긴장완화 현상이 생길 때, 다음과 같은 명상가의 말을 기억하면 도움이 될 것이다.

"들어오는 것보다는 나가는 것이 낫다."

두통 두통 역시 문제다. 한 환자는 나에게 이렇게 말했다.

"저는 두통이 있는데요. 두통 때문에 괴로워하는 것보다 진통제를 먹는 것이 나을까요?"

나는 아니라고 대답했다. 클린을 하는 동안에 일반약은 복용하지 말아야 한다. 두통이 오더라도 조금 더 참고 이겨내는 것이 좋다. 두통은 생길 때 그랬던 것처럼 사라질 때도 그냥 사라질 것이다. 두통이 심하다면 낮잠을 조금 자거나, 두통에 좋은 허브차를 마셔도 된다. 아니면 산책이나 스트레칭, 목욕을 하거나, 마사지나 침술 등의 도움을 받는 것도 좋다. 몸이 알고 있는 직감을 따르면 된다. 두통약이 단기적으로는 상황을 호전시킬지도 모르지만, 약물의 효과가 사라지면 아마 더 심한 두통이 재발할 것이다. 프로그램의 처음 며칠이 지나면 대개 두통은 사라진다.

갑자기 넘쳐나는 에너지 클린을 하고 처음 1주일 또는 2주일이 지나면 갑작스럽게 에너지가 넘쳐서 거의 신경과민 상태가 될 수도 있다. 보통 때처럼 쉽게, 또는 길게 잠을 잘 수 없어서 수면제를 먹어야겠다는 생각이 들지도 모른다. 하지만 그러지 말라고 말하고 싶다. 지금 당신이 느끼기 시작하고 있는 넘치는 에너지는 음식 섭취량을 줄여서 생겨난 자유로운 에너지다.

이 에너지를 좋은 일에 쓰기 바란다. 한밤중에 산책을 나가거나 달리기를 하는 것도 좋은 방법이다. 집 안 청소를 하고 옷장을 다시 정리해보는 것은 어떨까? 책을 읽거나, 아직 쓰지 못한 편지를 쓰는 것도 좋다. 이런 현상은 에너지가 재배치되면서 일시적으로 일어나는 변화이며 즐거운 경험이 될 수도 있다. 조금만 지나면 모든 것이 자연스럽게 제자리를 잡고 평온해질 것이다.

체중감소 그외에 예상하기 힘든 일이 체중감소다. 처음 열흘은 체중이 감소하다가 그 다음에는 변동이 없을지도 모른다. 그러면 약간의 실망감과 함께 지금 무엇인가를 잘못하고 있는 것은 아닌지 하는 의아한 생각이 들 것이다. 클린을 하는 동안 체중감소는 가끔 있는 일이라는 점을 명심해야 한다. 걱정하지 않아도 된다. 배변이 잘 이루어지면 문제없다. 효과가 극대화되려면 프로그램을 시작하기 전과 비교하여 하루 총 배변량이 증가해야 한다.

매일 운동량을 늘려서 체중감소를 촉진시킬 수 있다. 적외선 사우나, 마사지, 콜로닉 하이드로 테라피를 하면 더 큰 효과를 볼 수 있다. 방금 짠 레몬즙을 물에 섞어서 많이 마시도록 한다. 해독작용과 체중감소를 빠르게 하려면, 하루나 이틀 이상 유동식만 먹어보거나, 이 방법을 그냥 매일 해보는 것도 좋다. 어떤 기분이 드는지 스스로를 살펴보라. 식사량이 일상생활을 지탱하기에 충분한지 아닌지 알게 될 것이다.

점액 찌꺼기 해독 프로그램과 관련해서 흔히 사람들이 오해하는 부분이 바로 점액 찌꺼기다. 물단식 또는 주스단식처럼 집중적인 정화를 하는 동안, 음식물 섭취량과 상관없이 배설물의 양이 갑자기 증가할 수 있다. 이때 사람들은 대개 충격을 받는다.

그들은 1주일 이상 주스를 마시고, 매일 노폐물을 제거한 것 외에 아무 일도 하지 않았다. 그런데 갑자기 정화의 속도가 최고조에 이르더니 많은 양의 배설물이 쏟아져 나온다. 타르 같은 어두운 색도 있고, 결장이 접힌 모양으로 긴 밧줄처럼 나올 때도 있다. 설사와 비슷할 때도 있다.

이것은 정화에 관심이 있는 사람이라면 다 알고 있는 얘기다. 이 배설물의 사진을 실은 책도 많이 있다. 눈으로 확인해볼 용기가 있다면 찾아봐도 좋다. 그 책들 역시 좋은 의도로 이런 정보를 주고 있지만, 내 생각은 좀 다르다. 그 정보들은 아주 잘못된 내용이다. 그 책들은 어두운 색의 이 이물질이 음식물, 특히 육류 찌꺼기가 여러 해 동안 쌓여 있던 것이라고 주장한다. 이런 찌꺼기가 점막이나 장벽에 붙어 있다가 여러 날 단식한 후에 배출되고 있다는 것이다.

서양의학과 대체의학을 모두 접한 내 경험에서 볼 때, 이것은 절대 과학적으로 입증되지 않은 것이다. 소화기내과 의사라면 누구나 결장내시경(질병검사를 위해 내시경을 통해 결장의 벽을 보는 기법)에서 무엇이 보이는지 말할 수 있다. 최근 2~3일 동안 장의 노폐물을 비우기 위해 강한 변비약을 처방받았던 환자들의 장벽은 깨끗한 분홍색이다. 사람들이 말하는 '오래된 찌꺼기'가 장벽에 붙어 있다는 신호는 전혀 발견할 수 없다. 점막에서 궤양성 대장염이나 크론병, 암처럼 만성적인 장 질환이 보이는 아주 심각한 환자들에게서도 오래된 숙변은 보이지 않는다.

그렇다면 밖으로 빠져나와서 환자를 크게 안심시키는 이 미끈거리는 것은 도대체 무엇일까? 그것은 결국 세포와 조직에서 쫓겨 나와 혈액순환계로 다시 들어가서 장벽을 통해 장관강으로 나오고 있는 점액이다. 이것을 의학적인 용어로 '점액 플라크'라고 한다.

이 점액은 아주 끈적거리기 때문에, 장에서 잘 떨어지지 않는다. 땀이 피부에 모이는 것처럼 점액이 장벽에 모이기 시작한다. 한 방울씩 쌓이다가 결국 7~10일의 집중단식 후에는 갑자기 장벽을 덮고 있던 것이 밖으로 빠져나온다. 아무 지침 없이 정화나 단식을 하고 있는 사람에게는 이것이 문제가 될 수 있다. 섬유질, 효과가 뛰어난 허브 변비약, 하이드로 테라피의 도움을 받아도 독소 물질이 밖으로 나오지 않으면, 독소는 다시 흡수될 수 있으며 해독을 하려다가 다시 중독된다. 다시 중독된 사람은 몸이 아픈 느낌이 나거나, 조직과 장기의 기능장애를 경험할 수도 있다.

클린은 해독과정이 다소 느리기 때문에 독소가 이렇게 극적으로 제거되지는 않는다. 그러나 보다 깨끗한 상태에서 시작하는 환자의 경우, 프로그램이 끝날 무렵이 되면 이런 배출이 일어나고, 그에 따라 아주 기분이 좋아진다는 결과가 보고되기도 했다. 만약 당신이 클린 프로그램을 하는 중에 이런 일을 경험하고 싶다면, 물을 충분히 마시고 몸 밖으로 빠져나가는 것에 대해 고맙게 여겨야 한다. 앞에서도 말했지만, "들어오는 것보다 나가는 것이 낫다."

이런 모든 이유 때문에, 첫째 주에서 포기하지 말고 둘째 주까지 계속해야만 한다. 그리고 둘째 주를 무사히 마친 후에는 클린 프로그램을 끝까지 마쳐야겠다는 결심이 더욱 굳건해진다. 지금 당신의 장은 미묘하게 균형을 이루었다는 사실을 기억하는 것이 중요하다. 장을 원래 상태로 회복시키는 과정을 어느 정도까지 통과했으므로, 정크푸드, 가공식품, 알코올, 설탕 같은 과거의 식습관으로 돌아가지 말기 바란다.

셋째 주 : 눈에 띄는 변화와 최고의 기분을 느낀다

마지막 주인 셋째 주에 들어 갔으면, 고지가 저 앞에 보이는 셈이다. 여정의 2/3를 지났으니 포기하지 말기 바란다. 지금 당신은 새로운 습관이 만들어졌기 때문에, 결심을 계속 지켜나가는 것이 이제는 별로 힘들지 않다.

마사지를 받거나 요가를 하거나, 무엇이든 키우는 일을 해보는 것도 권하고 싶다. 변화는 힘들 수 있지만, 당신이 하는 모든 일에 대한 결말이 다가오고 있는 중임을 잊지 말자.

이번 주는 클린 프로그램이 주는 모든 효과와 이익을 갈무리하는 시기다. 당신은 해독작용에 으레 따라오는 최고의 기분을 자연스럽게 느낄 수 있다. 피부는 반짝거리고, 눈의 흰자위는 더 하얘졌으며, 옷들은 약간 헐렁하다. 친구들이 휴가를 다녀왔느냐고, 아니면 주름살 제거 수술을 받았느냐고 물을지도 모른다.

일반적으로 클린의 셋째 주에는 뿌리에 영양을 공급받은 식물처럼 당신은 꽃을 피우기 시작한다. 건강하고 반짝거리는 잎사귀와 선명한 꽃잎이 나타나기 시작하는 시기이니 포기하지 말고 21일의 전 과정을 끝까지 통과하도록 한다.

28세의 건축가인 킴은 큰 병 하나를 갖고 나를 찾아왔다. 그 병은 누그러지지 않고 계속 나오는 기침이었다. 킴은 기침이 너무 심해서 직장생활부터 수면, 대인관계에 이르기까지 모든 생활이 엉망이라고 하소연했다. 많은 의사들을 찾아가 상담을 받아보고, 폐 전문의도 찾아갔다고 한다. 흉부 X-레이부터 CT, MRI, 갈륨 스캔에 이르기까지 테스트란 테스트는 모두 다 받았다. 하지만 명확한 원인을 찾을 수 없었다.

그녀는 열이나 다른 증상 없이 계속 기침만 나오게 하는 오래된 폐렴 병원균을 죽이는 특별한 항생제를 받았다. 하지만 기침은 멈추지 않았다. 다음에는 항알레르기 약물치료를 받았다. 이것도 효과가 없었다. 그 다음에는 스테로이드를 처방받았는데, 한동안은 효과가 있었으나 이내 그것도 소용이 없었다.

그녀를 진찰한 폐 전문의는 스테로이드의 복용량을 늘리고 기관지 내시경(스코프를 목 아래로 폐까지 집어넣는 침습성 절차)을 제안했다. 하지만 그녀는 기관지 내시경은 정말로 하고 싶지 않아서 마지막이라 생각하며 나를 찾아왔다.

놀랍게도 3주 동안 클린 프로그램을 마친 후, 그녀의 기침은 완전히 사라졌다. 그러나 놀라운 사실은 그게 다가 아니었다. 그녀가 더 이상 안경을 끼지 않고도 책을 볼 수 있게 된 것이다. 이전까지 그녀는 책을 볼 때 안경을 써야 했는데, 그 증상이 그냥 나이가 들어서 그런 거라고 생각했다. 가족 중 대부분이 어렸을 때부터 안경을 쓰기 시작했기 때문에, 그녀는 나에게 시력감퇴에 대해서 이야기조차 하지 않았다.

킴의 회복과 고마운 부작용(?)을 생각하면 나는 지금도 약간 어리둥절하다. 회복된 장내 세균군과 해독으로 되찾은 에너지 덕분에 드디어 그녀의 몸이 치유된 것일까? 눈 부위에 쌓여 있던 독소가 사라지면서 시력이 좋아진 것일까? 어쨌거나 불편은 완전히 사라졌고, 부족한 요소는 더해졌으며, 킴은 타고난 해독능력을 되찾았다. 이처럼 똑똑한 우리 몸은, 기회가 주어지면 제아무리 피곤하더라도 균형을 맞추기 위해 돌아갈 방법을 찾으려고 애쓴다.

PART **8**

After :
클린 유지하기

REMOVE · RESTORE · REJUVENATE

클린
마무리하기

이 장은 클린 프로그램을 끝낸 후 어떻게 관리하는 것이 좋은지에 대해 이야기할 것이다. 지금쯤 당신은 아마 클린을 하기 전과는 완전히 다른 신체적인 경험을 하고 있을 것이다. 바라던 결과를 얻지 못했을 경우, 1~2주일 정도 더 프로그램을 지속하는 것도 좋다.

나를 찾아온 몇몇 환자들은 수개월 동안이나 계속한 적도 있다. 아마 당신은 음식량을 약간 늘려야 하겠지만, 일생을 계속 이 방식으로 안전하게 먹을 수도 있을 것이다. 프로그램 중에 당신이 먹은 식재료들과 섭취하는 방식은 사람이 원래 먹어야 하는 자연의 방식에 훨씬 가깝기 때문이다. 사실 블렌더로 갈아서 먹는 게 귀찮기도 하고 자연스럽지 않게 느껴질 수도 있지만, 당신에게 익숙한 익힌 음식들이 아닌 생식의 비율을 높이고 신선한 유기농 재료를 쓰면 원래 우리 인간과 지구상의 다른 모든 동물이 먹는 방식에 좀 더 가까워지는 셈이다. 생명력이 하나도 남아 있지 않은 가공식품을 먹고, 아무리 먹어도 피곤하기만 하고 부담스럽기만 한 현대생활에 이런 방식은 상당히 바람직한 것이라고 할 수 있다.

내 경험상, 과거에 했던 방식으로 되돌아가고 싶어 하는 사람은 거의 없었다. 어떤 사람들은 아주 크게 바뀌어서 몇 년이 지난 후에도 계속 클린 프로그램을 통해 새롭게 알게 된 것들을 생활 속에서 그대로 유지했다. 한편 프로그램을 하는 3주 동안에는 크게 고무되었지만, 다시 생활이 바빠지고 완전히 방심해서 그 후 몇 개월 만에 옛날 습관으로 돌아가고 독소의 증상이 재발한 사람들도 있었다. 프로그램을 끝내고 바로 그다음 날 예전과 똑같은 것을 먹고 마시는 습관으로 돌아가서, 깨끗해진 몸을 무의식중에 다시 독소로 채우는 사람들도 있었다.

당신이 클린 프로그램의 결과를 얼마나 이어갈지는 프로그램을 어떻게 끝내느냐, 그리고 그 효과를 지키기 위해 무엇을 하느냐에 달려 있다. 그러므로 이번 장의 내용을 주의 깊게 보기를 바란다.

당신은 어서 빨리 정규식사로 돌아가고 싶을 것이다. 아니면 지금 이 기분을 계속 유지하기 위해 클린 프로그램을 며칠만 더 연장하면 좋겠다는 생각을 하고 있을 수도 있다. 어느 쪽이든 클린을 마무리할 때에는 서서히 하는 것이 중요하다.

하루에 한 끼는 유동식, 두 끼는 고형식을 하는 것으로 마무리 과정을 시작하는 것이 좋다. 메뉴는 계속해서 클린 레시피나 제거식이요법에서 선택한다. 내 환자들 중 대다수가 이 방식을 따랐다. 대부분은 아침으로 유동식을 먹는 것을 선호했는데, 쉽고 빠르게 준비할 수 있는 데다 가볍게 먹을 수 있으면서도 하루를 시작할 수 있는 영양이 충분히 담겨 있기 때문이다. 클린 레시피에 나온 스무디와 주스를 이용해도 좋고, 아니면 스스로 레시피를 만들어도 좋다. 이렇게 며칠 동안 해본 후에 괜찮다면 하루 세 끼를 고형식으로 먹으면 된다. 단, 제거식이요법의 규칙을 계속 지켜야 한다.

아직은 클린을 하기 전의 음식으로 돌아가서는 안 된다. 오늘날 대부분의 사람들이 절대 얻지 못하는 굉장한 기회가 당신에게 있다. 당신은 지난 몇 주 동안 알레르기나 과민반응을 일으키는 음식, 소화기관에 무리를 준다고 알려진 음식들을 피해왔다. 당신은 인생을 바꾸는 연구를 하기 위한 깨끗한 도화지를 마련한 셈이다. 약간의 인내심을 발휘하고 규칙을 잘 따른다면, 많은 사람들이 큰돈을 지불하고 알아내는 것을 공짜로 알 수 있다. 그리고 어떤 음식이 당신의 몸에 해가 되고, 타고난 거라고 체념하면서 받아들였던 만성적인 증상을 일으키는지 알아낼 수 있다.

잊지 말아야 할 것이 있다. 독소의 활동은 몸속 깊은 곳에서 일어나고 있으며 기껏해야 피로감이나 둔해지는 느낌 정도일지도 모른다. 아니면 본격적으로 알레르기가 생길 수도 있다. 두 사람이 나란히 서 있어도, 똑같은 자극에 대하여 각자의 반응은 완전히 다르다. 누가 어떤 반응을 보일지는 아무도 모른다.

당신이 가벼운 반응을 보이든 격렬한 반응을 보이든, 그 자극물을 알아내고 싶다면 일반적으로 두 가지 진단도구 중에서 하나를 선택해야 한다. 첫 번째 도구는 '항체 프로필'이라고 하는 혈액검사다. 이 방법은 혈액을 채취하여 여러 가지 음식에 대한 항체가 있는지 자세히 검사한다.

나는 여유가 있거나 종이에 적힌 결과를 보고 싶어 하는 환자에게는 이 검사를 권한다. 하지만 사실 혈액검사는 완전히 믿을 만한 것이 못 된다. 때때로 이 검사는 음식 알레르기를 알아내지 못하기도 하고 다른 항체와 교차반응을 하기도 한다.

마찬가지로 알레르기 전문의들이 하는 피부검사는 병원에 여러 번 가야 하기 때문에 복잡하고 시간만 낭비하는 경우가 많다. 피부검사 역시 완전히 정확하지 않다. 게다가 특정 음식에 알레르기가 있다는 진단을 받았다면, 절대로 그 음식을 마음껏 즐겨서는 안 된다. 설사 그 진단이 틀렸다 해도 말이다.

클린은 스스로 직접 항체를 알아볼 수 있는 기회다. 몸은 이제 제 기능을 되찾았기 때문에 자극성 식품을 쉽게 처리할 수 있고 스스로 균형을 잡았다. 모든 기능이 건강하게 움직이기 위한 최적의 상태로 돌아온 것이다. 고도의 기술도 필요하지 않고, 비용도 들지 않는 방법으로 음식에 대한 자신의 과민반응을 판단할 수 있다. 이 방법은 다른 여느 방법들보다 더 정확하다. 단지 약간의 노력과 관찰이 필요할 뿐이다.

자신에게 유독한
자극물 확인하기

클린 프로그램을 끝내고 2~3일 후, 또는 하루 세 끼를 고형식으로 바꾸었을 때라면 언제든지 해볼 수 있는 실험이다. 제거식이요법의 '먹지 말아야 할 음식'에서 한 가지씩 식사에 넣어보라. 예를 들어 점심에 샌드위치를 먹거나 아침에 베이글을 먹어보라. 우유로 시작하고 싶다면, 카페라테나 요구르트, 치즈를 먹어보라. 그렇다고 빵 한 덩이를 모두 먹거나, 우유 1L를 다 마시라는 얘기가 아니다. 평소 섭취량만큼 적당히 먹으면 된다. 그리고 다음 24시간 동안 몸에서 어떤 반응이 일어나는지 관찰하고 느껴보라. 식사에 포함시킨 각 음식에 대한 의견을 클린일지에 적어 넣으면 도움이 될 것이다. 다음의 사항에 유의하자.

- 그 음식을 먹은 직후 어떤 기분이 드는가? 복부에 어떤 감각이 있는가?
- 그 음식을 먹고 난 후에 어떤 일이 일어나는가? 이를테면 콧물이 난다거나 목에 가래가 낀다거나(일반적인 우유의 증상), 피로하거나, 몸이 붓는다거나, 두통(일반적인 밀가루의 증상) 등의 증상이 있는가?
- 기운은 어떤가? 예를 들어 저녁으로 밀가루 파스타 한 그릇을 먹은 후, 식사 직후 또는 다음 날 아침에 깨어났을 때 아주 피곤해질지도 모른다.
- 다음 날 배변은 어떤가? 클린 프로그램을 할 때처럼 자주, 그리고 쉽게 변이 나오는가? 아니면 좀 달라졌는가?
- 그 음식을 먹은 날 밤에 잠은 잘 잤는가? 아니면 잠자는 데 어려움을 겪었는가?
- 그다음 날 피부는 어떻게 보이는가? 기분은 어떤가?

신체적으로 또는 정신적으로 큰 변화가 있다면 그 음식에 민감하다거나 알레르기가 있을 수도 있다는 신호다. 이 과정을 더욱 정확하게 하기 위하여 똑같은 음식을 그다음 날 한 번 더 먹어보고 반응이 일어나는지 지켜보라. 둘째 날의 반응은 약간 가벼울 수도 있다. 마찬가지로 그 음식을 먹은 후 꼬박 하루 동안 몸에서 어떤 일이 벌어지는지 또 다시 확인해보기 바란다. 그 목록에 있는 음식 중 일부는 당신에게 유독한 자극물이라는 결과가 나타날 것이다. 그 음식은 당신의 몸이 가진 자연스러운 균형을 방해하거나 실제로 알레르기를 일으킨다.

'먹지 말아야 할 음식' 목록에서 당신이 정말로 좋아하거나 아쉬움을 느끼는 모든 품목에 똑같은 과정을 반복하라. 내 환자들 중 가장 많은 사람들이 '유독한 자극물'로 판정한 음식은 유제품(주로 암소의 젖과 그것으로 만든 제품들), 달걀, 호밀과 보리 같은 글루텐 함유 곡류와 밀가루, 기름기 있는 붉은 고기, 대두제품, 옥수수(옥수수로 만든 토르티야와 콘칩), 초콜릿 등이다.

그중에서도 글루텐에 대한 과민반응이 중요한 사례다. 어떤 사람들은 밀과 보리, 호밀에 있는 단백질인 글루텐에 아주 심한 반응을 보인다. 글루텐은 '소아지방변증'이라고 알려진 아주 심한 증상들을 일으킨다. 이 질병은 소장에서의 영양소 흡수를 심하게 제한하여 치명적인 결과를 초래한다. 하지만 다른 많은 사람들은 글루텐에 대한 반응이 희미해서 쉽게 파악이 되지 않는다.

사람들은 쉽게 피곤해진다거나, 사시사철 감기를 달고 사는 것, 두통, 변비, 설사 등의 증상에 여러 해 동안 익숙해져 있다. 위급하지는 않지만 고질적이고 만성적인 불편함을 주는 이런 증상에 대해서 그저 피로가 쌓여서, 혹은 다른 사람들보다 민감한 체질이어서 그런 거라고 쉽게 생각한다. 하지만 이렇게 자극이 되는 원인을 조사하여 밝힐 수 있다.

클린 프로그램을 마칠 때 자신에게 불편한 증상을 일으키는 자극제가 아침에 먹은 머핀이나 점심에 먹은 펜네 파스타임을 확인할 수도 있다. 그리고 밀가루나 다른 글루텐 함유 곡물을 완전히 끊는 것이 최선임을 깨닫는다.

알코올, 카페인(특히 커피), 설탕의 효과 역시 지금은 '더 강력할' 것이다. 당신이 마련한 깨끗한 클린 도화지를 사용하면 이 식품들이 당신의 체질에 미치는 진짜 영향을 쉽게 알아낼 수 있다. 아직도 이런 식품이 먹고 싶다면, 한 번에 하나씩 적당한 양으로 다시 먹어보라. 그리고 하루 종일 자신의 몸과 에너지, 사고방식에 미치는 효과에 주의해보라. 당신이 가장 깨끗한 상태일 때 이런 식품이 당신에게 어떤 영향을 주는가에 대하여 나중에 증거로 쓸 수 있도록 기록으로 남기는 것도 중요하다.

와인이나 맥주, 치즈케이크, 초콜릿을 좋아하는 당신이 남은 인생을 음식에 대한 '결벽증 환자'로 살아야 한다는 게 아니다. 그것들을 먹고 즐겨라. 죄책감보다 더 안 좋은 것은 없다. 대신 한 입, 한 모금을 먹을 때마다 현재의 순간을 완전히 인식해야 한다. 이렇게 주의를 기울이고 의식적으로 먹으면, 예전에 먹었던 것처럼 많은 양을 먹지 않게 된다. 예전처럼 많은 양을 먹는다는 것이 우리 몸에 얼마나 나쁜 영향을 주는지 알게 될 것이고, 훨씬 적은 양으로도 충분히 만족감을 느낄 수 있을 것이다. 그러다 보면 더 고급제품을 더 소량만 구입하게 된다.

시험한 음식 중 어느 하나에 대하여 약간의 피로, 변비, 우울한 기분 등 가볍지만 눈에 띄는 반응이 나타날 경우, 그 음식을 영원히 끊어야 할까? 그러고 싶지는 않은데도? 완전히 끊을 필요는 없지만, 그 음식에 노출되는 빈도를 줄이기만 해도 몸은 한결 좋아질 것이다. 이미 과거와는 달리 독소를 제거할 수 있는 능력이 커졌기 때문에 아주 가끔 소량만 먹는다면 몸은 충분히 견딜 수 있다.

'순환식이요법'은 가벼운 음식 알레르기와 과민반응의 부정적인 영향을 간단하게 피할 수 있는 방법이다. 음식을 돌아가며 선택하되 자극을 주는 음식은 나흘에 한 번 이상은 먹지 않는 것이다.

독성이 되는 자극을 조사하는 이 과정이 처음에는 복잡하게 들릴 수도 있다. 그러나 사실 그렇지 않다. 당신이 이제 막 끝낸 클린 프로그램과 비교하면 아주 쉬운 일이다. 그리고 본 프로그램을 하는 동안 얻은 효과를 계속 지키고 과거에 나타난 증상들의 재발을 막는 법을 알아낼 수 있다는 것은 대단히 귀중한 경험이다.

내 진료실을 찾아온 리치는 과민성대장증후군이 심각하다고 호소했다. 그의 증세는 정말 심했다. 직장에서 종종 갑작스러운 복통이 일어나고, 참기 힘들 정도로 설사를 자주 하는 바람에 업무를 제대로 할 수 없을 지경이라고 했다. 무엇보다도 그의 삶의 질이 크게 나빠졌다. 주말에 집에 있을 때는 괜찮다가도 주중에 직장에 있을 때 심해지곤 했는데, 그는 이 증세가 아마도 스트레스가 많은 업무와 관계가 있다고 생각했다.

나는 리치에게 클린 프로그램을 권했다. 놀랍게도 3주 프로그램을 마친 후 그의 증세는 마법처럼 완전히 사라졌다. 가장 스트레스가 심한 날에도 증세는 나타나지 않았다. 그는 프로그램이 끝난 이

후 수주 동안 제거식이요법을 계속 따라 했다. 그때 리치는 '먹지 말아야 할 음식들'을 가지고 실험을 했다.

이 조사과정에서 우리는 문제의 해답을 찾아냈다. 리치가 금지음식 중에서 가장 아쉬워했던 것은 주중에 점심으로 즐겨 먹던 달걀샐러드 샌드위치였다. 실험을 하기 위해서 여러 주 동안 먹지 않았던 달걀샐러드 샌드위치를 점심으로 먹었더니 2시간 후에 심하게 설사를 했다. 더 이상 의심할 여지가 없었다. 그의 장을 자극하는 것은 바로 달걀이었다.

리치는 과민성대장증후군을 치료하기 위하여 여러 의사들에게 검사를 받느라 무려 15년을 헛되이 보냈다. 하지만 지금까지 했던 음식 알레르기 혈액검사에서 달걀 알레르기를 찾아낸 검사는 없었다. 달걀샐러드 샌드위치를 마지막으로 먹은 지 4년이 지난 지금, 리치의 그 증상은 지금껏 한 번도 재발하지 않았다.

깨끗한 상태
유지하기

클린을 하기 전에는 준비가 중요하다면, 클린을 마친 후에는 그 상태를 유지하는 것이 필수다. 3주 동안 당신이 해낸 일은 정말 기념비적인 일이다. 당신의 몸은 자연에 더 가까운 상태로 회복되었다. 스스로 방어하고, 회복하고, 치유하고 심지어 다시 젊어질 수 있는 자연의 능력을 되찾았다. 부담이 되었던 독소를 제거하고 영양소를 되찾음으로써, 취약한 부분들이 많이 복구되었다.

이제 당신은 보고, 느끼고, 생각하고, 잠자는 방식과 몇 가지 낡은 개념들도 바뀌었을 것이다. 예를 들어 박테리아와 바이러스가 사람을 공격해서 사람이 중독되고 병에 걸린다는 것 말이다. 이 말은 쥐와 바퀴벌레 때문에 쓰레기통에 쓰레기가 넘쳐난다는 말과 같다.

좀 조잡하지만 재치 있는 비유가 아닌가? 쥐와 바퀴벌레가 쓰레기통에서 사는 진짜 이유는 거기에 그들을 꾀는 쓰레기가 있기 때문이다. 비슷하게 박테리아와 바이러스는 사람의 몸이 이미 독소에 찌들어 있기 때문에 거기에 와서 번성하는 것이다. 당신은 지금 막 쓰레기통을 비우고 쓰레기통을 박박 문질러 깨끗하게 닦았다. 박테리아와 바이러스는 당신의 몸이 재미없다는 사실을 깨닫고, 먹이를 찾아 옆집으로 직행할 것이다.

더욱이 당신은 나쁜 박테리아와 바이러스를 몰아냈을 뿐만 아니라, 생활습관병(비만, 당뇨, 고혈압 등 아주 많은 사람들이 나이 먹어가면서 괴로워하는 현대문명병)도 끄떡없이 받아넘기는 체내환경을 만들기 시작했다. 이 환경을 보존하고 관리해야 한다. 그래서 그런 병이 당신에게 절대 접근하지 못하게 해야 한다.

물론 당신은 이 방식을 유지하고 싶을 것이다. 알레르기 없이 환절기를 보내고 싶고, 늘 달고 사는 감기도 사라졌으면 좋겠고, 가볍고 날씬한 몸을 유지하고 싶다. 맑게 빛나는 피부를 갖고 싶고, 소화도 잘 되었으면 좋겠다. 계속 푹 자고 싶고, 하루 종일 활기찬 상태를 유지하고 싶다.

적절한 관리와 정기적인 후속 조치만 해준다면 당연히 이 모든 것이 가능하다. 당신이 새 건물을 멋있게 지었다면, 그 건물을 관리하지 않는 것만큼 어리석은 일이 또 있을까? 새 자동차에 돈을 썼다면, 앞으로 몇 달, 아니 몇 년 동안 계속 잘 굴러가게 하기 위해 사용설명서대로 차를 관리할 것이다.

사람들은 상황을 무시하다가 견딜 수 없을 지경이 되어서야 식이요법이나 보조식품, 수술, 자연요법 등 상황을 확 바꿔준다고 약속하는 것들을 찾아 나선다. 잡지와 신문, TV 프로그램에서 앞다투어 이런 방법들을 자극적인 문구로 소개한다.

클린의 성과는 분명 대단하지만 클린이 '특효약'이 될 것이라고 기대해서는 안 된다. 클린을 좀 더 균형 잡힌 생활방식으로 옮겨가기 위한 활력소라고 생각하기 바란다. 일단 클린을 시작했고 그 효과를 유지하고 싶다면, 이미 연습했던 규칙들을 활용하여 매일 유지할 수 있는 식사법과 생활습관을 세워보자.

이 방법은 잠시 동안 생활방식을 개조하는 것과는 확실히 다르다. 지금부터 어떤 정해진 방식으로 먹어야만 하거나, 정해진 방식으로 똑같이 운동을 해야 한다거나, 집과 사무실이 완전히 친환경적이어야 한다는 말이 아니다. 모든 면에서 자신의 선천적인 관심과 열정에 따라 자신에게 가장 효과가 좋은 것을 하고, 생활을 즐기고, 앞으로 지속적으로 해나갈 수 있는 방법을 실천하면 된다.

서양의학의 '천편일률적인 접근법'은 사람들의 기대에 부응하지 못하고 있다. 현재 학자들이 알아낸 결과에 따르면, 어떤 질병이든 대부분의 약물은 그 약을 처방받은 환자들의 절반에게만 효과가 있다고 한다. 이렇게 약물을 심각하게 남용한 결과로, 그리고 잘못된 약물의 피해에 대한 우려 때문에, 약물을 토대로 한 대중적 건강관리시스템에서 벗어나 새로운 '맞춤형 의료'의 시대가 확실히 열리고 있다. 값비싼 약을 처방하기 전에 유전적 성향을 알아보는 검사를 한다거나 비타민D 수준을 검사하는 것과 같은 진단기술이 앞으로 훨씬 보편화될 것이다.

전통적인 동양의학은 건강관리에 대하여 일률적인 방법으로는 모든 사람을 치료할 수 없다는 사실을 항상 강조하고 있었다. 의사는 먼저 모든 사람에게 좋은 기초적이고 상식적인 기본원리를 알려준다. 예를 들면 우리가 클린으로 했던 것처럼, 독소를 빼내어 체내환경을 균형상태로 돌린다는 것처럼 말이다. 이 과정은 문제를 꺼내서 치유를 시작하는 단계다. 그것으로 모든 문제를 해결할 수 없다면, 그 다음에 의사는 개인의 체질과 성격, 취향을 분류하여 그 사람에게 맞는 치료법을 정한다. 서양의사는 비슷한 증상을 가진 환자 10명에게 똑같은 질병을 진단하고 완전히 똑같은 치료법을 제시하지만, 한의사는 똑같은 환자를 보고 유사한 증상에 대하여 많게는 7가지의 서로 다른 진단을 내릴지도 모른다. 그 결과 한의사는 환자 각자의 독특한 요구에 맞는 서로 다른 치료법을 각자에게 처방한다.

사람들은 각자의 목표, 희망, 구체적인 건강상의 문제, 나이, 체형 등이 모두 다르다. 하지만 클린 프로그램을 마친 사람들이 말하는 일치된 결론은, 스스로 행복한 상태를 만들 수 있다는 것을 몸으로 직접 체험했다는 것이었다. 그들은 자신이 정말로 스스로를 치유하는 능력을 접했던 것이다.

앞으로 이 점을 명심해야 한다. 세상에는 식이요법과 생활방식, 스트레스 관리에 대한 이론들이 수없이 많다. 그리고 어떻게 살아야 하는가에 대하여 모든 사람이 각자의 견해를 갖고 있다. 그것들을 무조건 외면할 필요도 없고 무조건 따라 해서도 안 된다. 당신이 바라는 만큼만 수용하기 바란다. 그러나 무엇보다도 당신이 클린 프로그램을 통해 달성한 것을 유지함으로써 자기 주관을 가지고 굳건한 기초를 지켜나가야 한다.

클린 이후의 식습관

정상적인 식습관으로 돌아온 사람들은 가장 먼저 "나는 지금 무엇을 먹어야 하는가?"라고 묻는다. 거의 항상 그렇다. 식이요법에 대해 다룬 책들은 너무 많아서 어지러울 정도인데, 사람들은 보통 어느 한 쪽의 이론이 옳다고 결정하고 스스로 그것을 시작한다. 하지만 결국 그것 때문에 병든 자신을 깨달을 뿐이다. 나 역시 개인적으로 오랫동안 많은 것을 시도해보았다.

거기에서 내가 배운 것은 그런 계획의 대부분이 특정한 목적에는 부합한다는 사실이다. 살을 빨리 빼게 해주는 계획이 있는가 하면, 근육을 최대로 키워주는 계획이 있다. 또 살이 갑자기 많이 빠지는 대신 피부가 쳐지고 아파 보이는 등 오히려 전보다 안 좋게 만드는 이상한 계획도 있다. 하지만 내 결론은, 체중감량만을 목표로 삼은 식이요법은 백이면 백 실패한다는 것이다. 그런 방법은 전혀 건강하지 않고, 결국 생기 없는 모습이 될 수밖에 없다.

나는 어떤 식이요법이 옳은가를 따지는 대신 자연이라는 책을 본다. 자연이라는 책은, 약간 수정되긴 했지만, 기본적으로 당신이 클린에서 따라 했던 방식의 원본이다. 자연이 원래 우리를 위해 계획했던 것으로 돌아갈 때, 그리고 다른 동물들의 먹이에 좀 더 가까운 음식을 먹을 때, 그것만으로도 우리는 치유되기 시작한다.

어떤 음식을 먹어야 하는가에 대한 논쟁은 칼로리와 몸무게에 대한 집착으로 이어졌다. 그 결과 우리 사회는 갑작스러운 유행의 롤러코스터에 올라탔다. 몸에 치명적인 피해를 주고 있는지도 모르고 말이다.

나 자신을 포함해서 셀 수 없이 많은 환자들이 장의 상태를 회복한 후 신기하게 우울증까지 사라진 것을 목격했기 때문에, 나는 그 두 가지를 연결시키는 데 아무런 의심도 하지 않는다. 당신이 과학자이거나 의사라면, 복잡한 주제를 지나치게 일반화한 나의 미숙함을 용서해주길 바란다.

하지만 대사기능을 있는 그대로 받아들이고, 철학적으로 이해하는 과정에서 이 문제는 그냥 넘어갈 수 없는 중요한 문제였다. 우리는 자신의 진짜 요구에 귀 기울이고 본능을 따를 수 있는 능력을 상실했다. 그 대신에 식품산업이 주도하는 식습관과 식사패턴에 길들여졌다. 가공식품들에게 식탁을 빼앗기게 될 때까지 우리는 무엇을 했는가? 우리는 자연의 방식과 정반대의 방향으로 향해 가면서 독성을 유발하고 있지는 않았는가?

나는 레녹스힐 병원과 일레븐 일레븐 웰니스 센터 두 곳에서 환자들을 만나면서, 심장병, 암, 우울증 같은 만성질환이 최근 급증한 것은 육류를 무한정 소비하는 고단백 광기(狂氣)와 밀접한 관계가 있다고 믿기 시작했다. 또한 말라깽이가 되기 위해 아주 많은 사람들이 따라 하는 식이요법이 그들의 몸에 쌓인 독성의 가장 큰 요인일 수도 있다고 생각한다.

여기에서 육식이 건강에 좋은가 좋지 않은가의 문제가 나온다. 나역시 그 문제에 대해 확실히 대답할 수 없다. 어쨌거나 건강한 채식주의자가 되려면 영양섭취에 관한 한 거의 박사급의 지식이 필요하다는 것이 내 개인적인 생각이다. 건강이나 도덕, 환경적인 이유 때문에 채식주의에 매력을 느꼈다면, 반드시 전문가의 지도를 받으며 단계적으로 진행해야 한다.

알면 알수록 '무엇을 먹어야 하는가?'에 대해서 해답보다는 더 많은 질문이 나올 것이다. 내가 바라는 것이 바로 그것이다. 먹는 것에 궁금증이 생기는 것이야말로 유익한 변화다. 나는 한 가지 방식이 꼭 옳다고 말하는 것을 좋아하지 않는다. 그 대신 당신의 현재 지식과 관심, 시간 여유, 재정적인 문제, 지리적 위치에 따라 가장 효과가 큰 식이요법을 만들어내는 편을 좋아한다. 나는 솔직하게 말할 수 있다. 클린에서 권한 방식으로 식사패턴을 유지하는 것은 앞으로 몇 달이든 몇 년이든 당신에게 아주 이로울 것이고 어쩌면 생명까지 구할 수 있을 것이라고 말이다.

• 클린 유지 식사 점검표

깨끗한 몸 상태를 유지하려면 3주에 걸친 해독 프로그램 동안에 시작했던 습관들을 계속 지켜나가기 바란다. 자극이 된다고 알아낸 음식의 섭취량을 줄이는 것 외에, 다음 사항도 따른다.

• 산성 식품보다는 알칼리성 식품을 더 많이 먹는다. 유제품, 설탕, 밀가루, 백미 등 점액을 형성하는 식품의 섭취량을 줄이고, 채소를 더 많이 먹는다.
• 가능하면 유기농 제품을 먹는다. 동물성 제품이나 육류 역시 호르몬과 항생제가 들어가지 않은 것을 먹도록 한다. 유전자 조작을 거치지 않은 제품을 찾아낸다.
• 해독작용에 꼭 필요한 영양소를 함유한 자연식품과 생선을 식단에 자주 넣는다.
• 섭취하는 음식 중 적어도 51%는 익히지 말고 먹는다(채소, 과일, 씨앗류, 견과류, 가공하지 않은 기름).
• 섬유질, 질 좋은 포화지방, 프로바이오틱스를 함유한 음식을 풍부하게 섭취한다. 예를 들어 익히지 않고 가공처리하지 않은 사우어크라우트, 유기농 케피어(우유 발효음료), 콤푸차(설탕을 넣은 홍차에 종균을 넣어 발효시킨 음료), 김치 등이 있다. 이런 음식들은 몸에 좋은 박테리아가 장에서 번성하도록 지원한다.
• 방부제가 들어간 음식을 피한다.
• 몸에 나쁜 박테리아에게 먹이를 공급하지 않도록 한다. 설탕, 밀가

루, 정제 곡류의 섭취량을 줄이고, 유제품과 알코올을 피한다.

• 스트레스를 줄이고 가능하면 처방약이나 일반약을 피한다.

• 자연산 항염증제가 많이 들어간 항염증 식이요법을 따른다. 채식주의자라면 어유나 아마씨유, 대마기름을 섭취한다.

• 현지 농장이나 농민을 통해 식료품을 구입한다. 현지에서 재배한 식품은 영양이 더 많다. 수확한 장소와 소비하는 장소가 가깝기 때문에 익은 것을 수확할 수 있다.

• 당신의 몸이 되는 것을 먹어라. 침착한 마음, 활기찬 신체, 깨끗한 장을 유지하라. 그러면 나쁜 것을 먹고 싶어서 못 견디는 상태가 되지는 않을 것이다. 자신이 되고 싶은 상태를 생각하고, 거기에 가장 큰 도움이 될 음식을 먹어라.

• 이 지구상의 다른 동물들에게 친절하게 대한다. 자신이 먹는 음식이 다른 동물들에게 어떤 영향을 주는지 인식하고 먹도록 한다. '먹거리의 미래(The Future of Food, 2004)'와 같은 다큐멘터리 영화들이 잘 설명해주고 있다. 식품을 구매할 때 어떤 선택을 하느냐는 그로 인해 우리 입이 행복해지는 것보다 훨씬 멀리까지 영향을 미친다.

정기적인 해독

클린을 마친 후 두 번째로 많이 하는 질문은 "클린 프로그램은 한 번만 하면 끝인가요? 다시 하고 싶으면 언제 다시 할 수 있나요?"다. 해독 프로그램을 얼마나 자주, 그리고 얼마나 오래 하는가는, 당신이 식이요법과 생활방식을 어떻게 유지하느냐, 당신이 기대하는 결과가 어떤 것인가에 달려 있다.

이제는 당신도 현대의 대도시에서 생활하면서 독소를 피한다는 것이 거의 불가능하다는 사실을 분명히 알게 되었을 것이다. 클린 프로그램은 체내에 쌓인 독소를 어떻게 제거해야 하는지 알려주었다. 설사 우리 눈에 보이지는 않아도 그 오염은 피부에 묻은 검댕만큼이나 확실하다.

일반적으로 어떤 질병이나 증상을 겪고 있지 않아서, 자신이 늘 잘 지내는 것 같고 그 방식을 그대로 유지하고 싶어 하는 대부분의 사람들은 클린 프로그램을 1년에 1번 정도만 하면 효과를 볼 수 있다. 만성적인 증상이 있기 때문에 건강상태를 더 빨리 호전시키고 싶다면, 클린 프로그램을 6개월에 1번씩 실시할 수도 있다. 대부분의 사람들은 1년에 1번, 혹은 6개월에 1번 전체 3주의 프로그램을 실시하는 것으로 충분하다. 너무 자주 하면, 권태감이라는 부작용이 생길 수 있다. 그렇다고 또 너무 드물게 하면 의욕이 떨어질지도 모른다.

클린을 한 후 생활하면서 생기는 일반적인 경우를 소개하겠다.

당신은 건강에 좋은 식이요법을 상당히 잘 유지해오고 있었다. 그런데 파티 또는 연휴 때 약간 느슨해졌다. 몸이 부은 것 같고 전체적으로 둔해진 것 같으면, 그다음 날 주스단식을 하라. 배변활동이 충분히 일어나도록 하는 것이 중요하다. 필요하면 허브로 된 변비약을 쓴다. 몸이 바로 좋아지지 않으면, 그다음 날에도 주스단식을 한다. 아니면 하루 한 끼는 고형식을, 두 끼는 유동식을 먹는다. 어떤 방식이든 즐거운 마음으로 해야 한다. 창의력을 발휘하여 자신에게 더 잘 맞는 방법을 찾아보도록 한다.

당신은 힘들게 몇 주, 아니 몇 개월을 보냈고, 서서히 예전에 좋아했던 음식과 음료수로 돌아갔다. 다시 몸이 붓고 보통 때보다 활기가 떨어지는 것을 느꼈다. 이럴 때도 클린을 이용해서 스스로를 다시 추스를 수 있다. 클린 프로그램을 1~2주 정도 하거나 제거식 이요법만이라도 해보면 훨씬 좋아질 것이다. 속이 부대끼거나 느글거리는 느낌이 사라질 때까지 길게 해도 좋다.

클린 프로그램은 새로운 생활방식으로 나가게 하는 점프스타트이다. 그 후에는 클린이 평생의 길잡이가 되어, 다른 방향으로 엇나갈 때 다시 목표를 향하게 해준다. 몇 주 동안 독성이 있는 음식을 먹었다거나, 스트레스를 심하게 받은 후에는 클린 프로그램을 짧게 실시한다. 잠깐이 아니라 몇 개월 동안 궤도에서 벗어나서 방황했다면, 클린 프로그램을 정식으로 3주간 실시하는 것이 좋다.

누구나 1주일에 하루 정도는 주스단식을 할 수 있다. 당신의 소화계와 장은 1주일의 엿새나 쉬지 않고 열심히 일했다. 이제 7일째 되는 날에는 소화기관들에게도 휴식을 주도록 한다. 이것은 성경에서 인용한 개념인데, 몸으로 안식일을 지키는 것과 비슷하다. 소화계가 휴식하는 날은 정신을 안정시킬 뿐만 아니라, 1년 내내 깨끗한 상태를 유지하는 의무를 계속 '이행하게' 해준다.

단식은 1주일에 하루만 하더라도 누적효과가 있어서, 한 달에 4번 하면 1년에 52일이고, 7년을 하면 총 단식기간은 1년이 된다. 농부들이 토지를 6년 동안 경작한 후, 7년째 되는 해에 1년 동안 묵혀서 토지에게 휴식을 주면 지력이 회복된다. 토지의 영양소가 회복되고 대지에는 우리에게 생명을 주는 에너지가 재건된다. 우리 몸을 비슷하게 생각하고 관리한다면, 우리 역시 건강해질 것이다.

불필요한 스트레스와 독소에 노출되는 일 줄이기

우리가 불필요한 스트레스에 노출되는 경위를 모두 생각해보라. 그리고 앞으로 12개월 동안 다음과 같이 바꿔보자. 이것들은 유독한 세상에서 우리가 할 수 있는 가장 중요한 활동이다.

- 집 안의 청소용품과 개인용품을 바꾼다. 불필요한 화학물질이 함유된 것을 버리고 천연성분이 들어간 것을 고른다.
- 정수기에 투자한다. 마시자마자 몸의 일부가 되는 물은 정말 중요하다.
- 공기정화기에 투자한다. 방뿐만 아니라 집 안 전체에 공기정화 시스템을 설치하는 것은 충분히 투자할 만한 가치가 있다.
- 지속적으로 명상을 한다. 꼭 명상이 아니어도 좋다. 무엇이든

마음의 독소를 없앨 수 있는 활동을 연습하고 변화가 생기면 스스로를 격려한다. 그 활동은 무술이나 기공이 될 수도 있고, 개인 트레이너와 함께하는 운동일 수도 있다. 마음을 안정시키고 스트레스를 없애주는 것이라면 어떤 것이든 좋다.

• 지나친 정보와 불필요한 뉴스들을 차단한다. 당신은 관심도 없는 연예계 소식과 불필요한 정보에 너무 많이 혹사당하고 있다. 당신의 생활과 관계도 없는 일에(주로 부정적인 일에) 에너지를 너무 많이 빼앗기고 있다는 뜻이다. 무엇이 되었든 너무 과하거나 많은 것은 줄이도록 하고, 매일 이런 식으로 빼앗기는 정신 에너지를 되찾아야 한다.

• 규칙적으로 운동을 한다. 최근 발표된 흥미로운 연구결과에 따르면, 아주 도전적인 운동과 건강상의 이익이 서로 상관관계가 있다고 한다. 그러므로 건강관리 계획에 운동을 꼭 넣는다.

• 시간이 있다면, 햇볕을 더 많이 쬐도록 한다. 햇볕은 비타민D의 합성을 촉진하고, 뼈의 성장을 돕는다. 햇볕은 그 자체로 심장병, 우울증, 당뇨, 고혈압 등을 예방하는 좋은 에너지원이다. 살균작용을 하기도 하고, 멜라토닌을 생성시켜 밤에 숙면을 취할 수 있도록 돕는다. 또한 햇볕을 쬐면서 웃음, 자연, 기쁨을 마음속에 가득 채울 수 있다.

생활 속에서 클린 유지하기 첫 번째 클린 프로그램을 마친 후에 달성하고 싶은 목표에 대한 간단한 점검목록이 있어야 한다. 클린은 점프스타트였다. 이제는 그 다음 질문들을 해보라.

당신은 몸무게를 줄여야 하는가? 서서히 약을 끊고 몸 상태를 자연의 힘으로 조절하거나 호전시키고 싶은가? 더 튼튼해져서 골다공증을 예방하고, 더 건강해보이고 싶은가?

사람들은 누구나 자기만의 목표와 바람이 있다. 거기에 간단한 관심사(피부 트러블을 완전히 고치기, 체중 7kg 빼기 등)를 포함시켜도 되고 더 복잡한 것(내게 맞는 관절염 약을 대체할 천연 치료제 찾기, 임신 준비하기 등)을 넣어도 된다. 정말로 변화하고 싶다면, 이 모든 일을 당신이 자주 볼 수 있는 곳에 써놓아야 한다. 그 목표들은 달력에 달성 희망일과 함께 써넣어야 한다. 클린 프로그램을 할 때와 마찬가지로 말이다.

혈액검사로 혈액 속의 주요 성분 수치를 체크하라

심장 전문의로서 나는 혈액검사를 중요하게 여긴다. 환자의 몸에 있을지도 모를 장애와 결핍, 고치지 않으면 균형상태가 깨지고 관상동맥 질환의 씨앗이 될 수 있는 상황을 일찌감치 알 수 있기 때문이다. 불균형상태를 일찍 알아내면, 이 책 전반에 걸쳐 설명했듯이 식이요법과 운동, 보조식품, 클린 프로그램으로 변화를 주어 다시 균형상태로 돌릴 수 있다.

이렇게 말하면 당신은 반문할지도 모른다. 혈액검사로 모든 것을 알아낼 수 있다면, 매년 혈액검사결과가 '정상'인 사람이 검사 후 며칠 만에 심장발작으로 갑자기 사망하는 경우가 왜 생기는가? 예방책으로 스타틴(콜레스테롤을 낮추는 약)과 심장약을 복용하는 사람들은 왜 그렇게 많은가? 안타깝게도 때로는 환자와 의사들이 모든 정보를 충분히 일찍 모으지 못할 때도 있다.

심장병 전문의건 아니건 오늘날 모든 의사들은 콜레스테롤 수치 때문에 혈액검사를 한다. 그러나 매년 건강진단을 받을 때, 진행 중인 심장발작의 징후를 알려줄 수 있는 기초 혈액검사가 몇 가지 있다. 다음과 같은 검사를 받아보기 바란다.

염증표지 C-반응 단백(C-reactive protein, CRP)은 간에서 생성되는 단백질로 염증의 표지가 된다. CRP 수치가 올라가면 염증계에 '빨간불'이 켜져 있으며, 심장병뿐만 아니라 염증과 관련된 다른 모든 질병에 걸렸을 가능성이 있다는 뜻이다. 의사와 협력하여 염증계에 빨간불이 켜진 이유를 파악하도록 한다. 영양결핍 때문인지, 아니면 기생충처럼 보이지 않은 감염 때문인지, 혹은 몸의 어딘가에 또 다른 손상이 있는 것인지 말이다.

다른 염증의 표지들로 ESR(erythrocyte sedimen-tation rate, 적혈구 침강속도), 인슐린 수치(인슐린은 전구염증 호르몬이다), 섬유소원이 있다. 염증과 혈액 응고계가 만나는 곳으로, 이것이 있다는 것은 응고와 염증 모두 똑같은 분자를 쓴다는 뜻이다.

AA/EPA 비율 이것은 CRP 검사보다 체계적으로 염증을 알려주는, 좀 더 정교한 표지로 아주 포착하기 힘든 수준의 염증도 찾아낸다. 알려지지 않은 염증을 알려주는 정확한 표지라고 할 수 있다. 비율이 높을수록 알려지지 않은 염증의 가능성이 크다. 비율이 10 이상이면 염증이 있다는 뜻이다. 3 정도면 괜찮은 비율이고, 1.5 정도면 이상적이다. 현대 미국인의 평균은 11이며, 이미 염증질환이 발달해 있는 사람의 경우 20이 넘을 수도 있다. 비율이 높다는 것은 노화가 빨리 진행되고 건강을 빨리 잃을 위험이 있음을 가리킨다.

염증은 우리 몸에 반드시 필요하고 잠재적으로 생명을 구해주는 기능 중 하나임을 기억해야 한다. 염증이 문제가 되는 경우는 전구염증과 항염증작용 사이의 균형이 깨져서 뚜렷한 이유 없이 발생하는 경우다. 항염증물질이 너무 많아도, 그것이 너무 적을 때만큼이나 나쁘다. AA/EPA의 비율이 0.7 정도로 너무 낮으면 전염될 가능성이 높고, 필요할 때 적절한 염증반응을 이겨낼 수 없을지도 모른다.

Lp(a) 지단백 이것은 지방의 일종인데, 나쁜 콜레스테롤이라고 하는 LDL보다 더 나쁜 것으로 여겨진다. 이 수치가 높으면 심장병 발병률이 7배나 높아진다. 스타틴으로도 어쩔 수 없고 운동으로도 어쩔 수 없다. 니아신이 효과가 있지만 항상 그렇지도 않다. 나는 이 수치가 높은 환자를 보면 CT 촬영을 하라고 지시한다.

요산 주로 동물성 단백질을 처리하는 과정에서 부산물로 생성되는 노폐물인 요산은 독성이 있고 통풍(관절에 생기는 염증)뿐만 아니라 동맥부식을 일으키고, 동맥혈반점이 침전될 가능성이 커진다.

비타민D 비타민D가 부족하면 심장병, 우울증, 골다공증, 암에 걸릴 수 있다는 증거가 점점 더 많이 밝혀지고 있다. 현대인들은 태양으로부터 몸을 지나치게 보호한 나머지 비타민D가 부족한 종족이 되었다. 그 결과는 엄청났다. 비타민D 수치가 낮다는 것을 알게 되면 식습관을 바꾸고, 필요하면 보조식품도 복용하고, 햇볕도 더 많이 쬐어야 한다.

호모시스테인 동물성 단백질인 호모시스테인은 독성이 있는 단백질을 간에서 효과적으로 처리하지 못할 때 생성되는 노폐물이다. 혈장 내 호모시스테인의 수치가 높으면 관상동맥 질환과 알츠하이머병에 걸리기 쉽고, 젊은 여성의 경우 조산을 하거나 기타 생식계통에 문제가 생기기 쉽다. 호모시스테인 수치가 높다면 일반적으로 해독 프로그램과 비타민B군이 들어간 보조식품을 통해 낮출 수 있다.

갑상샘 기능

대부분의 의사들은 갑상샘 기능 검사를 지시할 때 갑상샘 자극 호르몬(TSH)과 갑상샘 호르몬인 T4 검사만 지시한다(갑상샘 호르몬에는 그 외에 프리 T3, 프리 T4도 있다). 그러나 프리 T3도 반드시 검사해야 하는 활동성 갑상샘 호르몬이다. T4가 T3로 전환된 후 다시 프리 T3로 바뀌어서 활성화되면, 특정 비타민과 무기질이 필요하다. 비타민과 무기질을 보충하면 갑상샘 기능과 그에 따른 대사작용이 증진되고, 갑상샘 기능저하로 인한 가벼운 임상증상은 이 정도로 충분히 고칠 수 있다.

갑상샘글로불린 항체 글루텐에 의해 발생하는 자가면역은 갑상샘 글로불린이라고 하는 갑상샘 계통의 단백질에 대한 항체 형성처럼 약하게 나타난다. 이 수치가 높은 것을 일찍 알아내면 앞으로 다가올 더 큰 문제를 예방할 수 있다.

장 안쪽의 기능이 일시 중단되면, 미처 여과되지 못한 항원에 GALT가 노출된다. 많은 알레르기 반응이 이런 식으로 일어난다. 밀가루나 곡류에 있는 단백질인 글루텐은 소아지방변증이라는 면역반응을 일으킬 수 있다. 이 증세가 심각해지면 치명적이다.

요오드 수치 요오드는 갑상샘이 갑상샘 호르몬을 만들 때 필요한 것이다. 현재 우리 음식에는 요오드가 많이 결핍되어 있다. 요오드 결핍이 심각해지면 갑상샘종이 생긴다. 하지만 심하지 않은 요오드 결핍도, 특히 심장병과 연관이 있다는 증거가 점점 늘어나고 있다. 갑상샘 이상이나 갑상샘과 관련하여 의심되는 증상 있다면, 의사에게 물어서 요오드 흡수 검사를 받아보는 것이 좋다.

수은과 기타 중금속 수은중독은 그 증상이 아주 다양하다. 심리적인 문제와 암에서부터 자가면역질환에 이르기까지 다른 병처럼 다양하게 나타날 수 있기 때문에 '대단한 모방꾼'이라고 불리기도 한다. 증상이 분명치 않거나, 굉장히 노력하는 데도 별로 좋아지는 것 같지 않으면, 또는 중금속에 노출되었다는 의심이 든다면(참치나 그 외에 수은이 함유된 어류를 많이 먹었다거나, 치아에 은銀 아말감을 넣은 경우) 의사를 찾아가 이 검사를 받아보는 것이 좋다. 혈중 수은과 모발 검사가 이용되고 있지만, 그 방법으로는 수은중독 여부를 판단할 수 없다. 유일하게 믿을 수 있는 방법은 DMSA 같은 킬레이트 시약을 이용한 24시간 소변검사다.

유기산 검사 메타메트릭스(Metametrix, 미국의 기능분석 전문 검사기관)에서 할 수 있다. 자신에게 좋을지 안 좋을지 상관없이 화젯거리가 되는 보조식품이라면 무엇이든 복용하지 말고 이런 검사를 통해 본인에게 맞는 보조식품 식이요법을 짜는 것이 바람직하다.

유기산 검사와 간단히 혈액 내 마그네슘과 아연, 셀레늄, 비타민 D, 비타민B군의 수치를 공동으로 검토하면 여기에 필요한 많은 정보를 얻을 수 있다.

• 한 눈에 보는 클린 건강계획

만약 당신의 내년도 목표를 나열해보면, 다음의 내용들이 일부 또는 전부 들어가 있을지 모른다. 여기에 당신만의 목표를 추가해보기 바란다.

1. 클린 프로그램이 제안하는 음식들을 먹는다. 가공처리도 하지 않은 유기농 식품을 골라서 먹고, 그중 적어도 51%는 익히지 말고 먹는다. 화학물질이 들어간 식품을 피하고, 가급적 현지 농장에서 구입한다.

2. 집에 정수기와 공기정화기를 설치한다.

3. 클린 프로그램을 정기적으로 실시한다. 매일 저녁식사 후 12시간 동안 아무것도 먹지 않는다. 1주일에 하루, 계절이 바뀔 때마다 5일 씩, 1년에 7~10일 정도 주스단식을 한다. 아니면 자신에게 맞는 계획을 조사하고 찾아낸다. 도처에서 점점 더 많은 해독 프로그램이 회자되고 있다. 그것에 대해 알아본다.

4. 혈액과 체내 환경을 알칼리성으로 유지한다. 주기적으로 리트머스 시험지에 침을 묻혀 산도를 측정한다.

5. 운동한다.

6. 명상한다.

7. 마사지나 지압요법을 받는다.

8. 스트레칭이나 요가, 필라테스 등을 한다.

9. 창의적인 예술활동을 한다.

10. 충분한 휴식과 수면을 취한다.

11. 사랑하는 사람과 시간을 보낸다.

12. 자신에게 꼭 맞는 맞춤형 보조식품 식이요법을 만든다.

13. 1년에 1번 혈액검사와 다른 검사를 받는다.

14. 건강관리에 대한 책을 읽고 공부한다.

15. 주위 사람들과 함께 건강관리에 힘쓴다.

조금만 바꿔도
모든 것이 달라진다

EPILOGUE

어느 날 원숭이들이 바나나를 먹는 본능을 상실한다면, 어떤 일이 벌어질까? 갑자기 원숭이 영양사가 나타나서 원숭이들에게 바나나를 약으로 처방해줄까?

요즘 사람들은 다양한 질병에 희생되고 있다. 질병의 종류도 다양할 뿐 아니라 대다수는 병세가 심각하다. 질병 때문에 인류 전체가 겪는 고통은 자연계에서 우리 인간만이 겪는 일이다. 대부분의 동물은 태어나서 으르렁대고, 먹고, 번식을 하고, 죽는다. 죽는 원인은 대부분 늙거나, 부상을 당해서 또는 다른 동물에게 잡아먹혀서다. 특히 야생동물은 암, 심장병, 당뇨병, 우울증, 자가면역질환 같은 병에 걸리지 않는다. 이런 병들은 인간에게만 나타나는 현상시간이나 창조적인 프로젝트, 영적인 생활처럼 다른 중요한 일에 쓸 수 있는 시간을 되찾은 사람들은 이렇게 말한다.

"인생에서 무엇이 중요한지를 기억해냈어요."

이 점에서 클린은 각성의 발단이 될 수 있다. 몇 년 전에 나는 성자 같은 생활을 하는 한 인도인을 만났다. 그는 반짝이는 팔찌를 만들어서 자기를 추종하는 사람들에게 주는 것으로 유명했다. 나는 그에게 그냥 요가 경전 강의만 하지 왜 그런 일을 하느냐고 물었다. 그는 이렇게 대답했다.

"나는 내가 그들에게 정말로 주어야 하는 것을 언젠가는 그들이 원할 것이라는 희망을 갖고 있습니다. 그래서 그들이 원하는 것을 먼저 그들에게 줍니다."

클린 프로그램도 마찬가지다. 더 반짝거리고, 더 건강하고, 더 젊어 보이는 '나뭇잎'을 당신의 나무에 놓아줄 때가 되면, 당신은 그 뿌리도 깨끗이 할 수밖에 없다. 그러한 선순환은 진정한 행복이 머무르는 몸과 마음의 평화를 얻는 길을 연다. 최종적으로, 그것은 우리 자신, 우리가 사는 지구, 그리고 우리의 미래에 악영향을 주는 지구의 독소를 줄일 수 있다.

지은이 알레한드로 융거

이다. 인간은 스스로를 자연에서 빼내고 지구 전체를 자기 마음대로 하더니, 결국 이러한 비싼 대가를 치르고 있다. 그 결과 야생 생물들까지 고생하고 있고, 멸종위기에 놓인 생명체들도 많아졌다.

물론 클린 프로그램만으로 인류가 지구 생태계에 미친 피해를 완전히 원상회복시키고 막을 수는 없다. 하지만 클린 프로그램은 적어도 '불편한 통계수치'에서 당신을 빼낼 것이다. 2030년이 되면 전 세계에서 연간 2,000만 명의 암 환자가 새로 생길 것으로 예상되지만, 거기에 들어가지 않을 수 있다는 말이다. 또한 '노화'로 인한 질병, 즉 퇴행성 질환도 피해갈 수 있다.

내가 20대였을 때만 해도 '암'이라는 병은 '친구의 친구'처럼 한 다리 건너 아는 사람이 걸리는 병이었다. 하지만 지금은 가까운 친구들 가운데 적어도 10명이 암 투병을 하고 있다. 겁주려고 하는 말이 아니다. 상황은 당신이 알고 있는 것보다 훨씬 심각하다.

전 지구적인 균형을 회복하려면 단순히 개인의 노력만으로는 부족하다. 전 세계적으로 모든 분야에 걸쳐서 모든 사람이 철저하게 애쓰고 노력해야만 가능한 일이다. 이렇게 편리하고 쾌적한 도시생활에 젖어 있던 우리가 그런 수고를 해야 한다는 건 당연히 불편할 수밖에 없다. 하지만 본질적으로 방향을 틀어야 한다는 사실을 지금이라도 깨달아야 한다.

지구 온난화는 우리를 깜짝 놀라게 한 첫 번째 '불편한 진실'이다. 결국 우리는 그 도전에 맞서기 위해 이산화탄소와 오존가스 배출량을 줄이는 등 여러 가지 조치를 취하고 있다.

지구 독소화도 마찬가지다. 지구 온난화만큼이나 위협적인 또 다른 불편한 진실이다. 인류가 하나의 종으로서 살아남아 번성하려면, 지구 온난화만큼이나 많은 관심이 필요하고 실행에 옮길 혁신적인 해결책을 고민해야 한다. 책을 통해 그런 해결책 중 아주 작은 일부라도 전달하는 것이 내가 이 책을 쓴 목적이다.

서양의학과 현대식 병원시스템이 우리 몸을 과연 고치고 있는 것인지 망치고 있는 것인지 잘 모르겠다. 지구를 살아 있는 생명체에 비유해보자. 지구의 삼림은 폐이고, 인터넷은 신경계라면 병원은 림프절이다. 질병의 진행을 멈추고 회복이 이루어져야 하는 장소 말이다. 그러나 그 림프절이 일을 하지 않고 있다.

값비싼 약과 수술, 돈이 많이 드는 처치에 의존하는 현대의학이 과연 사람들을 더 행복하게 만들 수 있을까? 더 아프게 만들고 있는 것은 아닌지 자문해야 할 때다. 병원을 믿지 못하고 심지어 두려워하는 분위기가 확실히 조성되고 있다.

아주 바쁘게 돌아가는 뉴욕의 종합병원에서 심장 전문의로 일했던 나는 환자들이 치료를 두려워하는 모습을 자주 보았다. 그런 환자들은 친구나 가족 중에 비슷한 수술을 받은 후 의료서비스를 받지 못하고 방임되어 있다가 '의원성' 질병(원인이 유해한 약물 작용이었든 아니면 의료 실책이었든, 현대의학에서 유래하는 병을 뜻하는 신조어)에 걸렸던 경험이 있었다. 오늘날 치유가 이루어지는 현장에 깔린

분노와 스트레스 같은 것은 거의 논의되지 않고 있는 실정이지만, 의사들은 종종 그것을 느낀다.

행복과 건강관리의 책임은 본인에게 있다는 사실을 환자가 깨달을 수 있도록 의료권력을 환자에게 되돌려주자는 요구가 거세다. 우리의 인체는 스스로를 가장 잘 치유할 수 있는 상황을 만든다. 이런 사실은 나 자신의 경험에서 드러난다. 앞에서도 말했지만 소화기관이 나빠지고 우울증에 빠졌던 나는 정화와 장의 기능회복을 통해 소화능력을 되찾았고 그 결과 우울증에서 벗어났다. 그 이후 나는 사람들이 클린 프로그램을 통해 체중을 줄이고 고통스러운 증상에서 벗어날 뿐만 아니라 나처럼 스스로의 치유 잠재력을 확신하게 되는 모습을 셀 수 없이 많이 보았다.

나에게 명상을 가르쳐준 선생님은 명상학교에 온 학생들에게 이런 말로 격려했다.

"먼저, 복부를 편안하게 한 다음 마음과 이야기하세요."

그 말은 신체가 확실히 건강해지면, 그 다음에는 정신도 확장되고 성장할 수 있다는 뜻이다. 가장 의심이 많고 회의적이었던 한 환자도 클린 프로그램을 통해 체력 이상의 어떤 것이 자유로워졌다고 말한다.

클린 프로그램은 우리의 몸과 마음에 광범위하게 영향을 미친다. 나쁜 음식에 대한 탐욕이 줄어들고 관심이 사라지기 때문에 우리는 심사숙고하기, 꿈꾸기, 반성하기 등과 같은 다른 중요한 정신활동에 관심을 쏟을 수 있다. 음식에 쏟던 시간을 줄여 아이들과 보내는

클린 레시피 42

the Clean Recipes

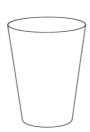

스무디

smoothies

여기에 나오는 레시피는 2인분 기준이다. 레시피의 분량대로 모두 만들어서 절반은 남겨두었다 나중에 먹어도 되고(냉장고에 보관하고 24시간 내에 먹는다), 절반 분량으로 한 번에 1인분만 만들어도 된다. 참고로 티스푼은 찻숟가락이고, 테이블스푼은 밥숟가락이다.

스무디에 사용하는 얼음은 가능하면 깨끗이 정수한 물로 만든다. 너무 차가운 것이 싫다면, 얼음은 빼도 된다. 여기에 사용하는 과일은 모두 신선한 것이거나 냉동된 것이다. 먼저 너트밀크와 코코넛밀크 두 가지 레시피를 소개한다. 이 두 가지는 다른 스무디를 만들 때 기본 재료로 활용할 수 있다.

기본 코코넛밀크(4컵 분량)

재료 당분이 첨가되지 않은 코코넛 가루 1컵(마른 것), 정수한 따뜻한 물 4컵.

1. 코코넛을 15분 동안 물에 불린다.

2. 물에 불린 코코넛을 가는 체에 거른다.

마른 코코넛이 없다면 대신 마카다미아 5~6개, 또는 아보카도 1/4개과 동량의 코코넛 물을 함께 갈아 사용할 수 있다.

기본 너트밀크(4컵 분량)

재료 견과류 1컵(물에 3시간 불린 것), 바닐라 가루 또는 추출액 1티스푼, 아가베시럽 또는 현미시럽 1~2티스푼, 정수한 물 3컵.

1. 견과류를 물에 3시간 정도 불린 후 불린 물은 따라 버린다.

2. 불린 견과류와 바닐라 가루(또는 바닐라 추출액), 시럽, 물 3컵과 함께 블렌더에 넣고 약 3분 동안 갈아준다.

3. 가는 체 또는 면보에 거른다.

이 레시피를 알아두면 뒤에 나오는 그린 스무디와 브라질너트밀크 및 다른 많은 스무디를 만드는 데 필요한 아몬드밀크를 만들 수 있다. 견과류는 다 좋지만 땅콩은 제외한다. 재료 중에 아가베시럽은 선인장으로 만드는데, 혈당상승지수(Glycemic Index, GI)가 설탕의 1/3 수준이고 칼로리도 낮다. 당도는 설탕보다 30% 높기 때문에 적은 양만 사용해도 충분히 단맛이 난다.

그린 스무디

재료 아몬드밀크 1과 1/2컵(기본 너트밀크 레시피 참조), 코코넛 물 1/2컵, 암녹색 케일 또는 근대 잎 2장(대충 썬 것), 아보카도 1/4개, 망고 1/2컵(잘게 썬 것), 얼음 1/2컵.

1. 모든 재료를 넣고 블렌더로 갈아준다.

코코넛 물은 신선한 코코넛 안에 든 깨끗한 액체다. 신선한 코코넛은 건강식품점이나 대형 슈퍼마켓에서 살 수 있지만, 코코넛이 없을 경우에는 팩에 든 코코넛 물을 써도 된다. O. N. E.라는 상표의 코코넛 물이 있다. 시판되는 아몬드밀크를 사용할 경우, 콩이 들어가지 않은 종류를 사도록 한다. 예를 들어, 블루다이아몬드 사(Blue Diamond)에서 나온 무가당 바닐라 아몬드밀크는 콩이 들어 있지 않다.

케일과 파인애플, 치아씨를 넣은 스무디

재료 파인애플 1/2컵(잘게 썬 것), 케일 잎 2장, 불린 치아씨(chia seed) 2티스푼, 정수한 물 1컵, 아가베시럽 1~2티스푼, 얼음 1/2컵.

1. 모든 재료를 넣고 블렌더로 갈아준다.

치아씨는 완전 단백질과 오메가-3, 오메가-6 지방산을 함유한 슈퍼푸드 중 하나다. 정수한 물에 몇 시간 동안 불리면 효소를 활성화시킨다. 하지만 반드시 필요한 재료는 아니므로 없으면 빼도 괜찮다. 케일은 잎이 길고 암녹색을 띤 것이 좋다.

망고와 코코넛밀크 스무디

재료 망고 1컵(잘게 썬 것), 파인애플 1/2컵(잘게 썬 것), 코코넛밀크 1과 1/2컵, 아가베시럽 1~2티스푼, 얼음 1/2컵.

1. 모든 재료를 넣고 블렌더로 갈아준다.

코코넛밀크와 코코넛 물은 다르다. 코코넛밀크는 첫 번째 레시피에 나온 것처럼 코코넛을 물에 불려 거른 것이다. 캔에 담긴 코코넛밀크에는 첨가제가 들어 있는 경우가 많으므로, 성분을 잘 읽어보고 의심스러울 경우 직접 만든다.

블루베리, 캐롭, 아몬드밀크를 섞은 스무디

재료 블루베리 1컵, 아몬드밀크 1과 1/2컵(기본 너트밀크 레시피 참조), 아가베시럽 1~2 티스푼, 생카카오 가루나 캐롭(carob) 가루, 코코아 2티스푼, 얼음 1/2컵.

1. 모든 재료를 넣고 블렌더로 갈아준다.

카카오 가루는 코코아 가루와 같지만, 가공하지 않은 형태는 대개 카카오라고 부른다. 카카오는 마그네슘, 항상화 성분 등의 영양소가 풍부하다. 나비타스 내츄럴스(Navitas Naturals) 상표의 카카오는 쉽게 구할 수 있다.

아몬드버터와 카다멈이 들어간 에너지 스무디

재료 아몬드버터 1/4컵, 카다멈(cardamom) 꼬투리 2개 또는 카다멈 간 것 1티스푼, 정수한 물 1과 1/2컵, 얼린 복숭아 1컵, 아가베시럽 1~2티스푼, 얼음 1/2컵.

1. 모든 재료를 넣고 블렌더로 갈아준다.

아몬드버터 대신에 타히니(tahini) 또는 호박씨버터를 쓸 수 있다. 타히니는 볶지 않은 참깨를 곱게 갈은 것으로 중동지방의 요리에서 많이 쓰인다.

코코넛밀크와 계피가 들어간 베리 스무디

재료 블루베리와 라즈베리 섞어서 2컵, 코코넛 과육이 들어간 코코넛밀크 2컵 또는 코코넛밀크 1과 1/2컵에 아보카도 1/4개를 첨가한 것, 계피가루 1티스푼, 아가베시럽 1~2티스푼, 얼음 1/2컵.

1. 모든 재료를 넣고 블렌더로 갈아준다.

신선한 코코넛 열매를 구할 수 있다면 하얀 과육을 파내서 쓴다. 코코넛이 없을 경우에는 코코넛밀크에 아보카도를 넣는다.

열대과일 스무디

재료 파인애플과 망고 1과 1/2컵(잘게 썬 것), 패션후르츠 퓨레 2테이블스푼, 너트밀크 1과 1/2컵, 얼음 1/2컵.

1. 모든 재료를 넣고 블렌더로 갈아준다.

2. 취향에 따라 민트를 조금 넣는다.

패션후르츠 퓨레는 얼린 상태로 파는 것을 쓰거나, 구할 수 없으면 파인애플을 더 넣는다.

수프

soups

민트를 곁들인 냉오이 수프

재료 오이 3개(껍질 벗기고 가운데 씨 부분을 뺀 것), 레몬 1개(껍질 벗긴 것), 잣 1/4컵, 정수한 물 4컵, 신선한 민트 잎 1/4컵, 천일염 1티스푼, 올리브유 2테이블스푼.

1. 민트만 빼고 모든 재료를 블렌더에 넣고 3분 동안 고속으로 갈아준다.

2. 민트를 넣고 15초 동안 다시 갈아준다.

3. 차가운 상태로 식탁에 낸다.

소금은 가능하면 햇볕에 말린 천일염이나 히말라야 핑크솔트를 사용한다.

시금치와 덜스 수프

재료 주키니 호박 1개(납작납작하게 썬 것), 셀러리 줄기 1대, 쪽파 1대, 엑스트라버진 올리브유(EVOO) 1테이블스푼, 덜스(dulse) 조각 1/4컵, 아보카도 1/4개, 시금치 잎 2컵(씻은 것), 정수한 물 4컵, 천일염 약간.

1. 천일염을 제외한 모든 재료를 블렌더에 넣고 3분 동안 고속으로 갈아준다.

2. 천일염으로 간을 맞춘다.

3. 덜스 조각으로 장식하고 엑스트라버진 올리브유를 살짝 뿌려서 식탁에 낸다.

덜스는 해초의 한 종류(홍조류)로, 슈퍼마켓이나 건강식품점에서 찾을 수 있다. 불린 미역을 사용해도 된다.

파인애플과 아보카도로 만드는 간단한 가스파초

재료 파인애플 2컵(잘게 깍둑썰기 한 것), 아보카도 1컵(잘게 깍둑 썰기 한 것), 할라피뇨 고추 1개(씨를 빼고 곱게 다진 것), 천일염 1/2티스푼, 라임 1개(즙낸 것), 새싹 또는 실란트로(장식용).

1. 장식용 재료만 빼고 모든 재료를 그릇에 넣고 섞는다.

2. 1번을 절반만 덜어서 블렌더에 넣고 갈아준다.

3. 블렌더에 간 2를 다시 1의 그릇에 붓고, 갈지 않은 아보카도, 파인애플과 섞는다.

4. 더 묽은 것이 좋으면 물 1/2컵을 더 붓는다.

5. 차갑게 하여 새싹이나 실란트로로 장식해서 식탁에 낸다.

새싹은 효소가 풍부하게 살아 있는 식품이다. 슈퍼마켓의 농산물 코너에서 쉽게 구입할 수 있다. 구할 수 있다면 해바라기 새싹이 특히 좋다. 실란트로는 코리앤더, 혹은 차이니즈 파슬리라고도 하는 허브다(우리나라에서는 '고수'라고 한다).

바질을 넣은 주키니 호박 수프

재료 주키니 호박 1컵(깍둑썰기 한 것), 셀러리 줄기 1대, 붉은 양파 1테이블스푼(잘게 다진 것), 엑스트라버진 올리브유 1테이블스푼, 바질 잎 5~8장(장식용으로 따로 2~3장을 남겨둔다), 천일염 1/2티스푼, 아보카도 1/4개, 정수한 물 4컵.

1. 장식용 바질을 제외한 모든 재료를 블렌더에 넣고 고속으로 갈아준다.

2. 신선한 바질 잎을 잘게 조각내어 장식한다.

버터넛 호박 비스크

재료 버터넛 호박 1과 1/2컵(껍질 벗긴 후 깍둑썰기 한 것), 셀러리 줄기 2대(깍둑썰기 한 것), 붉은 양파 1테이블스푼(다진 것), 노란색 주키니 호박 1/2컵(깍둑썰기 한 것), 엑스트라버진 올리브유 1테이블스푼, 천일염 1티스푼, 심황 1/4티스푼, 애플사이더 식초 1티스푼, 물 4컵, 신선한 파슬리나 새싹 약간(장식용), 해바라기 씨 약간(장식용).

1. 천일염과 장식용 재료만 빼고 모든 재료를 넣고 블렌더로 갈아준다.

2. 천일염으로 간을 맞춘다.

3. 신선한 파슬리나 새싹, 해바라기 씨로 장식하여 식탁에 낸다. 취향에 따라 신선한 칠리 고추를 더 넣어도 좋다. 버터넛 호박은 누렇고 길며 가운데가 오목한 호박으로, 겨울 호박이라고도 한다. 단호박과 맛이 비슷하기 때문에, 버터넛 호박을 구하기 어려운 경우 단호박으로 대체해도 된다.

사과와 버터넛 호박 수프

재료 버터넛 호박 2컵(껍질 벗긴 후 깍둑썰기 한 것), 셀러리 줄기 2대, 연두색 사과 2개(껍질 벗긴 후 깍둑썰기 한 것), 잣 1/4컵, 애플사이더 식초 1티스푼, 천일염 1/2티스푼, 신선한 타라곤 1/4컵(다진 것), 정수한 물 4~5컵.

1. 천일염과 타라곤을 제외한 모든 재료를 블렌더에 넣고 고속으로 갈아준다.

2. 천일염으로 간을 맞춘다.

3. 타라곤을 넣고 다시 10초 동안 갈아준다. 그냥 섞이는 정도면 충분하다.

4. 수프 그릇이나 머그에 담고 약간 데우거나 실온으로 식탁에 낸다. 타라곤은 허브의 여왕으로 여겨질 정도로 인기 있는 요리용 허브다. 달콤한 향기와 약간 매콤하면서도 쌉쌀한 맛이 일품인데, 특히 프랑스 요리에서는 없어서는 안 되는 중요한 향신료다.

당근 생강 수프

재료 버터넛 호박 1과 1/2컵(껍질 벗긴 후 깍둑썰기 한 것), 당근 2컵(깍둑썰기 한 것), 노란 호박 1과 1/2컵(깍둑썰기 한 것), 빨간 양파 1/4컵(다진 것), 셀러리 1/4컵(잘게 썬 것), 엑스트라버진 올리브유 2테이블스푼, 애플사이더 식초 1과 1/2테이블스푼, 천일염 1티스푼, 생강 즙 약간(손가락 길이만큼의 생강을 즙낸 것), 정수한 물 4컵, 올리브유, 허브 다진 것(장식용).

1. 모든 재료를 블렌더에 넣고 고속으로 3분 동안 갈아준다.
2. 다진 허브를 올리고 올리브유를 약간 뿌려서 장식한다.
3. 약간 따뜻하게 또는 실온으로 식탁에 낸다.

주스

----

juices

알다시피 주스는 상당히 쉽다. 과일과 채소들을 주서기에 넣기만 하면 되니까 말이다. 아래의 래시피도 재료만 나와 있다. 만드는 방법은 여기 나온 재료들을 몽땅 주서기에 넣고 주스로 만들어 마시는 것이다. 이렇게 만든 주스는 즉시 마시거나 뚜껑 있는 유리병에 넣어 냉장고에 보관한다. 보관 기간은 하루다.

그린 주스

재료 연두색 사과 2개(씨와 껍질 제거한 것), 셀러리 줄기 3대, 케일 잎 1장, 근대 잎 1장, 양배추 작은 것 1/4개, 브로콜리 1송이, 오이 중간 크기 1/2개, 레몬 1/2개(껍질 벗긴 것).

사과, 케일, 해바라기 싹, 래디시 주스

재료 사과 2개, 해바라기 싹 또는 다른 새싹 2컵, 오이 1/2개, 케일 잎 1장, 일본 무 또는 붉은 래디시 1컵(빨갛고 동그란 모양의 서양무 얇게 썬 것), 레몬 1개(껍질 벗긴 것).

사과, 생강, 레몬, 시금치 주스

재료 연두색 사과 2개, 생강 1조각, 레몬 1개(껍질 벗긴 것), 시금치 잎 1컵.

당근, 비트, 양배추, 물냉이 주스

재료 당근 2개, 하얀 양배추 1/4개, 비트 1개, 물냉이 잎 1컵.

펜넬 사과 주스

재료 연두색 사과 2개, 펜넬 2줄기, 레몬 1/2개(껍질 벗긴 것).

오이, 양배추, 파슬리 주스

재료 오이 1개(유기농이 아니면 껍질 벗겨서), 하얀 양배추 2컵(잘게 썬 것), 파슬리 1컵, 레몬 1/2개(껍질 벗긴 것).

파인애플, 라임, 신선한 민트 주스

재료 파인애플 2~3컵(깍둑썰기 한 것), 라임 1개(껍질 벗긴 것), 신선한 민트 1/4컵.

생선요리

meals with fish

여기에 소개된 모든 메인요리 레시피의 분량은 2인분이다. 클린 프로그램을 하지 않는 사람이 먹어도 상관없다. 만약 같이 먹을 사람이 없다면 1인분은 남겨두었다가 다음 날 먹어도 되고, 아니면 절반 분량만 요리하도록 한다.

재료들은 모두 가능하면 유기농 농산물로 고르고, 고기나 생선 역시 호르몬이 들어가지 않은 닭고기와 양고기, 자연산 생선을 사용한다. 양식어는 피한다.

메인요리에 곁들이는 요리나, 제거식이요법에 허용된 다른 채소를 요리할 때, 별도의 표시가 없으면 생식으로 또는 찌는 방식으로 조리하도록 하고, 녹색채소(케일, 시금치, 근대)는 볶아서 낸다.

물냉이, 펜넬 샐러드와 살짝 구운 참치

재료 두께 1~2cm의 신선한 참치 2조각(120g) 또는 물에 담긴 참치 통조림 1캔, 신선한 물냉이 2컵(씻은 것), 아보카도 1/2컵(중간 크기로 깍둑썰기 한 것), 펜넬 1줄기(잘게 자른 것), 깍지콩 1컵(작게 자른 것), 올리브유 2테이블스푼, 블랙 올리브 6~8개, 레몬 1개(즙낸 것), 천일염 1티스푼.

1. 참치를 제외한 모든 재료를 그릇에 담아 뒤적거린다.

2. 신선한 참치를 이용할 경우, 그릴을 높은 온도로 예열해둔다. 프라이팬에 구워도 괜찮다.

3. 솔을 이용해 참치에 올리브유를 바르고 소금 간을 한다.

4. 참치를 한쪽 면당 2분씩 익힌다.

5. 넓은 접시에 샐러드를 수북이 담고 그 위에 참치를 얹어서 식탁에 낸다.

펜넬, 파슬리, 케이퍼를 곁들인 농어찜

재료 길게 자른 농어 2조각(150g), 펜넬 1줄기(잘게 자른 것), 이탈리아 파슬리 1/4컵(다진 것), 케이퍼 1테이블스푼(씻은 것), 레몬 1/2개(즙낸 것), 천일염 1/2티스푼, 하얀 양파 1/4개(얇게 썬 것), 올리브유 약간, 다진 파슬리(장식용).

1. 양파, 펜넬, 레몬즙을 중간 크기 소스팬에 넣고 물을 2~3cm 높이로 붓는다. 끓기 시작하면 5분 더 끓인다.

2. 불을 끄고, 천일염으로 간을 해둔 농어를 1의 팬에 놓는다.

3. 케이퍼와 파슬리를 뿌리고 팬의 뚜껑을 덮는다.

4. 다시 불을 켜고 생선이 다 익을 때까지 8~10분 동안 약불에서 뭉근히 끓인다.

5. 움푹한 접시에 채소를 담고, 그 위에 생선을 얹는다. 올리브유를 몇 방울 떨어뜨리고 다진 파슬리를 뿌린다. 현미밥 한 그릇과 함께 식탁에 내도 좋다.

브로콜리 라브와 퀴노아를 곁들인 연어 구이

재료 자연산 연어 2조각(150g)(천일염 1/2티스푼으로 간을 해둔다), 브로콜리 라브 1다발(씻어서 줄기를 다듬고 세로로 얇게 저민 것), 마늘 2쪽(얇게 저민 것), 엑스트라버진 올리브유 2테이블스푼, 조리된 퀴노아 1컵.

1. 오븐을 200℃로 예열시켜둔다.

2. 프라이팬에 엑스트라버진 올리브유 1테이블스푼을 넣고 달군다.

3. 기름이 달궈지면, 연어를 넣고 한쪽 면을 3분 동안 익힌다. 뒤집어서 다른 쪽을 1분 동안 익힌다. 그러고 나서 불을 끄고 연어를 프라이팬에서 꺼내 오븐용 베이킹팬으로 옮긴다.

4. 베이킹팬을 오븐에 넣고 7~8분 정도 익힌다.

5. 베이킹팬에 남은 기름을 덜어내고, 엑스트라버진 올리브유 1테이블스푼을 넣은 후 팬을 다시 오븐에 넣고 5분 정도 가열한다.

6. 프라이팬에서 저민 마늘을 1분 동안 볶는다.

7. 불을 중불로 줄인다. 6에 손질해둔 브로콜리 라브를 넣고, 물

1/4컵을 부은 후 뚜껑을 닫고 2분 동안 익힌다.

8. 접시에 7의 녹색채소를 깔고 그 위에 연어를 얹어 식탁에 낸다. 곁들임 요리로 조리된 퀴노아를 함께 낸다.

브로콜리 라브(broccoli rabe)는 래피니(rapini)라고도 하며 녹색 잎이 많고 작은 꽃과 줄기가 달린 것이 특징이다. 겨자 잎처럼 톡 쏘는 쓴맛이 있으며 순무와 비슷하다.

퀴노아는 남아메리카 안데스 산맥의 고원에서 자라는 곡물로 쌀보다 조금 작은 둥근 모양이다. 조리하기가 쉽고 단백질, 녹말, 비타민, 무기질이 풍부하여 영양적으로 우수한 곡물로 인정받고 있어서 유럽, 미국, 일본 등지에서 건강식품으로 인기가 높다. 물과 퀴노아의 비율을 2 : 1로 하여 냄비에 넣고 끓이다가 밥을 짓듯이 뜸을 들이면 된다. 현미밥으로 대체해도 된다.

올리브와 타임을 넣고 구운 넙치 요리

재료 넙치 2조각(150g), 칼라마타 올리브 1/4컵(씨를 빼고 반으로 자른 것), 타임 2줄기, 레몬 1개(껍질째 동그란 모양으로 얇게 썬 것 6~7조각), 주키니 호박 1개(어슷썰기로 얇게 썬 것), 엑스트라버진 올리브유 2테이블스푼, 천일염 약간, 유산지 2장.

1. 오븐을 220℃로 예열해둔다.

2. 솔에 올리브유를 묻혀 유산지에 바른다.

3. 유산지 가운데에 넙치를 1조각씩 놓고 천일염으로 간을 한다.

4. 넙치 위에 슬라이스한 레몬 3조각, 주키니 호박 3조각을 사이

사이에 끼워놓고, 맨 위에는 타임을 잘게 잘라 예쁘게 놓는다.

5. 4 위에 반으로 자른 칼라마타 올리브를 올리고 올리브유를 몇 방울 떨어뜨린다.

6. 유산지 아래쪽 끝을 잡아 위쪽 끝과 만나게 하여 반달 모양이 되게 한다. 가장자리를 주름을 잡으며 위로 접어 올려서 봉한다.

7. 6을 베이킹팬에 놓고 오븐의 중간 단에 넣는다.

8. 12~15분 동안 굽는다. 유산지가 부풀어 오르고 약간 갈색으로 변할 것이다.

9. 오븐에서 꺼내어 접시에 놓는다. 봉한 부분은 식탁에서 연다. 만약 유산지가 없다면, 뚜껑이 있는 오븐용 접시를 이용해도 된다.

페스토를 얹은 따뜻한 연어와 아스파라거스 샐러드

재료 자연산 연어 2조각(150g), 신선한 페스토 2테이블스푼, 아스파라거스 1다발(끝부분을 다듬은 것), 샐러드용 모듬 채소 또는 아루굴라 4컵, 엑스트라버진 올리브유 약간, 레몬즙 2테이블스푼.

페스토 재료 : 신선한 바질 2묶음(잘 씻어서 잎을 뗀 것), 잣 1/4컵, 엑스트라버진 올리브유 1/2컵, 마늘 1쪽, 천일염 약간.

1. 먼저 페스토 재료를 이용해서 페스토를 만든다. 바질, 잣, 마늘을 푸드 프로세서에 넣고 중간으로 돌린다.

2. 올리브유를 흘려 넣고 조금 더 갈아준다.

3. 다 갈아지면 천일염으로 간을 맞춘다.

4. 너무 되직하다 싶으면 물을 약간(1~2테이블스푼)만 더 넣는다.

5. 그릇에 따로 담아 놓는다(페스토 완성).

6. 그릴을 높은 온도로 켠다. 그릴이 없으면, 오븐의 구이 기능을 사용한다.

7. 솔에 올리브유를 묻혀 연어의 양쪽에 바르고, 소금, 후추로 살짝 간을 맞춘다.

8. 아스파라거스에도 올리브유를 바르고 소금, 후추로 간한다.

9. 먼저 그릴에 아스파라거스를 굽는다. 한쪽에 2분씩 위아래로 굽고, 따로 담아 놓는다.

10. 7의 연어 역시 한쪽에 3분씩 굽는다.

11. 샐러드를 준비한다. 샐러드볼에 모듬 채소를 넣고, 올리브유, 천일염 약간, 레몬즙을 넣어 뒤적거린다.

12. 접시 두 개를 놓고 한쪽에는 아스파라거스를, 다른 한쪽에는 연어를 예쁘게 담는다.

13. 5에서 만들어둔 페스토를 연어 위에 1테이블스푼 얹는다.

14. 연어가 식기 전에 식탁에 낸다.

첨가제만 들어가지 않았다면, 시판되는 페스토를 사용해도 된다. 아루굴라는 이탈리아 요리에 많이 쓰이는 채소로 루콜라(rucola)라고도 하고 프랑스어로는 로켓(rocket)이라고 한다. 잎과 꽃을 모두 먹을 수 있는데, 고소하고 쌉싸래하며 겨자같이 톡 쏘는 매운 향이 있다. 육류요리에 곁들여 먹으면 좋다.

오리엔탈 스타일의 참치와 채소볶음

재료 참치 또는 방어 300g(3cm 크기로 깍둑썰기 한 것), 나마쇼유 (생간장) 또는 밀가루가 들어가지 않은 타마리 간장(글루텐이 없는 간장) 1/2컵, 마늘 2쪽(다진 것), 메이플시럽 2티스푼, 생강 1토막 (얇게 저민 것), 당근 1개(비스듬히 저민 것), 청경채 1포기(세로로 길게 쪼갠 것), 브로콜리 1컵(작게 자른 것), 주키니 호박 1개(어슷썰기로 저민 것), 참기름 1티스푼, 올리브유 1테이블스푼.

1. 타마리 간장이나 나마쇼유, 생강, 마늘, 메이플시럽을 모두 한 그릇에 담아 섞는다.

2. 참치를 1의 소스에 10분간 담근다.

3. 참치를 꼬치 2개에 똑같이 나눠 꽂는다.

4. 오븐을 180℃로 예열해둔다. 가열되면 꼬치를 넣고 1~2분 정도 익힌다.

5. 꼬치를 뒤집어서 다시 1~2분 정도 익힌 후에, 접시에 따로 담아둔다.

6. 볶음팬에 올리브유와 참기름을 넣고 뜨겁게 달군다.

7. 청경채만 빼고 준비해둔 채소를 모두 팬에 넣은 후 나무주걱(혹은 나무숟가락)으로 2분 동안 잘 볶는다.

8. 청경채와 물 1/4컵을 7에 넣은 후 뚜껑을 덮고 1분 동안 채소들을 약간 익힌다.

9. 볶은 채소를 넓은 접시에 깔고 위에 5의 참치를 얹는다.

참치 대신 줄무늬 농어나 대구 같은 흰살 생선을 이용해도 된다.

타마리 간장처럼 소량의 발효콩은 소화를 촉진하는 역할을 하므로, 아주 적은 양을 제한적으로 사용하는 것은 괜찮다.

근대와 함께 내는 도미

재료 도미 2토막(가시를 제거한 것), 케이퍼 1/4컵, 레몬 1개(껍질을 간 것), 타임 2줄기, 엑스트라버진 올리브유 1테이블스푼, 천일염, 근대 4컵(씻어서 대충 썬 것).

1. 오븐을 220℃로 예열시켜둔다.

2. 오븐용 접시에 도미를 놓고, 그 위에 레몬 껍질 간 것, 케이퍼, 타임 1줄기를 얹는다.

3. 올리브유를 뿌리고 소금, 후추로 간을 맞춘다. 알루미늄 호일로 덮는다.

4. 예열해둔 오븐에서 15분 동안 구운 후, 오븐에서 꺼낸다.

5. 볶음팬을 불 위에 놓고 올리브유 1테이블스푼을 넣는다.

6. 기름이 달궈지면 근대를 넣고, 뚜껑을 덮어 2분 동안 익힌다.

7. 넓은 접시에 근대를 깔고 그 위에 생선을 놓는다.

8. 생선을 구울 때 나온 국물과 케이퍼를 생선 위에 끼얹는다. 타임 1줄기로 장식한다.

도미 대신 쉽게 구할 수 있는 다른 흰살 생선을 이용해도 된다.

고기요리
(닭고기 또는 양고기)

meals with
chicken or lamb

로즈메리가 들어간 로스트치킨과 필라프

재료 닭가슴살 2조각(120g), 마늘 2쪽(세로로 얇게 저민 것), 발사
믹 식초 1과 1/2컵, 로즈메리 2테이블스푼(다진 것), 엑스트라버
진 올리브유 2테이블스푼, 천일염 1티스푼, 야생벼로 만든 쌀밥
2컵(채소 삶은 국물로 지은 밥), 쪽파 2개(잘게 다진 것), 실란트로
1/4컵(잘게 썬 것), 민트 1/4컵(잘게 썬 것), 해바라기씨 1/4컵
(정수한 물에 2시간 동안 불린 것).

1. 오븐을 220℃로 예열시킨다.

2. 작은 소스팬에 발사믹 식초를 넣고 가끔 저어주면서 끓인다. 시
럽처럼 될 때까지 졸인다.

3. 졸아든 발사믹 식초에 마늘, 로즈메리를 넣고 2분 더 끓인다. 소스는 따로 담아 놓는다.

4. 솔에 엑스트라버진 올리브유를 묻혀 닭가슴살에 바르고 천일염을 약간만 뿌린다.

5. 닭가슴살을 베이킹팬에 놓고 10분 동안 오븐에서 굽는다.

6. 졸인 발사믹 식초 소스(3)를 5의 닭가슴살에 잘 바른다.

7. 오븐 온도를 180℃로 낮추고, 10분 더 굽는다.

8. 다시 발사믹 식초를 바르고, 2분 더 굽는다.

9. 오븐에서 꺼내어 껍질을 제거하고 식힌다.

10. 닭가슴살과 야생벼로 만든 쌀밥, 쪽파, 실란트로, 민트, 해바라기씨를 움푹한 그릇에 넣고 고루 섞은 후 소금, 후추로 간을 맞춘다.

이 요리는 껍질이 있는 닭가슴살로 조리한 후, 먹을 때 껍질을 벗기고 먹는 것이 더 맛있다. 계절에 따라 실온으로 먹거나 따뜻하게 데워서 식탁에 낼 수 있다. 물에 불린 해바라기씨는 효소를 활성화시키면서 소화되기 쉬운 상태가 된다.

'줄'이라고도 불리는 야생벼(wild rice)는 검붉은 이삭에서 빨간색이나 검은색 쌀이 나오는데 생명력이 강해서 오히려 비옥한 땅에서는 잘 자라지 않는 것이 특징이다. 탄닌과 미네랄이 풍부하고 풍미가 좋다.

채소 메밀국수 볶음과 닭고기

재료 메밀국수 2인분(건조된 메밀국수를 삶을 때 약 6컵의 물이 필요하다), 천일염 1티스푼, 참기름 1티스푼, 당근 2개(얇게 썬 것), 브로콜리 송이 1컵, 완두콩 꼬투리 1컵, 청경채 1컵(세로로 썬 것), 쪽파 3줄기(5cm 길이로 썬 것), 마늘 2쪽, 생강 1/4컵(얇게 저민 것), 밀가루가 함유되지 않은 타마리 간장 1테이블스푼, 닭가슴살(구워서 얇게 저민 것).

1. 커다란 냄비에 물 6컵을 넣고 끓인다. 천일염을 넣는다.

2. 물이 끓으면 메밀국수를 넣고 불을 약간 줄인다. 3분 동안 부드러워질 때까지 삶는다.

3. 국수를 체에 건지고 차가운 물로 헹군다.

4. 물기를 완전히 빼고, 참기름으로 가볍게 버무린다. 따로 접시에 담아둔다.

5. 볶음팬을 불 위에 놓고 올리브유를 넣는다.

6. 높은 온도를 유지하면서, 마늘, 생강을 넣고 1분 동안 나무주걱이나 나무숟가락으로 볶는다.

7. 완두콩 꼬투리를 제외한 나머지 채소를 한꺼번에 넣는다.

8. 타지 않도록 나무주걱으로 뒤적거린다.

9. 간장과 물을 1테이블스푼씩 넣는다.

10. 마지막으로 완두콩 꼬투리를 넣고 1분 더 볶는다.

11. 국수와 함께 움푹한 그릇에 담아 식탁에 낸다.

12. 실란트로로 장식하고 닭가슴살을 곁들여 놓는다.

채소를 볶을 때는 두꺼운 팬을 이용해서 높은 온도를 유지하며 볶는 것이 좋다.

치킨 퀴노아 샐러드

재료 익힌 후 식힌 퀴노아 2컵, 닭가슴살 2조각(120g), 다진 파슬리 1테이블스푼, 건포도 1/4컵, 아몬드 1/4컵(굵게 다진 것), 당근 1/2컵(깍둑썰기 한 것). 쪽파 1/4컵(어슷썰기로 잘게 썬 것), 파슬리 1/4컵(다진 것), 라임 1/4컵, 아가베시럽 1티스푼, 커민(cumin) 1/2티스푼(간 것), 천일염 1티스푼, 올리브유 1/2컵, 샐러드 믹스 4컵(올리브유 2테이블스푼을 넣고 버무린 것).

1. 팬에 1~2cm 높이로 물을 넣고 물이 끓으면 닭가슴살을 넣은 후 뚜껑을 덮고 6분 동안 익힌다. 익힌 닭가슴살은 식힌 후 먹기 좋게 저며둔다.

2. 닭가슴살과 샐러드 믹스, 천일염을 제외한 모든 재료를 그릇에 넣고, 익힌 퀴노아와 함께 뒤적거린다. 천일염으로 간을 맞춘다.

3. 2개의 접시에 각각 퀴노아 샐러드(2)를 절반씩 담는다.

4. 퀴노아 샐러드 옆에 샐러드 믹스를 놓고, 맨 위에 닭가슴살을 놓는다.

로즈메리 양고기 구이와 아스파라거스 찜

재료 아스파라거스 230g, 소금 1/2티스푼, 양고기 4토막(1토막은 계란 크기 정도) 또는 양갈비 1대(6~7토막), 로즈메리 약간(곱게 다진 것), 마늘 2쪽(곱게 다진 것), 엑스트라버진 올리브유 1테이블스푼, 소금과 후추 약간, 디종 머스터드 1테이블스푼.

1. 아스파라거스의 딱딱한 끝부분을 다듬는다. 채소 다듬는 필러로 줄기 밑둥(3cm 정도 질긴 녹색 부분)의 껍질을 벗기면 편리하다.

2. 소스팬에 2~3cm 높이로 물을 붓고 소금 1/2티스푼을 넣은 후 끓인다. 물이 끓으면 다듬어 놓은 아스파라거스를 넣고 약 3분 동안 익힌다. 부드러워질 때까지 익히되 너무 물러지지 않도록 한다. 물은 따라 버리고 아스파라거스만 따로 담아 놓는다.

3. 올리브유, 로즈메리, 마늘, 디종 머스터드를 섞어서 갠다.

4. 양고기 토막에 3번을 바른다.

5. 그릴이나, 팬, 브로일러에 소스 바른 양고기를 넣고 한 면에 3~4분씩 위아래 양옆을 돌려가며 익힌다.

6. 접시에 아스파라거스를 깔고 양고기를 예쁘게 담는다.

이 요리는 구운 마늘을 함께 곁들이면 더욱 맛있게 먹을 수 있다. 구운 마늘은 말 그대로 마늘을 오븐에 굽기만 하면 된다. 마늘 몇 쪽을 작은 오븐용 접시에 놓고 180℃에서 30분 동안 굽는다.

닭가슴살 구이와 채소 구이

재료 닭가슴살 2조각(120g)(껍질 벗긴 것), 올리브유 3테이블스푼, 주키니 호박 1개(어슷썰기로 6토막 낸 것), 노란 호박 1개(어슷썰기로 6토막 낸 것), 포토벨로 버섯 1개(반으로 자른 것), 밀가루가 들어가지 않은 타마리 간장 1티스푼, 아스파라거스 6개(싹눈 다듬어서 얇게 썬 것), 쪽파 4줄기.

1. 타마리 간장과 올리브유 1테이블스푼을 섞고, 거기에 버섯을 담가 재운다.

2. 그릴이나 브로일러를 높은 온도로 켜둔다. 그 사이에 닭가슴살에 올리브유 1테이블스푼을 바르고 약하게 소금 간을 해둔다.

3. 버섯을 제외한 모든 채소를 큰 그릇에 담고 올리브유 1테이블스푼, 소금, 후추를 넣어 뒤적거린다.

4. 그릴에 채소를 올리고 한 면에 30초씩 굽고, 따로 담아둔다.

5. 그릴에 포토벨로 버섯을 올리고 2분 동안 굽는다.

6. 그릴에 닭가슴살을 올리고 한 면에 3분씩 굽는다.

7. 접시에 구운 채소를 올리고, 닭가슴살을 그 위에 놓는다.

포토벨로 버섯은 양송이 버섯과 비슷한 종류로 갈색의 크고 납작한 갓을 가졌다. 갓은 그릴에 통째로 굽거나 두껍게 슬라이스하여 샌드위치, 샐러드 등에 곁들여 먹기도 한다. 구하기 어렵다면 양송이 버섯으로 대체한다.

겨자소스로 맛을 낸 양고기와 시금치 샐러드

재료 양고기 허릿살 2조각(뼈를 발라낸 것으로 1조각은 120g 정도), 디종 머스터드 1/4컵, 마늘 1쪽(다진 것), 파슬리 1컵(곱게 다진 것), 천일염과 검은 후추 약간, 유기농 시금치 4컵(작은 잎으로), 지중해산 검은 올리브 1/4컵, 올리브유 2테이블스푼, 레몬 주스 1테이블스푼.

1. 오븐을 210℃로 예열시킨다.

2. 디종 머스터드에 마늘과 파슬리를 넣고 갠다.

3. 양고기에 2를 잘 바르고 소금, 후추로 간한다. 고기에 양념이 배도록 베이킹팬에 놓고 30분 정도 그대로 둔다.

4. 3을 뚜껑 없이 오븐에 넣고 15분 구운 후 고기를 뒤집어준다.

5. 같은 온도에서 5분 더 굽는다. 고기는 중간 정도로만 익힌다.

6. 오븐에서 꺼내 5분 정도 식힌 다음, 잘 드는 칼로 고기를 3mm 두께로 슬라이스한다.

7. 샐러드를 준비한다. 커다란 그릇에 시금치와 올리브유, 레몬 주스를 넣고 뒤적거린다.

8. 샐러드를 접시 2개에 나누어 담고 올리브를 얹는다.

9. 8 위에 양고기를 얹어서 식탁에 낸다.

퀴노아를 넣은 모로코식 양고기와 살짝 익힌 채소

재료 커민 1/4티스푼(간 것), 카다멈 1/4티스푼(간 것), 후춧가루 1/4티스푼(방금 간 것), 생강 1/4티스푼(간 것), 고춧가루 약간, 계피가루 1/4티스푼, 천일염 1과 1/2티스푼, 마늘 2쪽(다진 것), 양갈비 4조각, 올리브유 2테이블스푼, 파슬리와 민트 2테이블스푼(다진 것), 겨자 잎 또는 케일 4컵(익힌 것), 조리한 퀴노아 2컵.

1. 작은 그릇에 마늘을 제외한 양념들과 천일염을 넣어 섞는다.

2. 양고기에 먼저 다진 마늘을 가볍게 바른 후, 1에서 섞은 양념

을 뿌린다.

3. 커다란 팬에 식물성 기름을 두르고 달군다. 양고기를 넣어 약간 센 중불로 요리하면서 한 번 뒤집는다. 6분 정도 익힌다. 너무 바싹 익히지 않도록 한다.

4. 접시 2개에 겨자 잎을 깔고 양고기를 담는다. 파슬리와 민트로 장식하고, 한쪽에 퀴노아나 현미밥을 곁들인다.

채식요리

----

vegetarian meals

퀴노아와 생강-미소 드레싱

재료 단호박 2조각(씨를 제거하고 5cm 두께로 자른 것), 콜리플라워 송이 1컵, 청경채 2줄기(세로로 4조각 낸 것), 조리한 퀴노아 또는 현미밥 2컵, 팥 2컵(삶은 것), 톳나물 1컵(미리 불려둔 것), 실란트로 잎(장식용), 마늘 1쪽, 흰색 미소된장 1/4컵, 레몬 1개(즙낸 것), 올리브유 1/4컵.

1. 단호박을 찐다. 찜기가 없으면 소스팬에 찜틀을 놓고 물을 부은 후 단호박을 놓는다. 3분 정도 찐 후 꺼낸다.

2. 단호박을 제외한 채소들을 그릇에 예쁘게 담고 그릇째 찜기에 넣어 약 3분 정도 찐다.

3. 개인 그릇에 삶은 팥과 퀴노아(혹은 현미밥), 녹색채소, 단호박을 보기 좋게 담는다.

4. 불린 톳나물(혹은 불린 미역)을 올린다. 색감을 더하기 위해 새싹이나 실란트로 잎으로 장식한다.

5. 생강-미소 드레싱을 만든다. 푸드 프로세서에 생강, 마늘, 미소된장, 레몬즙, 올리브유를 넣고 갈아준다. 기호에 따라 아가베시럽을 조금 넣어도 좋다. 묽은 게 좋다면 물을 약간 넣어 농도를 조절한다.

6. 5의 드레싱은 별도의 그릇에 담아 4와 함께 낸다.

톳나물이 없을 경우에는 미역을 불려서 사용하면 된다. 또한 청경채가 없다면 케일이나 근대 등 다른 녹색채소를 썰어서 2컵 정도 준비한다. 팥 역시 캔에 들어 있는 팥을 써도 상관없지만, 가공된 팥을 고를 때는 소금과 설탕, 첨가제가 들어 있지 않은 것으로 고른다. 먹기 전에 아가베시럽을 1티스푼 뿌리면 단맛을 즐길 수 있다.

후머스, 타불라, 양념 케일 3종 샐러드

세 가지 샐러드를 절반씩 접시에 담고 오이, 당근 썬 것과 함께 식탁에 낸다.

후머스 샐러드

재료 이집트콩 1컵(물에 불려 삶은 것), 타히니 1/4컵, 레몬 1개(즙낸 것), 소금 1/4티스푼, 커민 1/4티스푼(간 것), 마늘 1쪽, 올리브유 2테이블스푼, 파프리카(장식용).

1. 모든 재료를 푸드 프로세서에 넣고 2분 동안 갈아준다. 필요하면 물을 1/4컵 넣는다. 소금으로 간을 맞춘다. 그릇에 담고 그 위에 잘게 다진 파프리카를 뿌린다.

퀴노아 타불라

재료 조리한 퀴노아 2컵, 파슬리 1테이블스푼(다진 것), 건포도 1/4컵, 아몬드 1/4컵(굵게 다진 것), 당근 1/2컵(깍둑썰기 한 것), 민트 1/4컵(다진 것), 쪽파 1/4컵(어슷썰기 한 것), 파슬리 1/4컵(다진 것), 라임 주스 1/4컵, 아가베시럽 1티스푼, 커민 1/2티스푼(간 것), 천일염 1티스푼, 올리브유 1/2컵.

1. 모든 재료를 그릇에 담아 섞는다. 맛이 잘 배도록 20분 정도 놔두었다가 식탁에 낸다.

양념 케일과 래디시

재료 케일 2컵(딱딱한 줄기를 제거하고 잘게 썬 것), 래디시 4개(4등분한 것), 잣 2테이블스푼, 올리브유 1테이블스푼, 레몬 1/2개(즙낸 것), 천일염 조금.

1. 그릇에 모든 재료를 넣고 섞는다. 양념이 배게 잠시 놔둔다.

렌즈콩 샐러드

재료 렌즈콩 1컵(말린 녹색 렌즈콩), 심황 1/2티스푼, 생강 1테이블스푼(강판에 간 것), 마늘 1쪽(다진 것), 라임 1개(즙낸 것), 파인애플 1/4컵(잘게 썬 것), 올리브유 1/4컵, 천일염 1/2티스푼, 주키니 호박 1컵(깍둑썰기 한 것), 오이 1컵(깍둑썰기 한 것), 당근 3/4컵(깍둑썰기 한 것), 실란트로 잎 1/4컵(줄기는 빼고 잎만 잘게 다진 것), 쪽파 1/4컵(잘게 썬 것), 샐러드용 녹색채소 2컵(씻어서 물기 뺀 것).

1. 렌즈콩을 3컵의 물과 함께 냄비에 넣고 뚜껑을 닫은 채로 30분 동안 약한 불에서 삶는다.

2. 콩이 부드러워지면, 불을 끄고 물을 버린다. 따로 식혀둔다.

3. 드레싱을 만든다. 커민, 심황, 생강, 마늘, 라임즙, 올리브유, 천일염을 뚜껑이 있는 유리병에 넣고 잘 흔든다. 푸드 프로세서를 이용할 경우 파인애플을 제외한 모든 재료를 푸드 프로세서에 넣고 잘 섞일 때까지 갈아준다. 마지막으로 잘게 썬 파인애플을 넣는다.

4. 식혀둔 렌즈콩과 녹색채소를 제외한 모든 재료(호박, 오이, 당근, 실란트로, 쪽파)를 그릇에 넣는다.

5. 3의 드레싱을 끼얹고, 잘 섞은 후 드레싱의 맛이 스며들도록 5분 정도 놔둔다.

6. 5 위에 샐러드용 녹색채소를 얹어 식탁에 낸다.

빅그린 샐러드

재료 로메인 상추 1/2통(잎을 씻어서 물기를 뺀 후 한입 크기로 찢은 것), 아루굴라 1다발(씻어서 물기 뺀 것), 민들레 잎 1/2컵(씻어서 물기 뺀 것), 당근 1개(잘게 썬 것), 래디시 6개(각각 4등분 한 것),

오이 1개(5cm 길이로 자른 후 세로로 4등분 한 것), 아보카도 1개(얇게 슬라이스 한 것), 해바라기 싹 한 줌, 쪽파 3개(가늘게 채 썬 것), 아몬드 1/4컵(물에 불린 후 굵게 다진 것), 마늘 1쪽(다진 것), 레몬 1/2개(즙낸 것), 애플사이더 식초 1테이블스푼, 아가베시럽 1테이블스푼, 허브 1/2컵(타임·바질·파슬리를 곱게 다진 것), 포도씨유 1/2컵, 소금과 후추 조금.

1. 드레싱을 만든다. 레몬즙, 마늘, 아가베시럽, 허브, 포도씨유를 뚜껑이 있는 유리병에 넣고 잘 흔든다. 소금을 넣고 후추도 갈아 넣는다.

2. 커다란 그릇에 녹색채소, 당근, 래디시, 쪽파, 오이를 넣고 드레싱을 뿌려 버무린다.

3. 2를 개인 접시에 보기 좋게 담고 아보카도, 해바라기싹, 아몬드를 올려 장식한다.

기호에 따라 새우나 닭고기를 60g 정도(달걀 1개 무게 정도) 더 넣어도 좋다. 아몬드를 불리려면, 정수한 물에 아몬드를 넣고 뚜껑을 닫은 후 적어도 2시간 이상 두어야 한다. 아몬드를 물에 불리면 소화가 더 잘 된다.

아몬드소스를 곁들인 타이식 채소 샐러드 쌈

재료 아몬드버터 1테이블스푼, 생강 1티스푼(강판에 간 것), 레몬 1/2개(즙낸 것), 애플사이더 식초 1티스푼, 마늘 1쪽, 밀가루가 들어가지 않은 타마리 간장 1티스푼, 고춧가루 약간, 정수한 물 1/3

컵, 구운 김(길이 5cm에 폭은 3mm로 가늘게 자른 것), 로메인 상추 4잎, 속배추 1/2통(가늘게 채 썬 것), 당근 1개(채 썬 것), 쪽파 2개 (가늘게 채 썬 것), 스노우피 6개(잘게 자른 것), 오이 1개(껍질을 벗기고 가운데 씨 부분을 제거한 뒤 가늘게 채 썬 것).

1. 아몬드소스를 만든다. 아몬드버터, 생강, 레몬즙, 애플사이더 식초, 마늘, 간장을 넣고 걸쭉해질 때까지 섞는다. 너무 뻑뻑하면 물을 조금 넣는다.

2. 상추 잎을 씻어서 물기를 빼둔다.

3. 김을 제외한 남은 재료들을 그릇에 담아 섞는다.

4. 로메인 상추에 3의 내용물을 한 주걱씩 담아 돌돌 만다.

5. 상추쌈에 새콤한 아몬드소스를 하나당 1테이블스푼씩 뿌린다.

6. 실란트로 잎과 김, 또는 가늘게 썬 아몬드를 올려 장식한다.

7. 커다란 접시에 담아 식탁에 낸다.

스노우피(snow peas)는 껍질째 먹는 콩으로 완두콩과 비슷하게 생겼다.

팥과 현미로 만든 채소밥

재료 팥 1컵(2시간 동안 물에 불린 것), 붉은 양파 1/4개(깍둑썰기 한 것), 당근 1컵(깍둑썰기 한 것), 셀러리 1/2컵(깍둑썰기 한 것), 버터넛 호박이나 단호박 1컵(깍둑썰기 한 것), 다시마 1장(잘 씻은 것), 엑스트라버진 올리브유 1테이블스푼, 현미 1컵(불린 것).

1. 중간 크기의 냄비에 올리브유를 넣고 달군다.

2. 양파, 당근, 셀러리, 호박을 넣어 볶는다.

3. 2에 팥과 다시마를 넣고 물 3컵을 붓는다.

4. 끓으면 불을 줄이고, 팥이 물러질 때까지 약 40분 동안 끓인다.

5. 다 끓으면 차가운 곳에 두고 식힌다.

6. 다른 냄비에 불려둔 현미를 넣는다. 현미 위로 1~2cm 정도 올라올 만큼 물을 붓는다.

7. 뚜껑을 덮고 물이 다 흡수될 때까지 약 30분 동안 끓인다(자주 확인해본다).

8. 중간 크기 그릇에 현미밥을 한 주걱 담는다. 그 위에 식혀둔 5의 팥을 한 국자 떠서 얹는다.

9. 허브로 장식한다.

다시마는 무기질과 영양소가 많다. 다시마 대신 미역을 사용해도 된다. 팥은 캔에 든 것으로 사용해도 된다. 앞에서도 얘기했지만, 소금과 첨가제가 들어 있지 않은 것을 고른다.

채식주의자를 위한 김말이 너트밥

재료 불린 해바라기씨 1컵, 호두 1컵(2시간 동안 물에 불린 것), 붉은 양파 1/4개, 허브 조금(다진 것), 김 3~4장, 당근 1개(가늘게 채 썬 것), 오이 1개(껍질을 벗기고 가운데 씨 부분을 제거한 뒤 가늘게 채 썬 것), 아보카도 1/2개(세로로 길게 자른 것), 붉은 양배추 1/4개(가늘게 채 썬 것), 새싹 1컵, 밀가루가 들어가지 않은 타마리 간장과 와사비 약간, 생강 1조각(얇게 저민 것), 애플사이더 식초 1테이블스푼, 물 1테이블스푼.

1. 너트밥을 만든다. 해바라기씨, 호두, 양파, 허브를 푸드 프로세서에 넣고 2분 동안 다져서 혼합된 상태가 밥처럼 되면 꺼낸다.

2. 식초와 물을 섞은 후 얇게 저민 생강을 넣고 절인다.

3. 김발 위에 김을 1장 올려놓고, 김의 1/4 면적에 1의 너트밥을 펴놓는다.

4. 그 위에 당근, 오이, 붉은 양배추, 아보카도, 새싹을 올린다.

5. 김발로 꼭꼭 쥐어서 김을 단단히 말아준다. 김말이를 3개 더 만든다.

6. 김말이를 잘 드는 칼로 3cm 길이로 6등분한다.

7. 접시에 김말이를 놓고 식초물에 절인 생강을 곁들인다. 타마리 간장에 와사비를 조금 풀어 종지에 담아낸다.

부록 2

심장병과 독소

Cardiovascular Disease and Toxicity

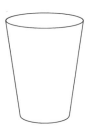

심장병과 독소

심장 전문의인 나는 심장발작과 그 합병증 치료에 대해 오랜 기간 수련을 받았다. 처음에 나는 빨리 생각하고 민첩하게 결정해야하고, 약간의 행운도 따라야 하는 위기일발의 순간들 때문에 심장전문의가 되는 일에 매력을 느꼈다. 생명을 구한 결과는 그 자리에서 분명하게 나왔고, 그 일을 할 때의 기분은 인생을 살면서 느끼는 가장 멋진 순간들과 비교해도 결코 뒤지지 않았다.

서양의학에는 동맥을 열어서 혈류를 심근으로 되돌리는 놀라운 기술이 있다. 혈관조영, 혈관성형술, 스텐트(stent, 혈관 폐색 등을 막기 위해 혈관에 주입하는 것)는 그렇게 생사가 갈리는 상황에서 값을 매길 수 없을 정도로 귀중한 역할을 하고 있다.

그러나 심장 전문의들이 받는 모든 수련과 기술적인 발달만으로는 충분하지 않았다. 심장병은 아직도 미국 내 사망원인 1위이고 의사들은 심장병의 위험을 크게 줄일 수 없었다. 우리는 무엇을 놓치고 있는 것일까?

의사들은 끊임없이 그 원인을 찾았고, 결국 많은 원인들을 찾아냈다. 우리는 그것을 '위험요인'이라고 부른다. 위험요인이 많이 있는 사람일수록 관상동맥이 막히고 그에 따라 심장발작이 발생할 가능성이 높다. 전통적인 위험요인으로 당뇨병, 흡연, 고혈압, 심장발작의 가족력이나 유전적 질병 소질, 높은 콜레스테롤 수치 등이 있다. 그 외에도 많이 알려지진 않았지만 다른 위험요인들이 있다.

- 높은 요산 수치 : 요산은 동맥을 자극하고 심장병을 일으키는 노폐물이다. 일반적으로 산도가 높으면 심장병이 악화된다.
- 높은 Lp(a) 지단백 수치 : Lp(a) 지단백은 혈액에 있는 또 다른 종류의 지방이다. 이것은 동맥을 막을 가능성이 LDL보다 크다고 알려져 있다. LDL은 사람들이 가장 잘 알고 있는 '나쁜 콜레스테롤'이다.
- 높은 호모시스테인 수치 : 호모시스테인은 특정 단백질을 처리하는 과정에서 생기는 노폐물이다. 간이 특정 단백질을 완전히 없애지 못하면, 호모시스테인이 쌓여서 동맥을 자극한다.

의료계는 비교적 최근에 염증이 대부분의 만성질환, 특히 관상동맥 질환의 기저원인임을 깨닫게 되었다. 여러 해 전, 의학 학술지에 실린 단독 기사들이 첫 단서였다. 어떤 기사는 잇몸질환 및 충치와 심장발작 사이의 연관성을 제시했다. 또 다른 기사는 헬리코박터파일로리와 심장발작의 상관관계를 지적했다. 헬리코박터파일로리는 위벽에 피난해 있는 박테리아로, 만성위염은 물론이고 때로는 위궤양까지 일으킨다. 끝으로 당뇨병은 완전히 염증질환으로 이해되었는데, 둘 다 심장발작과 연결되어 있었다. 염증은 모든 심장발작 요인들을 서로 연결한다.

염증계는 모든 조직과 혈액, 장기에서 전신으로 영향을 주는 방식으로 빨간불이 켜질지도 모른다. 이런 일이 생긴다면, 어떤 계통이든 가장 약한 곳이 가장 먼저 무너질 것이다. 심장병의 경우 이것은 아주 의미 있는 정보다. 소위 '나쁜 콜레스테롤'이라고 하는 LDL은 몸이 동맥의 벽에 생긴 틈을 고치기 위해 사용하는 회반죽이라고 생각할 수 있는데, 동맥에 틈이 생기면 거기에 LDL이 쌓인다. 이것이 나중에 심장발작이나 바이패스(bypass, 우회술) 형성수술로 이어질 수 있는 관상동맥 질환의 시작이다.

자연에는 스스로 균형을 찾을 방법이 있다. 염증계가 작용하는 방식은 혈액에서 미묘하게 균형을 이루며 공존하는 전구염증 요인과 항염증 요인을 이용하는 것이다. 적시에 작동하기 위해 점화될 준비가 되어 있어야 할 때에는 염증이 정말로 필요하다. 하지만 염증계에 항상 빨간불이 들어와 있으면 그것이 부식하기 때문에, 그 임무를 다하고 나면 바로 꺼져야 한다.

원래 염증계가 균형을 이루는 방법은 우리가 먹는 음식을 통해서다. 그 음식들에는 전구염증 영양소와 항염증 영양소가 제대로 균형을 이루어 포함되어 있어야만 한다.

'해독'이라는 렌즈로 철저히 조사하자

염증은 콜레스테롤이 동맥에 쌓여서 결과적으로 혈전으로 부서지고 심장발작으로 이어지게 하는 것으로 보이는 근본적인 원인이다. 클린 프로그램은 염증을 근원적으로 다룬다. 따라서 동맥에 유독한 음식을 적게 먹고, 호모시스테인과 요산의 제거를 증진시키며, 마그네슘 결핍을 바로잡는 이 방법의 가장 큰 수혜자는 심장혈관이다.

마그네슘 결핍은 심장병의 원인이 되는 혈압상승으로 이어질 뿐만 아니라 신경계를 더욱 불안정하게 만든다. 마그네슘 수치를 낮추려고 할 때 불안과 스트레스가 발생하고, 이는 염증을 촉진시키고, 혈액 찌꺼기가 동맥에 쌓이게 되는 원인이 된다.

돈, 시간, 자원을 잡아먹는 아주 많은 건강문제들이 해독이라는 렌즈를 통해 철저히 조사하면 크게 완화될 수 있다. 내 전공인 심장병은 그중에서도 으뜸이다.

물론 질병이나 변성이 나타나서 즉시 치료해야 하는 상황들이 많이 있다. 집이 다 불타고 있는데, 서류들을 챙기느라 시간을 낭비하고 싶은 사람은 없을 것이다. 즉시 불을 끄는 것이 기본적인 상식이다. 심장발작이 왔는데, 요가센터에 간다거나 항산화제가 함유된 차를 마시는 사람도 없을 것이다. 그런 사람은 곧장 병원에 가서 혈관성형술을 받아야 한다.

모든 규칙에는 예외가 있다

심장병 환자들은 신중하고 주의 깊게 치료하는 것이 정말로 중요하다. 심장병 환자의 다수는 해독 프로그램을 할 형편이 되지 못한다. 그러나 그런 환자들도 자기가 직접 나서는 때가 있다. 누가 감히 그들의 본능이 내 진단만 못하다고 말하겠는가?

이런 의미에서 나는 자신의 심각한 심장혈관 질환을 낫게 하려고 해독 프로그램을 이용한 어떤 환자의 에피소드를 얘기하고 싶다. 이 이야기는 한 남자가 직접 경험한 기적 같은 이야기이다.

캘리포니아 베니스에 살고 있을 때, 나는 검사나 약물치료를 전혀 받지 않는 환자 한 명을 보았다. 그는 지나치게 확신하고 있었기 때문에 병원 치료가 꼭 필요했음에도 불구하고 나는 그를 설득할 수 없었다. 그는 '불안정협심증'의 전형적인 증상으로 나를 찾아왔다.

'불안정협심증'이란 가슴에 통증이 있었다 없었다 하는 상태를 뜻하는데, 그 원인은 관상동맥 혈관에 생긴 불안정한 플라크 때문일 가능성이 아주 컸다. 불안정한 플라크는 혈전이 생기고 녹으면서 심장발작을 위협하는 것이다. 혈액은 끊임없이 혈전을 녹이고 있는데, 만일 혈전이 녹지 않으면 심장발작을 피할 수 없다.

나는 그에게 혈전이 생기지 않도록 아스피린 1알을 씹어서 삼키라고 권했다. 그리고 가장 가까운 병원에 전화하여 앰뷸런스를 불러주겠다고 했다. 그 병원에서 혈관조영과 혈관성형술을 받으면 목숨도 구하고, 바른 영양섭취와 운동을 병행하면 '느린 해결책'의 효과가 나타날 거라고 했다.

하지만 그는 아스피린까지도 완고하게 거부했다. 나는 어쩔 수 없이 다른 방법으로 그를 도와야겠다고 결심했다. 나는 혈액의 농도를 낮춰줄 포도씨 추출물과 염증을 없애주고 혈전을 예방해줄 어유, 신경과 심장의 전기세포를 안정시켜줄 마그네슘을 주었다. 심장의 전기세포는 심장의 전기계를 구성하는 세포로 수축을 조정한다. 나는 그에게 휴식을 취하고 녹즙을 이용한 주스단식을 시작해 엄격하게 지키라고 말했다.

처음 이틀 동안 나는 30분마다 그에게 전화를 걸었다. 그리고 가슴통증이 사라지지 않거나 심해지거나 다른 증상이 나타나면 곧바로 앰뷸런스를 부르겠다고 허락받았다. 하루가 지나고 그의 통증은 사라졌다. 1주일이 지나자 그는 기분이 너무 좋아졌다며 가벼운 운동을 하기 시작했다. 그는 3주 동안 주스단식을 한 후 생식으로 넘어갔다. 4년이 지난 지금 그는 여전히 음식에 신경을 많이 쓰고 있으며, 가슴통증은 전혀 재발하지 않았고, 체중도 15kg이나 줄었다.

나는 무슨 일이 일어났는지 정확히 모른다. 그러나 내 의사 면허증을 걸고 단언하건대, 그는 자신의 심장병을 스스로 고쳤다.

이 이야기는 사람들에게 관상동맥 질환을 암시하는 가슴통증이 있을 때 해독 프로그램을 하라고 부추기는 것이 아니다. 한편 나는 지금도 이 환자와 만나면, 당시에 그의 고집 때문에 그의 생명과 내 의사 면허증이 얼마나 위험했는지를 거리낌 없이 말한다. 결과가 좋을 것이라고 자신 있게 주장할 수 있는 사람은 아무도 없다. 그런데 그는 그것을 했다. 규칙이 있다면 '그 규칙의 예외'도 있다. 건강을 유지하는 것에 대하여 우리가 아는 모든 것이 변화하고 있다. 이 순간, 그 예외가 될 수 있는 사람들이 생각보다 더 많을 수 있다.

• 스타틴은 모든 사람에게 좋은가?

스타틴에 대해 새로 나온 보고서들을 보면 충격적이다. 의사들은 콜레스테롤 수치가 높아진 사람들에게 자연스러운 방법으로 그 수치를 내려보려고 하지도 않고 처음부터 무조건 스타틴을 투약하는 미친 짓을 해왔다. 이제는 거기에서 한 걸음 더 나아가 콜레스테롤이 낮은 사람에게도 예방책으로 스타틴을 권한다. 스타틴이 염증을 어느 정도 낮춰주기 때문이다.

염증이 생기는 주요 원인 중 하나는 우리 몸에 쌓인 독소 때문이다. 그렇다면 간이 최적의 속도로 독소를 처리하지 못하고 있을 경우, 스타틴으로 염증을 막는 것보다는 간 기능을 호전시키는 것이 훨씬 자연스럽지 않을까? 스타틴을 복용할 때 나타나는 부작용 가운데 하나는 실제로 간의 중요한 반응 하나를 억제시키면서 문제 전체를 악화시킨다는 것이다. 더욱이 스타틴은 간 세포를 완전히 파괴할지도 모른다. 바로 그 때문에 우리는 스타틴을 복용할 때 간 효소를 검사하는 혈액검사를 받아보아야 한다.

가끔 우리는 상황이 엉망진창이 되어서 결국 우리 스스로를 죽게 만들지도 모르는 생존기능(콜레스테롤 만들기)을 차단시켜야만 한다. 스타틴이 동맥 플라크를 안정시키고 심장발작을 막아주는 것은 맞다. 그래서 나도 이 경우에는 스타틴을 사용하지만 나는 스타틴을 하나의 다리 역할로 사용할 뿐 내 환자가 식이요법과 운동으로 변화한 후에는 스타틴을 먹지 않도록 안내한다. 확실히 유전적 결함이나 그냥 그렇게 변화할 수 없는 경우 장기계획으로 스타틴의 복용이 정당화되고 그것에 고마워해야 할 상황이 있긴 하다.
그러나 스타틴을 너무 거리낌 없이 복용하는 대다수의 환자들은 해독작용과 간 기능 강화를 포함하는 기본적인 대책의 도움을 받는 것이 훨씬 더 좋을 것이다.

부록 3

유용한 정보들

Useful
Information

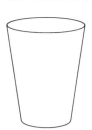

• 생활 속의 중금속들

알루미늄 : 알루미늄 요리 도구, 베이킹파우더, 제산제(라벨 확인하기), 발한 억제제(데오도런트 제품), 알루미늄 캔, 마시는 물(살균제로 사용되는 명반), 우유와 유제품(유제품 공장 시설에서), 피클류(라벨 확인하기), 코에 뿌리는 스프레이, 치약, 도자기(AL 203 점토), 치아 충전재 아말감, 담배 필터, 흡연, 자동차 배기가스, 농약, 색소 첨가물, 바닐라 파우더, 식용 소금, 가루 표백제, 아메리칸 치즈, 특정 약물, 상처 치료용 봉합사, 쥐약.

카드뮴 : 마시는 물, 연수(아연 도금한 파이프에서), 청량음료, 정제 밀가루, 캔에 든 분유, 가공식품, 굴, 담배, 과인산염 비료, 치과 기기, 도자기 유약, 페인트 안료, 전기 도금한 것, 은 광택제, 폴리비닐 플라스틱, 카펫 뒷면의 미끄럼방지 고무, 니켈-카드뮴 배터리, 녹 방지제.

납 : 자동차 배기가스(무연 연료가 나온 이후 많이 심각하지는 않음), 유연 페인트, 납이 들어간 배관을 통과한 음용수, 납에 오염된 토양에서 재배된 채소, 캔에 든 과일과 주스, 캔에 든 분유, 납에 오염된 땅에서 자란 동물에서 나온 우유, 골분, 내장(살아 있는 것), 납-비소 농약, 납이 들어간 와인병 뚜껑, 겨울비와 눈, 도기, 페인트칠이 된 유리제품, 연필, 치약, 신문용지, 도색된 물건, 식기류, 커튼 지지대, 퍼티(창유리 접합제), 자동차 배터리, 사격연습장.

수은 : 치아 충전재 아말감, 깨진 온도계와 기압계, 메틸수은 살균제 처리된 곡류 씨앗, 육식성 대형 어류, 특정 민물어종, 염화 제2수은, 바디파우더, 활석, 변비약, 화장품, 라텍스와 용제에 묽어진 페인트, 치질 좌약, 머큐로크롬, 살균제, 섬유유연제, 바닥용 왁스와 광택제, 에어컨 필터, 목재 방부제, 특정 배터리, 잔디와 관목용 살균제, 피혁제품, 펠트, 접착제, 미백 크림, 마른버짐 연고, 문신, 비료로 사용되는 하수 침전물.

비소 : 쥐약, 과일과 채소에 남아 있는 살충제, 음용수, 우물물, 바닷물, 자동차 배기가스, 와인, 가정용 세제, 색분필, 하수 오물처리기, 목재 방부제, 벽지의 물감과 회반죽.

- 처방약과 영양결핍

약물	영양결핍	잠재적인 건강문제
ACE 억제제 캅토프릴(캐포텐, 듀라클론)	아연	후각과 미각 상실, 면역력 저하, 상처 치료 지연
베타 차단제 프로프라놀롤, 메토프롤롤, 아테놀롤, 핀돌롤, 아세부톨롤 베탁솔롤, 비소프롤롤, 카르테올롤, 카르베딜롤, 에스몰롤, 라베탈롤, 나돌롤, 소탈롤, 티몰롤	코엔자임 Q10	울혈성 심부전, 고혈압, 기운 저하
	비타민B	천식, 심혈관 질환, 경련, 골다공증, 월경전 증후군
강심배당체 디곡신(라녹신)	마그네슘	우울증, 부종, 과민반응, 기억력 저하, 근육 약화
	칼슘	심장-혈압의 불안정, 골다공증
고리형 이뇨제 푸로세미드(라식스), 부메타니드(부멕스), 에타크리닉산(에데크린)	마그네슘	천식, 심혈관 질환, 경련
	칼륨	부종, 피로, 불규칙한 심장박동, 근육 약화
	비타민B1	우울증, 부종, 과민반응, 기억력 저하, 근육 약화
	비타민B6	우울증, 심혈관 질환의 위험 증가, 수면 장애
	아연	후각과 미각 상실, 면역력 저하, 상처 치료 지연
'스타틴' 약 알토바스타틴, 세리바스타틴, 로바스타틴, 플루바스타틴, 프라바스타틴, 심바스타틴	코엔자임 Q10	울혈성 심부전, 고혈압, 기운 저하
	베타-카로틴	시력 저하, 면역력 약화
	칼슘	혈전, 세포벽 침투성, 효소 기능장애, 고혈압, 골다공증, 구루병
	엽산	빈혈, 선천성 기형, 자궁경부 이형성, 호모시스테인 상승
	철	탈모

약물		영양결핍	잠재적인 건강문제
콜레스티라민		마그네슘	심장발작, 긴장항진증, 뇌졸중
		비타민A	시력 저하
		비타민B12	빈혈, 식욕 상실, 우울증, 피부염, 피로, 메스꺼움, 혈액응고가 잘 안 됨
		비타민D	청력 상실, 근육 약화, 신장에 인 정체, 류마티스 통증
		비타민E	백내장, 피부 건조, 모발 건조, 쉽게 멍이 듦, 습진, 상처 치료 지연, 월경전 증후군
		비타민K	출혈이 쉽게 일어남, 구루병 및 기타 골격 장애
		아연	여드름, 식욕부진, 면역력 저하, 우울증, 상처 치료 지연, 감염이 잘 됨, 후각과 미각 장애
콜레스티폴		베타-카로틴, 엽산, 철, 비타민A, 비타민B12, 비타민D, 비타민E	상부 참조
코르티코스테로이드	설파살라진	엽산	빈혈, 선천성 기형, 심혈관 질환, 자궁경부 이형성
	베타메타손, 부데소니드	칼슘	심장-혈압의 불안정, 충치, 골다공증
	코르티손, 덱사메타손	엽산	빈혈, 선천성 기형, 심혈관 질환, 자궁경부 이형성
	플루니솔리드, 플루티카손	마그네슘	천식, 심혈관 질환, 경련, 월경전 증후군
	플루니솔리드, 플루티카손, 하이드로코르티손	칼륨	부종, 피로, 불규칙한 심장박동, 근육 약화
	모메타손, 메틸프레드니솔론	셀레늄	면역력 저하, 항산화 기능 감퇴

약물	영양결핍	잠재적인 건강문제
프레드니손, 프레드니솔론	셀레늄	면역력 저하, 항산화 기능 감퇴
트리암시놀론	비타민C	멍이 쉽게 듦, 면역력 저하, 상처 치료 지연
	비타민D	청력 상실, 근육 약화, 골다공증
	아연	미각과 후각 상실, 상처 치료 지연
	엽산	빈혈, 선천성 기형, 심혈관 질환, 자궁경부 이형성
	마그네슘	천식, 심혈관 문제, 경련, 골다공증, 월경전 증후군
경구피임약	비타민B2	눈, 점막, 신경, 피부 질환
	비타민B6	우울증, 심혈관 질환의 위험성 증가, 수면 장애
	비타민B12	빈혈, 심혈관 질환의 위험성 증가, 피로, 허약
	비타민C	멍이 쉽게 듦, 면역력 저하, 상처 치료 지연
	아연	여드름, 식욕부진, 면역력 저하, 우울증, 상처 치료 지연, 감염이 잘 됨, 후각과 미각 장애
H-2 수용체 길항작용제 악시드, 펩시드, 타가메트, 트리텍, 잔탁	칼슘	심장-혈압의 불안정, 골다공증, 충치
	엽산	빈혈, 선청성 기형, 심혈관 질환, 자궁경부 이형성
	철	빈혈, 손톱이 잘 깨짐, 피로, 탈모, 허약
	비타민B12	빈혈, 심혈관 질환의 위험성 증가, 피로, 허약
	비타민D	청력 상실, 근육 약화, 골다공증
	아연	후각과 미각 상실, 면역력 저하, 상처 치료 지연

약물	영양결핍	잠재적인 건강문제
일반 항생제 페니실린, 세팔로스포린, 플루오로퀴놀론, 마크로리드, 아미노글리코시드, 설포나미드	젖산균 유산균 (비피더스균), 비타민B1, B2, B3, B6, B12, K, 비오틴, 이노시톨	영양결핍의 단기적인 영향은 미미한 수준임
	칼슘	심장-혈압의 불안정, 골다공증, 충치
	마그네슘	천식, 심혈관 질환, 경련, 골다공증, 월경전 증후군
	철	빈혈, 손톱이 잘 깨짐. 피로, 탈모, 허약
코트리목사졸	젖산균 유산균 (비피더스균) 엽산	영양결핍의 단기적인 영향은 미미한 수준임
테트라사이클린, 설포나미드	젖산균 유산균 (비피더스균), 비타민B1, B2, B3, B6, B12, K, 비오틴, 이노시톨	영양결핍의 단기적인 영향은 미미한 수준임
네오마이신	베타카로틴 비타민A, B12	영양결핍의 단기적인 영향은 미미한 수준임
에스트로겐과 호르몬 대체요법 에스트로겐 유도제와 선택적 에스트로겐 수용체 변형체	마그네슘	천식, 심혈관 질환, 경련, 골다공증, 월경전 증후군
	비타민B6	우울증, 심혈관 질환의 위험성 증가, 수면 장애
	아연	후각과 미각 상실, 면역력 저하, 상처 치료 지연

• 해독작용을 하는 영양소

해독작용 기능	필요 영양소	함유 식품
1단계	비타민B2(리보플라빈)	버섯, 생아몬드, 브로콜리, 시금치, 유기농 닭고기, 아스파라거스, 자연산 연어
	비타민B3(니아신)	유기농 닭고기, 유기농 칠면조고기, 자연산 연어, 넙치, 참치, 렌즈콩, 리마콩, 아스파라거스, 크리미니 버섯
	비타민B6(피리독신)	자연산 연어, 유기농 닭고기, 시금치, 아보카도, 유기농 칠면조고기, 콜라드, 현미, 청완두
	비타민B12	자연산 연어, 유기농 닭고기, 유기농 칠면조고기
	엽산	렌즈콩, 이집트콩, 아스파라거스, 시금치, 브로콜리, 리마콩, 비트, 로메인 상추
	글루타티온	브로콜리, 브뤼셀 새싹, 양배추, 콜리플라워, 복숭아, 수박, 계피, 카다몬, 심황, 아보카도
	아미노신 분기 사슬	유징 단백질
	플라보노이드	양파, 상추, 바질, 크랜베리, 마늘, 양배추, 케일, 브뤼셀 새싹, 시금치, 아스파라거스, 펜넬, 대두, 붉은 강낭콩, 리마콩, 강낭콩, 완두, 팥, 딜, 차, 바질, 타임, 카이엔 고추, 실란트로, 박하, 카모마일, 아니스
	인지질	양배추, 콜리플라워, 아마씨
2단계	글리신	해초, 스피룰리나, 참깨씨, 호박씨, 아몬드, 해바라기씨, 대구, 연어, 참치, 칠면조고기, 닭고기, 호로싸(콩과 식물), 겨자씨
	타우린	연어나 대구 같은 차가운 심해성 어류
	글루타민	양배추와 비트, 콩류, 견과류, 생선
	시스테인과 N-아세틸시스테인	가금류, 빨간 고추, 마늘, 양파, 브로콜리, 브뤼셀 새싹, 귀리, 맥아
	메티오닌	바스 송어, 대구, 콩류, 마늘, 렌즈콩, 양파, 씨앗류
항산화제 보호영양소와 식물유도체	코엔자임 Q10	자연산 생선, 양고기, 시금치, 브로콜리, 땅콩, 맥아, 통곡류
	티올	마늘, 양파, 평짓과 채소
	실리마린(엉겅퀴)	실리마린 식물

해독작용 기능	필요 영양소	함유 식품
항산화제 보호영양소와 식물유도체	비오플라보노이드	포도, 베리류
	비타민A(카로틴)	시금치, 고구마, 얌, 당근, 대구 간유, 버터넛 호박, 캔탈롭(황색 멜론), 물냉이, 고지베리
	비타민C(아스코르빈산)	붉은 피망, 브뤼셀 새싹, 조리한 브로콜리, 조리한 콜라드, 캔탈롭, 조리한 양배추, 토마토, 아세롤라 체리
	비타민E(토코페롤)	냉압착한 엑스트라버진 올리브유, 생아몬드, 시금치, 당근, 아보카도, 버터, 잎이 암녹색인 채소
	셀레늄	생브라질너트, 자연산 연어, 현미, 유기농 닭고기, 유기농 쇠고기, 유기농 버터
	구리	생캐슈너트, 생해바라기씨, 생헤이즐넛, 생아몬드, 유기농 땅콩버터, 버섯, 렌즈콩, 통귀리
	아연	리마콩, 유기농/자연산 칠면조고기, 말린 완두콩, 이집트콩, 생캐슈너트, 생피칸, 생아몬드, 완두, 생강 뿌리
	몰리브덴	콩류, 렌즈콩, 완두류, 통곡류, 날견과류
	망간	파인애플, 생피칸, 생아몬드, 현미, 얼룩 강낭콩, 리마콩, 흰 강낭콩, 시금치, 고구마, 유기농 버터
	피크노지놀	과일 껍질, 포도 껍질이나 씨, 블루베리, 체리, 자두
	카르노솔	로즈메리
항균제	알리신	마늘
	페놀 성분(카르바크롤, 티몰)	오레가노 오일
	라우르산	코코넛

지은이 알레한드로 융거

알레한드로 융거 박사는 내과 전문의이자 심장 전문의로, 미국 최고의 단식, 정화, 해독 전문가이다. 우루과이 태생의 독일계 유태인인 그는 뉴욕에서 의과대학을 졸업하고 심장 전문의 수련을 받은 후 인도에서 봉사활동을 하며 통합의학을 공부했다. 팜스프링스에 소재하는 위케어 홀리스틱 헬스센터의 병원장을 맡기도 했으며, 현재 일레븐 일레븐 웰니스 센터에서 개인진료를 하고, 뉴욕시 레녹스힐 병원의 통합의학과 과장을 맡고 있다.

수련의 시절, 눈코 뜰 새 없는 바쁜 스케줄과 극심한 정신적 스트레스, 뉴욕이라는 거대도시의 오염된 환경 속에서 그는 어느 날 갑자기 건강의 이상을 느끼게 된다. 점점 살이 찌고 알레르기 증상이 심해지더니 소화기관의 이상과 함께 급기야 우울증 진단까지 받게 된 것이다. 자신의 몸에 일어난 변화에 놀란 그는 전도유망한 심장 전문의의 길을 포기하고 병을 고치기 위해 인도로 떠난다. 거기서 그는 의료자원봉사를 하면서 인도의 전통의학인 아유르베다와 동양의 한의학 등을 공부하고, 몸과 마음의 건강을 되찾은 후 다시 미국으로 돌아와 클린 프로그램을 만들게 되었다. 자신이 직접 경험한 정화와 해독의 효과를 의학적 지식으로 검증한 후 사람들에게 알리기 위해서였다.

기네스 펠트로, 도나 카란 등 셀러브리티들 사이에서 그의 명성은 대단하다. 실제로 많은 사람들이 클린 프로그램을 통해 단순히 체중감량만이 아니라 몸속부터 깨끗해지는 진정한 휴식과 회복을 경험했기 때문이다. 클린 프로그램은 〈보그Vogue〉, 〈엘르Elle〉, 〈피플People〉 지 등에서 '현대인의 건강관리에 알맞은 최상의 대안'이라고 극찬받은 바 있으며, 〈US위클리US Weekly〉가 선정한 10대 건강관리법에 뽑히기도 했다. 그의 첫 책인 《클린》 역시 출간 즉시 아마존 건강 분야 베스트셀러 1위에 오르는 등 미국 내에서 큰 화제를 불러일으켰다.

감수자 이상철

서울대학교 의학연구원 보완통합의학연구소 소장

감수를 맡은 이상철 교수는 서울대학교 의과대학 마취통증의학교실 교수이자, 대한보완통합의학회 자문위원, 한국통합의학회 부회장이다. 세계통증전문의학회 회장과 대한통증학회 회장을 역임하였으며, 현재 대한마취과학회 이사장, 대한척추통증학회 회장을 맡고 있다.

이상철 교수가 회장으로 재임 중인 서울대학교 의학연구원 보완통합의학연구소(2006년 9월 설립)는 보완대체의학, 전통의학과 현대의학의 과학적 융합을 바탕으로 신(新) 의료기술 창출을 통해 난치병을 극복하고 신체적, 정신적, 사회적, 영적 복합체로서의 통합적 생명관을 정립하여 인류 건강증진에 기여하는 것을 사명으로 한다. 임상 및 기초의학, 공학, 영양학, 체육학, 심리학 등 다양한 전문 분야의 연구자들이 참여하고 있다.

옮긴이 조진경

건국대학교 지리학과를 졸업하고 대한광업진흥공사 정보관리부 번역가로 근무했다. 현재 전문 번역가로 활동 중이며, 옮긴 책으로는 《트레이닝 캠프》, 《코칭과 멘토링》, 《2009 세계대전망》, 《신비 동물을 찾아서》, 《생각의 지도 위에서 길을 찾다》 등이 있다.

CLEAN

The Revolutionary Program to Restore the Body's Natural Ability to Heal Itself.

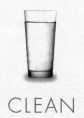

CLEAN